Monika Schaub

Psychologie, Soziologie und Pädagogik für die Pflegeberufe

Springer-Verlag Berlin Heidelberg GmbH

Monika Schaub

Psychologie, Soziologie und Pädagogik für die Pflegeberufe

2., völlig überarbeitete und erweiterte Auflage

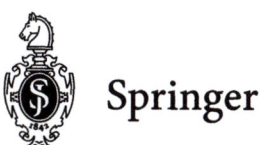

Springer

Monika Schaub
Waldhofstr. 11
38875 Elbingerode

ISBN 978-3-540-67847-2

Die Deutsche Bibliothek – CIP-Einheitsaufnahme
Schaub, Monika:
Psychologie, Soziologie und Pädagogik für die Pflegeberufe / Monika Schaub. -2., völlig überarb. und erw. Aufl., – Berlin ; Heidelberg ; New York ; Barcelona ; Hongkong ; London ; Mailand ; Paris ; Singapur ; Tokio : Springer, 2001
Früher u.d.T.: Schaub, Monika: Psychologie für die Pflegeberufe
ISBN 978-3-540-67847-2   ISBN 978-3-642-56903-6 (eBook)
DOI 10.1007/978-3-642-56903-6

Dieses Werk ist urheberrechtlich geschützt. Die dadurch begründeten Rechte, insbesondere die der Übersetzung, des Nachdrucks, des Vortrags, der Entnahme von Abbildungen und Tabellen, der Funksendung, der Mikroverfilmung oder der Vervielfältigung auf anderen Wegen und der Speicherung in Datenverarbeitungsanlagen, bleiben, auch bei nur auszugsweiser Verwertung, vorbehalten. Eine Vervielfältigung dieses Werkes oder von Teilen dieses Werkes ist auch im Einzelfall nur in den Grenzen der gesetzlichen Bestimmungen des Urheberrechtsgesetzes der Bundesrepublik Deutschland vom 9. September 1965 in der jeweils geltenden Fassung zulässig. Sie ist grundsätzlich vergütungspflichtig. Zuwiderhandlungen unterliegen den Strafbestimmungen des Urheberrechtsgesetzes.

© Springer-Verlag Berlin Heidelberg 2001
Ursprünglich erschienen bei Springer-Verlag Berlin Heidelberg New York 2001

Die Wiedergabe von Gebrauchsnamen, Handelsnamen, Warenbezeichnungen usw. in diesem Werk berechtigt auch ohne besondere Kennzeichnung nicht zu der Annahme, dass solche Namen im Sinne der Warenzeichen- und Markenschutz-Gesetzgebung als frei zu betrachten wären und daher von jedermann benutzt werden dürften.

Produkthaftung: Für Angaben über Dosierungsanweisungen und Applikationsformen kann vom Verlag keine Gewähr übernommen werden. Derartige Angaben müssen vom jeweiligen Anwender im Einzelfall anhand anderer Literaturstellen auf Ihre Richtigkeit überprüft werden.

Lektoratsplanung: Ulrike Hartmann
Herstellung: PRO EDIT GmbH, 69126 Heidelberg
Zeichnungen: Peter Lübcke, Grafik für Wissenschaft + Technik, Wadenheim
Umschlaggestaltung: de 'blik, Berlin
Titelfoto: Mit der freundlichen Unterstützung der St.-Hedwigs-Kliniken, Berlin
Satzherstellung: Hagedorn Kommunikation, 68519 Viernheim
Druck: Beltz Offsetdruck, 69502 Hemsbach

Gedruckt auf säurefreiem Papier   SPIN 10774716   22/3130ML   5 4 3 2 1 0

Vorwort

Psychologie, Soziologie und Pädagogik verstehen sich in der Krankenpflege als Bezugswissenschaften, die helfen, pflegerische Aufgaben fachkompetent zu entwickeln, durchzuführen und zu bewerten.

Diesem Buch liegt der integrierte sozialwissenschaftliche Lehrplan zugrunde, sodass zunächst in den Kapiteln 1 bis 3 (Grundlagen) das Basiswissen der Disziplinen Psychologie, Soziologie und Pädagogik dargestellt wird. Die Kapitel 4 bis 11 (Praxis) führen in besonderer Weise zur Anwendung sozialwissenschaftlicher Erkenntnisse in beruflichen Situationen, ohne die unterschiedlichen Ansätze der einzelnen Disziplinen verwischen zu wollen. Das ganzheitliche Verständnis von Gesundheit und Krankheit, von werdendem und vergehendem Leben, vom Umgang mit Patienten und Mitarbeitern wird in den Kapitel 12 bis 15 (Vertiefung) ergänzt; diese Kapitel können bei Kommunikationsseminaren und bei besonderen Fragestellungen auch als Materialsammlung genutzt werden.

Methodisch werden der Lehrvortrag und das Unterrichtsgespräch durch Rollenspiele, Kleingruppenarbeiten, Ideensammlungen, Pro- und Kontra-Debatten und Projektarbeiten ergänzt. Dabei beschäftigen sich die tiefenpsychologischen Ansätze mit den unbewussten Anteilen der pflegerischen Mitarbeiter und der Patienten, und die behavioristischen Methoden bieten zusätzlich konkrete Hilfen, um neues Verhalten zu erproben und zu erlernen. Obwohl die Kapitel sich untereinander ergänzen, sind sie doch in sich abgeschlossen und können bei Bedarf umgestellt werden. Zur Überprüfung der theoretischen Grundlagen schließt sich ein Katalog mit Prüfungsfragen an, der sich besonders zur Prüfungsvorbereitung eignet.

Ziel dieses Buches ist neben der Wissensvermittlung, die Auseinandersetzung mit sich selbst und dem Berufsverständnis als Krankenschwester und Krankenpfleger zu unterstützen, die Wahrnehmung für die psychische Situation des Patienten zu schulen und Hilfestellung anzubieten, den eigenen Platz zwischen notwendiger Einfühlung einerseits und Abgrenzung andererseits zu finden.

Die zweite Auflage wurde auf Anregung des Springer-Verlags erstellt, da weiterhin Bedarf an praxisnahem Unterrichtsmaterial für die Krankenpflege besteht. Ich danke den Mitarbeitern des Verlages für die Betreuung und meinem Mann, der mich mit viel Liebe, Geduld und kritischen Fragen unterstützt hat. Widmen möchte ich dieses Buch unserer dritten Tochter Ayla.

Elbingerode, im Winter 2000 *Monika Schaub*

Inhaltsverzeichnis

| I | Grundlagen | 1 |

1	Psychologie	3
1.1	Gegenstand, Methoden und Aufgaben der Psychologie	3
1.1.1	Experimentelle Psychologie	3
1.1.2	Tiefenpsychologie	6
1.2	Lernen als Verhaltensänderung, Konzepte des Lernens, Lernhilfen	9
1.2.1	Klassisches und operantes Konditionieren	9
1.2.2	Latentes Lernen	10
1.2.3	Lernen am Modell	10
1.3	Gedächtnis	13
1.3.1	Speichern und Vergessen	13
1.3.2	Gedächtnisprozesse und persönliche Interessen	14
1.4	Bedeutung der Psychologie für Krankenpflegeschüler/innen	15
1.4.1	Der Umgang mit Patienten	15
1.4.2	Das Lernen während der Ausbildung	16

2	Soziologie	17
2.1	Gegenstand, Methoden und Aufgaben der Soziologie	17
2.1.1	Der Mensch als soziokulturelles Wesen	17
2.1.2	Erkenntnisgewinn in der Soziologie	18
2.2	Normen und Rollen	20
2.2.1	Das Rollenfeld	20
2.2.2	Jugend und Alter	22
2.2.3	Gesundheit und Krankheit	24
2.3	Kulturelle Unterschiede bezüglich Gesundheit und Krankheit	26
2.3.1	Ein Krankenhaus in Kenia	26
2.3.2	Ausländische Patienten in deutschen Krankenhäusern	27
2.4	Bedeutung der Soziologie für Krankenpflegeschüler/innen	28
2.4.1	Umgang mit Randgruppen	28
2.4.2	Gestaltung des Arbeitsplatzes	29

3	Pädagogik	31
3.1	Gegenstand, Methoden und Aufgaben der Pädagogik	31
3.1.1	Die Entwicklung der Pädagogik	31
3.1.2	Forschung in der Pädagogik	32
3.2	Die Prägung der Persönlichkeit	34
3.2.1	Die Bedeutung von Anlage und Umwelt	34
3.2.2	Nutzen der Vergangenheit	35
3.3	Handlungsmöglichkeiten in speziellen Situationen	36
3.3.1	Betreuung schwerstkranker und sterbender Patienten	36
3.3.2	Entspannungsverfahren	37
3.4	Bedeutung der Pädagogik für Krankenpflegeschüler/innen	40
3.4.1	Verbindung von Theorie und Praxis	40
3.4.2	Die Betreuung eines Kindes	41

II Praxis 45

4	Gespräche und Beziehungen	47
4.1	Grundlagen der Interaktion, Kommunikationsmodelle, Kommunikationsformen	47
4.1.1	Der Aufbau einer Nachricht	47
4.1.2	Die Aufnahme einer Nachricht	49
4.1.3	Nonverbale und parasprachliche Kommunikation	49
4.2	Wahrnehmung	50
4.2.1	Personenwahrnehmung	50
4.2.2	Ein Persönlichkeitsmodell	52
4.3	Führungsstile	54
4.3.1	Autoritär, Demokratisch, Laissez-faire	54
4.3.2	Das Konzept der Teamarbeit	54
4.4	Die Bedeutung der Kommunikation für Krankenpflegeschüler/innen	56
4.4.1	Der Umgang mit Patienten	56
4.4.2	Beziehungen im Arbeitsalltag	58

5	Begegnungen und Vorurteile	61
5.1	Nähe und Distanz	61
5.1.1	Untersuchungen über die Bedeutung und Gestaltung von Körperkontakt	61
5.1.2	Berührungspunkte	62
5.2	Entstehung, Komponenten und Funktionen von Vorurteilen	64
5.2.1	Erster Eindruck und Erwartungen	64
5.2.2	Typische Beurteilungsfehler	65

5.3	Die Bedeutung von Nähe und Vorurteilen im Krankenhaus	66
5.3.1	Der Kontakt zwischen Pflegepersonal und Patienten	66
5.3.2	Vorurteile unter Kollegen	67
6	**Angst und Stress als Störfaktoren**	**69**
6.1	Grundängste bei unterschiedlichen Persönlichkeitstypen	69
6.2	Stressreaktionen im Alltag	73
6.2.1	Psychosomatische Auswirkungen von Stress	73
6.2.2	Lebensverändernde Ereignisse und ihre Bedeutung	74
6.3	Die Bedeutung von Angst und Stress im Krankenhausalltag	75
6.3.1	Persönlichkeit und Lebensstil einer Krankenschwester	75
6.3.2	Stress im Krankenhaus	77
7	**Aggression und Coping als Formen der Lebensbewältigung**	**81**
7.1	Hypothesen zur Aggressionsentstehung	81
7.1.1	Grundlagen	81
7.1.2	Aggression als Trieb	81
7.1.3	Aggression als Folge von Lernzwängen	82
7.1.4	Aggression als Folge von Konflikten	82
7.2	Abwehr und Coping	84
7.3	Die Bedeutung von Aggression und Abwehr im Krankenhaus	86
7.3.1	Aggressives Verhalten im Kontakt mit Patienten	86
7.3.2	Formen der Abwehr im Krankenhaus	87
8	**Was uns in Bewegung bringt**	**89**
8.1	Motive, Motivation, Motivieren	89
8.1.1	Die Bedürfnisstruktur	89
8.1.2	Analyse eines Motivations-Befriedigungs-Zyklus	90
8.1.3	Frustration	92
8.2	Bedürfnisse und Konflikte im Krankenhausalltag	92
8.2.1	Die Maslow-Bedürfnispyramide im Krankenhaus	92
8.2.2	Umfrage bezüglich der Berufsmotivation von Pflegefachkräften	94
9	**Schlafforschung und Traumdeutung**	**97**
9.1	Untersuchungen und Ergebnisse der Schlafforschung	97
9.1.1	Träumendes und traumloses Schlafen	97
9.1.2	Gründe für den Schlaf	99
9.2	Den Schlaf umgebende Faktoren	99
9.2.1	Schlafstörungen und Ursachen	99
9.2.2	Dauerschlaf	100
9.3	Hilfen für das Verständnis von Schlaf und Traum	100
9.3.1	Das Schlafbedürfnis von Patienten	100
9.3.2	Traumdeutung	101

10	Arbeit und Freizeit	103
10.1	Ansichten zur Arbeit	103
10.1.1	Arbeitsbedingungen und ihre Bedeutung	103
10.1.2	Rollenverteilung im Arbeitsfeld	104
10.2	Freizeit als Ausgleich	105
10.3	Arbeit und Freizeit im Krankenpflegebereich	106
10.3.1	Wertewandel im humanitären Auftrag der Krankenpflege	106
10.3.2	Hierarchie im Krankenhaus	108

11	Die Bedeutung von Geschlechtlichkeit	111
11.1	Phasenlehre	111
11.1.1	Die klassische Phasenlehre der Psychoanalyse	111
11.1.2	Die Entwicklung sozialer Beziehungen	113
11.2	Anthropologische Grundlagen der Erziehung	114
11.3	Normale und außergewöhnliche Formen der Sexualität	116
11.4	Sexualität im Krankenhaus	116
11.4.1	Der Umgang mit Patienten	116
11.4.2	Gleichgeschlechtliche oder gegengeschlechtliche Pflege	118

III Vertiefung ... 119

12	Tod und Sterben: Verstehen und Helfen lernen	121
12.1	Erleben und Verhalten bei Sterben und Tod	121
12.1.1	Erfahrungen im Krankenhaus	121
12.1.2	Phasen des Sterbens	122
12.2	Hilfestellungen	124
12.2.1	Körperliche Hilfen	124
12.2.2	Psychische Hilfe	125
12.2.3	Umgang mit Angehörigen	126
12.3	Die Pflegenden im Umgang mit Sterben und Tod	126
12.3.1	Gefühle bei den Pflegenden	126
12.3.2	Lyrik zum Thema Tod	128

13	Kommunikation: Gesprächsführung in ausgewählten Situationen	131
13.1	Gespräche mit Patienten	131
13.1.1	Die Bedeutung von Gesprächen in der Krankenpflege I	131
13.1.2	Gespräch mit der verwirrten Patientin Frau F.	131
13.1.3	Gespräch mit der depressiven Patientin Frau G.	133
13.1.4	Gespräch mit Herrn S., dessen vierjährige Tochter Janine Leukämie hat	135
13.1.5	Theoretische Ergänzungen	136

13.2	Gespräche unter Mitarbeitern	137
13.2.1	Die Bedeutung von Gesprächen in der Krankenpflege II	137
13.2.2	Schwester Ingrid und der neue Stationsarzt	137
13.2.3	Teamrunde nach einem Suizid	138
13.2.4	Gespräche in Konfliktsituationen	140
13.3	Psychotherapie: Hilfe für Probleme und zwischenmenschliche Begegnungen	141
13.3.1	Die Bedeutung von Gesprächen in der Krankenpflege III	141
13.3.2	Verhaltenstherapie	142
13.3.3	Psychoanalyse	143
13.3.4	Weitere therapeutische Verfahren	145
13.3.5	Gruppentherapie	145
14	**Sexualität: Schwangerschaft und Elternschaft**	**149**
14.1	Schwangerschaftskonflikte	149
14.1.1	Unterschiedliche Aspekte zum Schwangerschaftsabbruch	149
14.1.2	Ein Schwangerschaftsabbruch unter psychologischen Gesichtspunkten	150
14.2	Ungewollte Kinderlosigkeit	153
14.2.1	Psychologische Aspekte zur Sterilität	153
14.2.2	Das Problem der Kinderlosigkeit von Frau R.	154
14.3	Ein Paar wird zu Eltern	156
14.3.1	Veränderungen in der Beziehung	156
14.3.2	Die stationäre Entbindung	158
14.3.3	Die ambulante Krankenhausentbindung	160
14.4	Probleme bei der Schwangerenbetreuung	160
14.4.1	Übungen für besondere Situationen auf der Entbindungsstation	160
14.4.2	Die Wochenbettdepression	162
15	**Psychosomatische Medizin: Eine ganzheitliche Krankheitsbetrachtung**	**163**
15.1	Krankheiten von Körper und Seele	163
15.1.1	Theorien zur Psychosomatik	163
15.1.2	Die individuelle Bedeutung einer Krankheit	165
15.2	Krankheitsbeispiele	167
15.2.1	Berührungspunkte im Allgemeinkrankenhaus	167
15.2.2	Essstörungen	168
15.2.3	Herzneurose und Herz-Kreislauf-Erkrankungen	170
15.2.4	Asthma bronchiale und Neurodermitis bei Kindern	171
15.3	Die Betreuung psychosomatisch erkrankter Patienten	172
15.3.1	Tätigkeiten auf psychosomatischen Stationen	172
15.3.2	Das Behandlungskonzept von der Einweisung bis zur Entlassung	176
15.3.3	Grenzen und Möglichkeiten neuer und erfahrener Mitarbeiter	177

Prüfungsfragen ... 179

Literaturempfehlungen ... 183

Stichwortverzeichnis ... 185

Namensverzeichnis ... 191

I Grundlagen

1 Psychologie

1.1 Gegenstand, Methoden und Aufgaben der Psychologie

1.1.1 Experimentelle Psychologie

Die angewandte Psychologie ruht auf zwei Säulen. Die eine ist die experimentelle Psychologie, in der – wie das Wort schon sagt – Experimente durchgeführt werden. So kann man sehen, wie die Dinge funktionieren, Gesetzmäßigkeiten ableiten und Übertragungen auf andere Situationen oder vom Tier auf den Menschen vornehmen.

Ein besonders interessantes Experiment hat der Physiologe I. P. Pawlow (Abb. 1-1) um 1900 mit seinen Labor-Hunden durchgeführt. Zunächst wollte er nur messen, wie viel Magensaft die Tiere produzieren, wenn ihnen ein Napf voll Futter hingestellt wird. Doch dann stellte er fest, dass die Magensaftproduktion schon in Gang kam, wenn die Tiere nur hörten, dass die Wärter kamen – so wie uns das Wasser im Mund zusammenläuft, wenn wir hungrig in einem Kochbuch stöbern oder uns die Wohlgerüche eines Restaurants in die Nase steigen.

Abbildung 1-1.
Pawlow und Beobachter in seinem Labor in St. Petersburg. (Aus Zimbardo 1999)

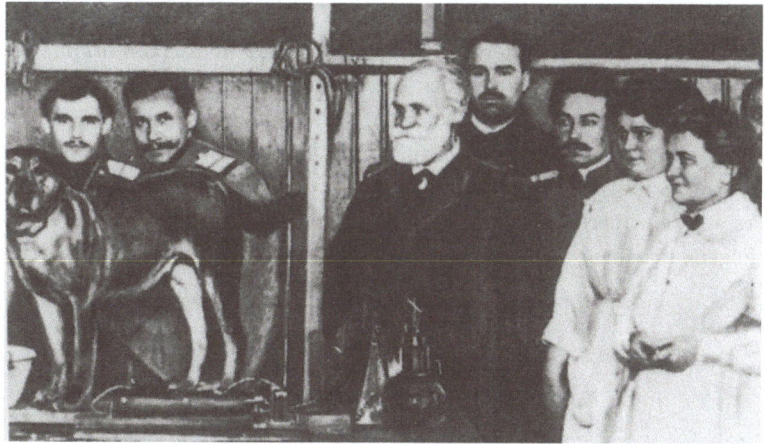

Abbildung 1-2.
Pawlows Konditionierungsapparat. (Aus Zimbardo 1999)

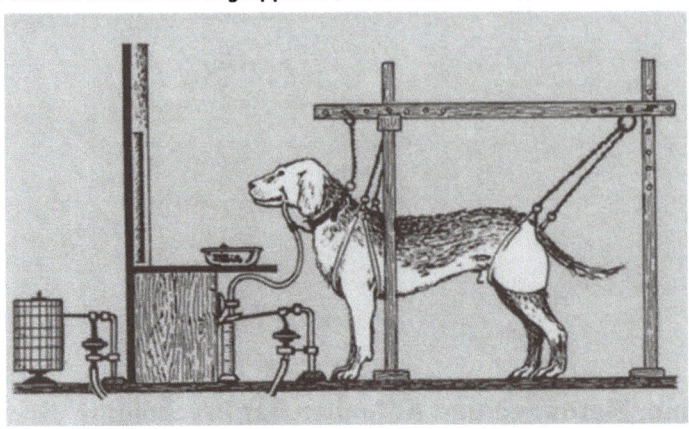

Pawlow entdeckte auf diese Weise, dass die Hunde gelernt hatten, dass es gleich Futter gibt, wenn die Wärter den Gang entlang kommen – und ihr Magen produzierte automatisch die Verdauungssäfte (Abb. 1-2). Einen solchen Zusammenhang nennt man Konditionierungsprozess: Eine bestimmte Bedingung (die Wärter kommen) wird mit einer bestimmten Erwartung (gleich gibt es Futter) und einer bestimmten Reaktion (Magensaftproduktion) verknüpft. Nun ist es natürlich auch möglich, andere Reize mit der Erwartung (gleich gibt es Futter) zu verknüpfen: z. B. das Klingeln einer Glocke oder das Schlagen des Gongs vor dem Essen – wie es früher in herrschaftlichen Häusern mit vielen Kindern üblich war. Nach einigen Wiederholungen wissen die Hunde (oder die Kinder), dass gleich das Essen kommt, und allen läuft das Wasser im Mund zusammen.

Der *unkonditionierte Stimulus* (UCS) – also das ohne Bedingung gegebene Futter – führt zu einer *unkonditionierten Reaktion* (UCR) – der Magensaftproduktion. Wird die Gabe des Futters mit einem *konditionierten Stimulus* (CS) – z. B. dem Kommen der Wärter oder dem Klang der Glocke – kombiniert, tritt dieselbe *unkonditionierte Reaktion* (nämlich die Magensaftproduktion) wieder auf, da sie sich noch auf die Gabe des Futters bezieht. Lässt man nun das Futter weg und läutet nur die Glocke (*konditionierter Stimulus*), dann bilden die Hunde zwar wieder Magensäfte – diesmal aber als *konditionierte Reaktion* (CR). Sie haben gelernt: Das Läuten der Glocke hängt mit dem Fressen zusammen, selbst wenn man noch keinen Napf sieht! (Es sind zwischen 40 und 200 solcher Versuche notwendig, bis die konditionierte Reaktion fest verankert ist).

Um sich dies alles gut merken zu können, gibt es für den klassischen Konditionierungsprozess folgende Formel:

UCS → UCR
UCS+CS → UCR
CS → CR

Beschreiben Sie anhand dieser Formel die Reaktion, die bei vielen (besonders bettlägerigen) Patienten abläuft, wenn sie das Klappern des Essenwagens hören oder die Schwester/der Pfleger mit dem Essenstablett zum Nachbarbett geht. (Besonders eindrucksvolle Konditionierungen entstehen oft schon bei weniger als 40 Durchgängen).

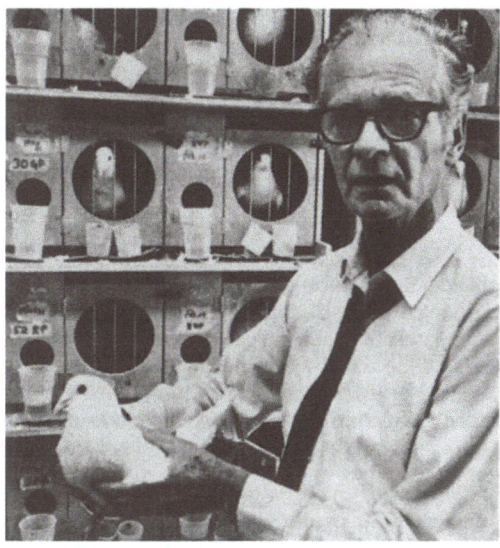

Abbildung 1-3.

Burrhus Frederic Skinner in seinem Labor. (Aus Zimbardo 1983)

Ein anderes anschauliches Experiment hat B. F. Skinner (Abb. 1-3) in den 60er-Jahren des 20. Jahrhunderts mit Tauben durchgeführt und dabei eine weitere Art des Lernens beschrieben: Das operante Konditionieren. Die Tiere bewegen sich in ihrem Käfig und entdecken nach dem Prinzip „try and error" (Versuch und Irrtum), dass bestimmtes Verhalten eine bestimmte Reaktion auslöst. Die Tauben in ihrem Versuchskäfig (der so genannten Skinner-Box) mussten z. B. auf ein erleuchtetes Fenster picken, um ein paar Körner zu bekommen – was zur Verstärkung ihres Verhaltens führte (Abb. 1-4). Wie die Tiere das Verhalten erlernen ist nicht Gegenstand der objektiven – oder auch *behavioristischen* – Psychologie.

Praxisbeispiel

In der Skinner-Box (oder auch „black-box", weil sie ganz dunkel ist und man nicht genau weiß, was in ihr passiert) verhält sich die Taube ganz unterschiedlich: Sie reibt ihr Köpfchen an der Wand, duckt sich in eine Ecke, pickt auf dem Boden oder an der Wand. Nur wenn sie plötzlich auf das kleine Fenster pickt, gibt es ein paar Körnchen zur Belohnung.

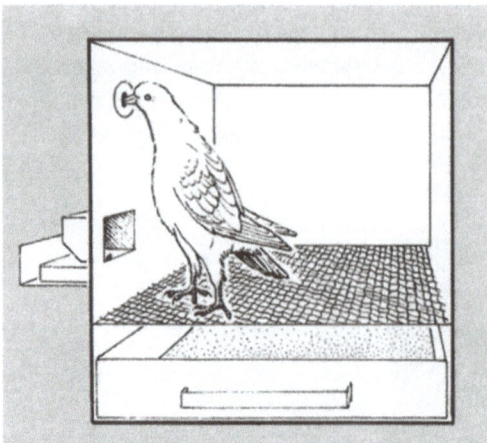

Abbildung 1-4.
Skinner-Box mit einer Taube

Solches Verhalten kennen wir besonders aus den Lernprozessen kleiner Kinder. Sie krabbeln z. B. vorsichtig an einen ihnen unbekannten Gegenstand heran, fassen ihn an, schauen sich um, um zu sehen, ob jemand da ist, der sie ermutigt weiterzumachen oder der laut „nein" ruft; dann fassen sie wieder zu, warten die Reaktion ab und lernen mit der Zeit, ob es sich um einen interessanten oder langweiligen, einen erlaubten oder verbotenen Gegenstand handelt. Insbesondere Lob und Lächeln, aber auch Geld und soziale Anerkennung sind sekundäre Verstärker für operante Lernprozesse in unserer Gesellschaft. Primäre Verstärker hingegen, wie Essen und Trinken, Bonbons und andere Süßigkeiten, werden besonders in Versuchen mit Tieren oder in Therapien mit Kindern und psychiatrischen Langzeitpatienten eingesetzt.

> Wenn ein/e frischoperierte/r Patient/in das erste Mal aufsteht – welche Verstärker setzen Schwestern/Pfleger dann ein? (Eventuell Szene spielen)

1.1.2 Tiefenpsychologie

Die zweite Säule, auf der die Psychologie steht, ist die so genannte Tiefenpsychologie. Sie beschäftigt sich mit den unbewusst ablaufenden Prozessen im Menschen, die sich schlecht messen und beobachten lassen. So z. B. mit seinen Wünschen und Träumen, seinen Ängsten und Leidenschaften. Im Gegensatz zu „black-box", Messlatte und Apparaturen gibt es hier einen bequemen Sessel oder eine Couch, worauf man entspannt sitzt oder liegt und erzählt. Ein anderer hört zu, stellt hin und wieder Fragen, und beide versuchen miteinander das Unbewusste zu entdecken (Abb. 1-5).

Abbildung 1-5.
Die psychoanalytische Gesprächssituation

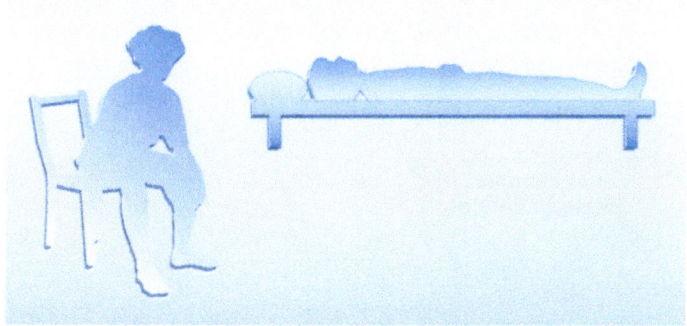

Sigmund Freud (Abb. 1-6) war der Erste, der sich um die Jahrhundertwende intensiv auf diese Weise mit dem Menschen beschäftigte und viele Theorien zur Entwicklungs-, Persönlichkeits- und Krankheitslehre und zur Therapie entwickelt hat.

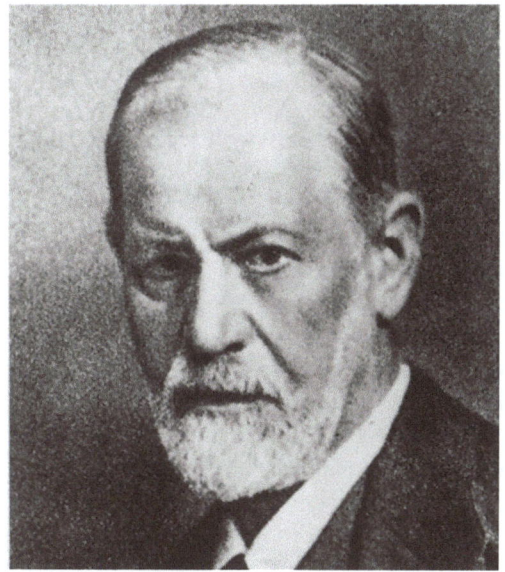

Abbildung 1-6.
Sigmund Freud. (Aus Zimbardo 1983)

Ein grundlegender Baustein der Psychoanalyse ist die Einteilung des Menschen in *Es*, *Ich* und *Über-ich* (Abb. 1-7). Das *Es* umfasst die Triebe des Menschen, besonders den (Lebens-)Sexualtrieb und zielt auf die Herbeiführung lustvoller Erlebnisse. Das *Über-ich* entspricht dem Gewissen und beinhaltet, was erlaubt und gesellschaftlich toleriert ist. Das *Ich* vermittelt zwischen beiden Instanzen und ermöglicht es dem Menschen, ein ausgeglichenes und zufriedenes Leben zu führen.

Abbildung 1-7.
Persönlichkeitsmodell der gegenwärtigen Psychoanalyse

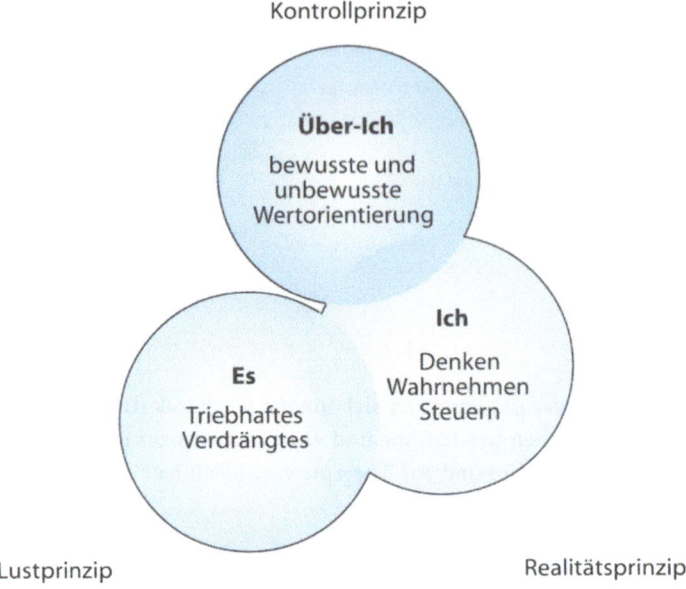

Praxisbeispiel

Die Entwicklung dieser drei Instanzen findet besonders in der frühen Kindheit und bis zur Pubertät statt. Als Beispiel dient das intensive Bedürfnis kleiner Kinder, alles in den Mund zu stecken (Trieb). Zunächst geschieht die Befriedigung über die Brust der Mutter oder die Flasche, dann werden die eigenen Fingerchen in den Mund gesteckt, Spielsachen oder Deckenzipfel und, wenn das Kind mobiler wird, auch Dinge wie z. B. Blumenerde, Messer oder wertvolle Bücher. Das Kind wird nun mit ersten Verboten konfrontiert (Über-ich) und muss zwischen seinen Wünschen (alles in den Mund zu stecken) und dem Verbot der Eltern („Nein", „Vorsicht", „Pass auf") vermitteln. Dies gelingt natürlich nicht gleich und nicht vollständig, aber die wiederholten Mahnungen der Eltern werden mit der Zeit verinnerlicht und prägen dann – bewusst oder unbewusst – die Verhaltensmaßstäbe des Kindes (Ich).

Außer Freud haben sich C. G. Jung, A. Adler und viele andere mit der Seele des Menschen beschäftigt und verschiedene tiefenpsychologische Schulen gegründet.

In kleinen Gruppen (je zwei Personen) sollte darüber gesprochen werden, wo man einen Konflikt zwischen dem, was man will und dem, was man soll, empfindet (z. B. Frühdienst um 6.00 Uhr und dem Wunsch im Bett zu bleiben). Wo werden die Bedeutung von Es (Lustprinzip), Über-ich (Kontrollprinzip) und Ich (Realitätsprinzip) deutlich?

1.2 Lernen als Verhaltensänderung, Konzepte des Lernens, Lernhilfen

1.2.1 Klassisches und operantes Konditionieren

Austausch über folgende Fragen: Wie lerne ich üblicherweise? Was würde ich gerne lernen?

Die beiden großen Richtungen in der Psychologie bieten verschiedene Modelle und Erklärungen dafür, wie der Mensch zu dem wird, was er ist. Im weiteren wird immer wieder deutlich, dass es auf viele Fragen unterschiedliche Antworten gibt und dass niemand mit *einer* Theorie alles erfasst.

Beim Thema Lernen werden mehrere Ansätze gezeigt. Das klassische und das operante Konditionieren sind schon aus den Versuchen von Pawlow und Skinner vertraute Begriffe.

Es wurde bereits beschrieben, dass zum Lernen meist viele *Wiederholungen* notwendig sind. Diese sollen sich nach Pawlow über einen langen Zeitraum erstrecken. Denn das Lernen ist am Anfang intensiver und lässt dann mit sinkender Konzentration langsam nach, sodass zu schnell aufeinander folgende Wiederholungen nicht mehr aufgenommen werden können.

Viel Gelerntes wird mit der Zeit wieder *gelöscht*; dies geschieht nach der Methode des klassischen Konditionierens so, dass der UCS (bei Pawlows Versuch: das Futter für die Hunde) immer wieder ohne CS (die Glocke) dargeboten wird. Mit der Zeit vergessen die Tiere den Zusammenhang und reagieren beim Klang der Glocke nicht mehr mit erhöhter Magensaftproduktion.

Beim operanten Konditionieren legt man großen Wert darauf, dass durch die Belohnung (den *Verstärker*) ein grundlegendes biologisches oder existenzielles Bedürfnis befriedigt wird. So lernen Skinners Tauben besser, wenn sie für ihre Bemühungen ein paar Körner bekommen als eine Tafel Schokolade! Nun ist es nicht nur möglich, dass die Tauben ein Fenster anpicken, sondern auch dass sie mit ihrem Schnabel einen Pingpongball bewegen. Wenn nun jede Bewegung des Balles in die richtige Richtung (nämlich auf eine zweite Taube zu) belohnt wird, so nennt man das Verhaltensausformung (oder *„shaping"*) und man kann den Tauben mit der Zeit das Pingpongspielen beibringen.

Weder bei Tieren noch bei Menschen ist es möglich, alle Stimuli mit allen Reaktionen zu verknüpfen, d. h. Verstärker müssen attraktiv und Wiederholungen sinnvoll sein und Beziehungen zwischen UCS und CS dem „normalen Leben" entsprechen.

1.2.2 Latentes Lernen

Neben dem gezielten Lernen gibt es auch die Erfahrung, dass man etwas behalten hat, ohne dafür in besonderer Weise belohnt worden zu sein.

Der Forscher E. Ch. Tolman, der um 1940 besonders die kognitiven – d. h. die das Wahrnehmen, Denken und Erkennen betreffenden – Leistungen von Tieren und Menschen untersuchte, machte einen Unterschied zwischen Lernen und Leistung. Er behauptete, dass Lernen auch ohne Verstärkung geschähe, der Lernerfolg sich aber erst bei einer Belohnung herausstelle und führte zur Bestätigung Versuche mit Ratten durch (Abb. 1-8). Die Tiere wurden in zwei Gruppen (A und B) geteilt, wobei Gruppe A eine Nacht lang in einem Labyrinth herumlief und dort die Wege und Sackgassen erkundete, während die Gruppe B in ihrem Käfig blieb. Als in der nächsten Nacht beide Gruppen nacheinander in demselben Labyrinth gefüttert wurden, fanden die erfahrenen Ratten (A) das Futter wesentlich schneller als die unerfahrenen (B). Tolman geht davon aus, dass die Erfolgreichen in der vorangegangenen Nacht eine Art Landkarte (einen „kognitiven Lageplan") von dem Labyrinth verinnerlicht hatten.

1.2.3 Lernen am Modell

A. Bandura, ein amerikanischer Psychologe, untersuchte in den vergangenen Jahrzehnten (1960–1980) besonders das Nachahmungsverhalten von Kindern und Jugendlichen. Er führte unter anderem ein Experiment mit Kindergartenkindern durch, wobei er die Kinder auf drei Gruppen verteilte und jeder Gruppe einen Film zeigte. Der erste Teil der Filme war jeweils gleich. Jedes Mal war ein Junge zu sehen, der eine Puppe aggressiv traktierte. Der Ausgang der Filme war hingegen in allen drei Fällen unterschiedlich. Im ersten wurde der Junge als Held belohnt, im zweiten bestraft und im dritten weder gelobt noch getadelt.

Als die Kinder im Anschluss an den Film mit verschiedenen Spielsachen spielen durften – und sich unter den Dingen auch die Puppe aus dem Film befand – konnte man beobachten, dass die Kinder das aggressive Verhalten des Jungen im Film stark nachahmten, wenn dieser belohnt worden war bzw. wenn er weder Lob noch Strafe erhielt. Die Kinder, die den Filmschluss gesehen hatten, in dem der Junge bestraft worden war, ahmten das Verhalten weniger nach (Abb. 1-9). Ein zweiter wesentlicher Unterschied bestand zwischen Mädchen und Jungen, wobei die Mädchen das aggressive Verhalten insgesamt weitaus weniger nachahmten als die Jungen.

Anhand verschiedener Untersuchungen kann man festhalten, dass das Lernen am Modell in vier Teilschritten abläuft:

1. *Aufmerksamkeit:*
   Ein Modell muss beeindrucken, etwas interessantes tun oder eine besondere Anerkennung für sein Verhalten bekommen. Dabei kann es sich um Eltern oder Lehrer, ältere Geschwister oder Sport- und Fernsehstars handeln.

Abbildung 1-8.
Versuchsanordnung und Darstellung der Ergebnisse zum latenten Lernen von E. Ch. Tolman

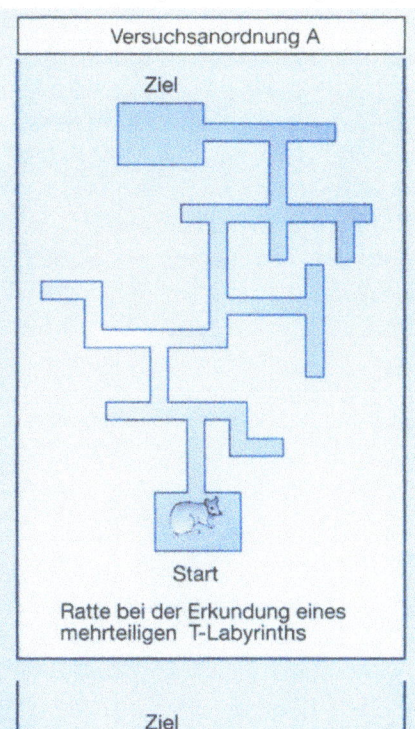
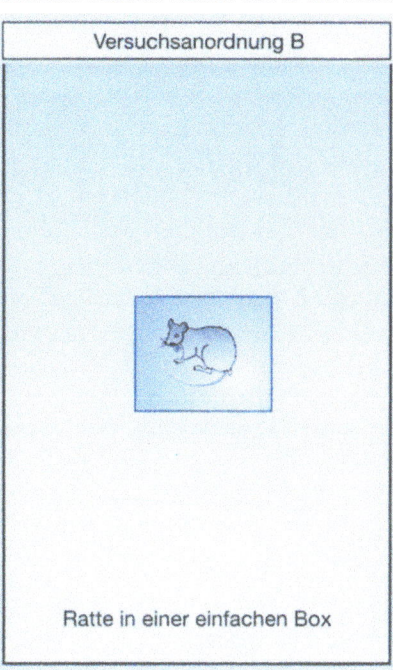
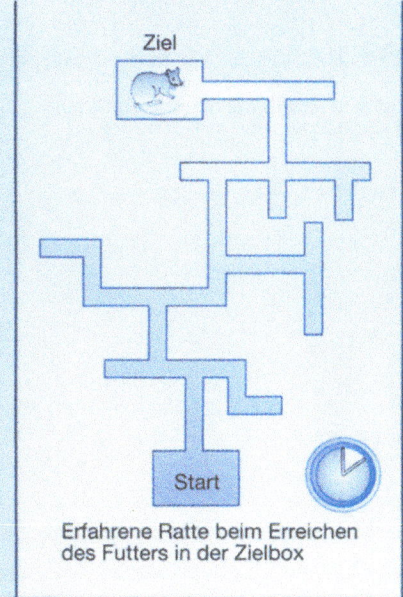
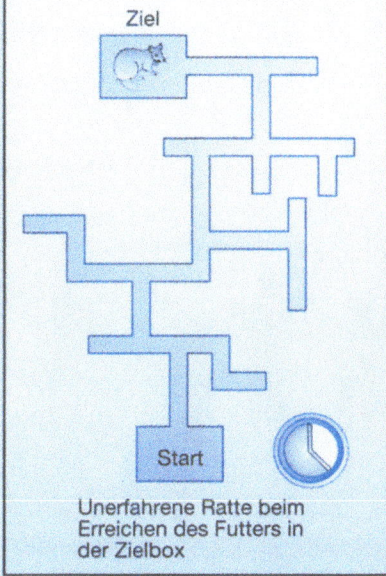

Abbildung 1-9.
Versuchsanordnung und Darstellung der Ergebnisse zum „Lernen am Modell" von A. Bandura

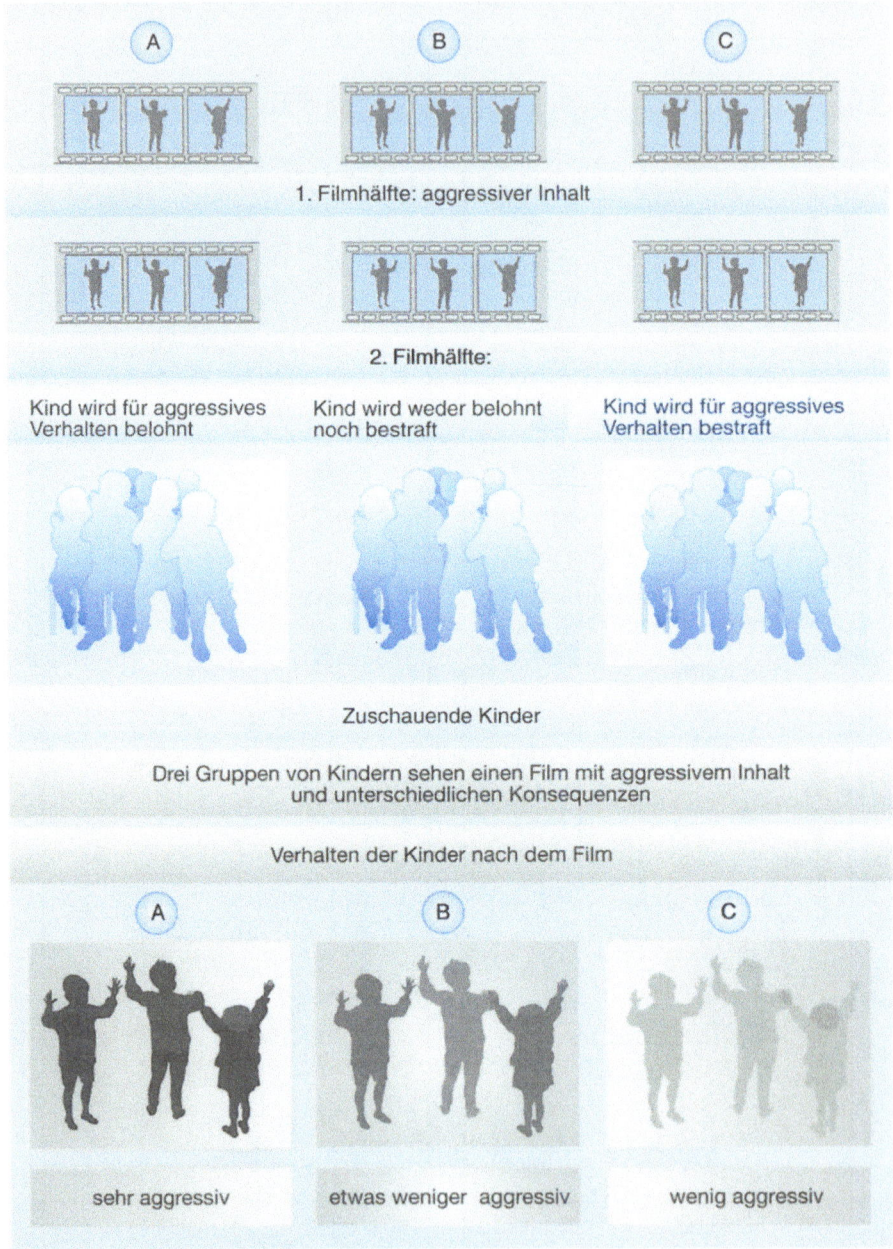

2. *Behalten:*
- Gedächtnisprozesse und Sprachvermögen spielen eine bedeutende Rolle bei Erinnerungsprozessen, die zur Nachahmung nötig sind.
3. *Motorische Reproduktion:*
- Häufig ist motorisches Geschick erforderlich. Um Fußball zu spielen, muss man laufen können, und um einen Kuchen zu backen, bereits einen Mixer halten können.
4. *Motivation:*
- Sie hängt in gewisser Weise mit der Aufmerksamkeit zusammen. Besondere Dinge fallen einem eher auf und reizen stärker zur Nachahmung.

Es ist allerdings auch im späteren Alter nicht sinnvoll, alle Erfahrungen durch „try and error" selbst zu machen, da vieles unmöglich oder gefährlich ist. So ist es bei Erwachsenen oft genauso sinnvoll, durch (positive oder negative) Vorbilder zu lernen.

Nachdem unterschiedliche behavioristische (Kap. 1.1.1) und kognitive (Kap. 1.2.2) Versuche und Modelle zum Lernverhalten vorgestellt wurden, ist es wichtig festzuhalten, dass natürlich auch Ideale, Ängste, Wünsche und die jeweiligen Gelegenheiten das Lernen bestimmen. So sind die Fähigkeiten der Realitätsprüfung (Was kann ich überhaupt? Was ist finanzierbar?), die Grenze, die das Über-ich setzt (das ist nichts für Mädchen, das ist nur für einfache Leute) und die Wünsche und Bedürfnisse aus dem Es (am liebsten würde ich…, ganz viel Spaß macht mir…) wesentliche Aspekte für Lernverhalten und Lernvermögen.

> Überlegen Sie sich (in kleinen Gruppen) ein Beispiel aus dem Krankenhausalltag, in dem operantes Konditionieren (Lernen durch Belohnung) eine Rolle spielt. Überlegen Sie weiterhin Beispiele für latentes Lernen und das Lernen am Modell. Die Themen 1.2.1, 1.2.2 und 1.2.3 können auch in Gruppen erarbeitet und dann zusammengetragen werden.

1.3 Gedächtnis

1.3.1 Speichern und Vergessen

Das bekannteste Modell zur Funktion des Gedächtnisses, das in den 50er und 60er-Jahren des 20. Jahrhunderts entwickelt wurde, geht von drei Speichern aus. In das *sensorische Gedächtnis* gehen flüchtige ikonische (bildhafte) oder echoische (geräuschhafte) Sinneseindrücke ein. Dabei handelt es sich z. B. um den Straßenlärm als Geräuschkulisse. Häuseransichten bei einer Autofahrt oder Reklameschilder bei einem Einkaufsbummel. Alles wird sekundenschnell wahrgenommen und normalerweise wieder vergessen. Allerdings laufen in diesem ersten Speicher schon Vergleiche zwischen Bekanntem und Neuem und die Unterscheidung von Wichtigem und Unwichtigem ab. So spricht man vom so genannten Cocktailparty-Phänomen und meint damit die Tatsache, seine Aufmerksamkeit auf einer Party mit vielen Gästen und vielen Gesprächsgruppen nur auf *ein* Gespräch richten zu können. Wenn dann aber plötzlich in einer etwas entfernteren Gruppe der eigene Name fällt, horcht man auf. Obwohl man alles andere überhört hatte, ist einem der eigene Name so vertraut, dass man ihn sofort hört.

Der zweite Speicher ist das *Kurzzeitgedächtnis*, in dem eine begrenzte Menge von Informationen ungefähr 30 Sekunden gespeichert werden kann. Die Inhalte müssen allerdings ständig wiederholt werden, wie das Vorsagen einer Telefonnummer, die man gerade im Telefonbuch nachgeschlagen hat oder der Inhalt des Einkaufszettels, während die Blicke durch die Regale streifen. Eine Möglichkeit, die Kapazität des Kurzzeitgedächtnisses etwas zu erhöhen ist das so genannte „chunking", d. h. das Verbinden zusammengehöriger Einheiten. Obwohl man normalerweise nur ca. 7 Informationen (z. B. Zahlen) behalten kann, ist es kurzfristig auch möglich, längere Telefonnummern zu erinnern, indem immer zwei oder drei Zahlen zu einer Einheit zusammengefasst werden.

Das *Langzeitgedächtnis* enthällt alle Informationen, die intensiv verinnerlicht wurden, alle Erfahrungen, alles Wissen über uns, die Menschen um uns herum und die Welt. Allerdings ist auch hier nicht jedes Ereignis zu jeder Zeit abrufbar. Deshalb hat der Forscher E. Tulving (1972) die Aufteilung des Langzeitgedächtnisses in einen semantischen und einen episodischen Teil vorgenommen. Der Erste enthält abstrakte Informationen, wohingegen der Zweite persönliche Erinnerungen beinhaltet, die an Raum und Zeit gebunden und nicht immer gleich abrufbar sind.

Natürlich existieren die drei Speicher des Gedächtnisses nicht wie Schubladen nebeneinander, sondern sind eng miteinander verbunden. So kann das sensorische Gedächtnis den eigenen Namen auf eine Party ja nur heraushören, weil er im Langzeitgedächtnis fest verankert ist, und die Informationen, die vom Kurzzeitgedächtnis aufgenommen werden, können weitaus besser erinnert werden, wenn es z. B. einen lebendigen Kontext im Langzeitgedächtnis gibt. Die Tatsache, dass die Informationen der ersten zwei Speicher schnell wieder verloren gehen, wurde oben beschrieben; es wird jedoch auch viel Wissen aus dem Langzeitgedächtnis wieder vergessen. So ist Prüfungsstoff oft nach der Prüfung wie weggeblasen, und auch Namen und Termine können einem entfallen.

Wie Prozesse des Vergessens funktionieren, ist noch nicht eindeutig geklärt. Es gibt zwei unterschiedliche Theorien, die sich möglicherweise auch ergänzen. Die eine ist die Spurenzerfalltheorie, die andere die Interferenztheorie. Die *Spurenzerfalltheorie* geht davon aus, dass alle Gedächtnisprozesse Spuren im Gehirn hinterlassen, die wie die Rillen einer Schallplatte Informationen enthalten. Durch neue, intensivere oder gleichzeitige Gedächtnisinhalte können diese Spuren zerkratzen bzw. zerfallen und mit ihnen das dort gespeicherte Wissen.

Die zweite Theorie, die Interferenztheorie, spricht von der Verdrängung oder Zurückdrängung alter Gedächtnisinhalte durch neue. So müssen unangenehme Informationen anderen oder besseren weichen und sind dann dem bewussten Erinnern nicht mehr so leicht zugänglich. Nur wenn man sich genügend Zeit und Ruhe nimmt, um sich damit zu beschäftigen, mit anderen darüber spricht oder auch durch das Älterwerden bedingt, kommen diese verdrängten Inhalte wieder ins Bewusstsein.

1.3.2 Gedächtnisprozesse und persönliche Interessen

Neben den eben erwähnten Gedächtnisprozessen festigen Motivation, Erfolg oder Liebe Erinnerungen ganz unterschiedlich. Die Tiefenpsychologie geht davon aus, dass peinliche oder schmerzliche Informationen schneller vergessen (bzw. verdrängt) werden als andere Inhalte. Sie stehen dem bewussten Erinnern dann nicht mehr zur Verfügung, spielen aber u. U. eine Rolle im Verhalten, ohne dass man die Zusammenhänge versteht. So kann z. B. das Erlebnis, sich in einer größeren Gruppe blamiert zu haben, vergessen sein, aber in Träumen oder in der Angst vor Menschenmengen weiterleben.

1.4 Bedeutung der Psychologie für Krankenpflegeschüler/innen

1.4.1 Der Umgang mit Patienten

Praxisbeispiel

> Schwester Tanja ist nun schon drei Wochen auf ihrer ersten Station und wurde gerade in das Zimmer mit der frisch operierten Patientin Frau B. geschickt, um nachzusehen, ob die Infusionen noch laufen. Als sie das Zimmer verlassen will, spricht die Bettnachbarin, Frau S., sie an, ob sie wohl eine Tablette gegen Kopfschmerzen bekommen könne, denn der Kopf würde ihr fast zerplatzen. Schwester Tanja, die ohne ärztliche Anordnung keine Medikamente verabreichen darf, wundert sich, dass Frau S. diese Frage nicht eben bei der Visite gestellt hatte und teilt ihre Verwunderung Frau S. mit. „Ach", sagt Frau S. daraufhin, „wissen Sie, Schwester, daran habe ich nicht gedacht." Die Erfahrung, dass Patienten dringende Bedürfnisse während der Visite vergessen, hat Schwester Tanja schon häufiger gemacht. Sie will der Patientin helfen und übernimmt es für sie, den Stationsarzt nach der Visite zu fragen, wundert sich aber, warum Frau S. ihre starken Kopfschmerzen vergessen hatte, als der Arzt in ihrem Zimmer war.

Welche Gedächtnis- oder Vergessensprozesse mögen bei Frau S. eine Rolle gespielt haben? Was hat Frau S. in ihrem Leben wohl über Ärzte und Schwestern gelernt, dass sie Schwester Tanja um die Kopfschmerztablette bittet, nicht aber den behandelnden Arzt?

1.4.2 Das Lernen während der Ausbildung

Praxisbeispiel

> Schwester Betty ist froh, dass die Schulzeit endlich hinter ihr liegt und sie nun ihren Traumberuf „Krankenschwester" erlernen kann. Mit Mühe hat sie die Mittlere Reife geschafft, denn das Lernen ist ihr nicht leicht gefallen. Nur in Kunst und Englisch war sie immer gut. Zeichnen, Malen und handwerkliche Tätigkeiten lagen ihr sehr, und Englisch hat sie zu Hause gesprochen, da ihre Mutter Engländerin ist. Nun hatte sie gehofft, dass ihr die Krankenpflegeschule leichter fallen würde, weil sie doch alles wissen will, womit man Menschen im Krankenhaus helfen kann. Auf der Station geht es auch sehr gut, aber im Unterricht wandern ihre Gedanken immer wieder davon und wenn sie sich in ihrer freien Zeit mit ihren Aufzeichnungen beschäftigt, hat sie das Gefühl, dies alles noch nie gehört zu haben.

Da Schwester Betty nicht die Einzige mit Lernproblemen ist, sollen im Folgenden ein paar Tipps zum Lernen aufgeführt werden:
- Es ist sinnvoll, den Stoff aus dem Unterricht vor- oder nachzuarbeiten. Dabei ist regelmäßiges Lernen und Wiederholen effektiver, als alles auf einmal lernen zu wollen. Das Einhalten kleiner Pausen alle 20 bis 30 Minuten ist empfehlenswert und – abgesehen von Prüfungen – sollte nicht länger als ein bis zwei Stunden gelernt werden, wobei nach einer Stunde eine etwas längere Pause (5 bis 10 Minuten) nötig ist.
- Eine Lerntechnik, die das Abschweifen der Gedanken verhindert, ist die SQ3R-Methode (S = Survey/Überblick, Q = Question/Fragestellung, R1 = Read/Lesen, R2 = Recite/Eigenformulierung, R3 = Review/Rückblick). Der Text wird zuerst einmal im Zusammenhang gesehen, es werden die Einleitung, die Überschriften, Tabellen oder Zeichnungen betrachtet (S) und danach Fragen formuliert (Q). Kenne ich die Begriffe schon? Kann ich das Thema einordnen? Habe ich spezielle Fragen? Im Folgenden wird der Text gründlich gelesen (R1) und Notizen mit eigenen Worten (keine Textpassagen abschreiben!) gemacht (R2). Anschließend wird der Inhalt wiederholt (R3).
- Eine wichtige Übung – gerade für Fächer, die mündlich geprüft werden – ist das Lernen in Gruppen von zwei bis vier Personen, wobei man einander erzählt, was man weiß und sich gegenseitig Fragen stellt. Dabei gewinnt man auch Sicherheit und Selbstvertrauen für den Unterricht.
- Ein besonderer Tipp für Schwester Betty: Da ihr Kunst und Zeichnen viel Spaß machen, könnte sie versuchen, von jeder Unterrichtsstunde die wichtigsten Inhalte in kleinen Bildern festzuhalten.

2 Soziologie

2.1 Gegenstand, Methoden und Aufgaben der Soziologie

2.1.1 Der Mensch als soziokulturelles Wesen

Soziologie ist die Wissenschaft, die sich mit dem menschlichen Zusammenleben in komplexen Zusammenhängen beschäftigt. Menschen werden nicht als unverwechselbare Individuen gesehen, beobachtet und beschrieben, sondern als Wesen, die in einer bestimmten Weise sozial prägend und geprägt sind. Sie treten mittels sozialer Codes – Sprechen, Handeln, Mimik, Gestik – miteinander in Beziehung. Hierbei spielt die symbolische Bedeutung der Interaktion eine Rolle („symbolischer Interaktionismus"); und weder Menschen noch Situationen werden in gut und schlecht eingeteilt, sondern es wird versucht, den Sinn der Interaktionen zu verstehen.

Soziales Verhalten wird immer im Zusammenhang mit dem Zeitpunkt gesehen, in dem es geschehen ist bzw. geschieht, also im Zusammenhang von Vergangenheit, Gegenwart und Zukunft. Es können verschiedene Ebenen unterschieden werden, auf denen jeder Mensch betrachtet werden kann:
1. die Ebene des Individuums (z. B. der Alleinstehende, die Ausländerin),
2. die Ebene der Gruppe (z. B. Familie, Kollegen, Nachbarn),
3. die Ebene der Gesellschaft (z. B. soziale Marktwirtschaft, Entwicklungsländer).

Die Ebene des Individuums

Ein Individuum ist zwar ein einzelner Mensch und doch gibt es Gemeinsamkeiten zwischen vielen einzelnen Menschen. So halten wir uns gemeinhin an Normen, die wir aus Elternhaus, Schule und Umfeld erlernt haben.

> Welche Normen habe ich verinnerlicht?
> Diskutieren Sie über Sätze, die mit „Ich muss ..." oder „Ich darf nicht ..." beginnen und sich auf die Bereiche Partnerschaft, Familie und Arbeit beziehen. Z. B. „Ich muss immer alles richtig machen" oder „Ich darf Patienten gegenüber nicht ärgerlich sein"

Die Ebene der Gruppe
In einer Gruppe gehören Menschen zusammen, weil sie etwas miteinander verbindet: eine gemeinsame Aufgabe, Zugehörigkeit zu gemeinsamen biologischen Faktoren etc. Menschen gehören immer zu mehreren Gruppen gleichzeitig und bewahren den einzelnen Gruppen gegenüber jeweils ein gewisses Maß an Freiheit.

> Zu welchen Gruppen gehöre ich?
> Diskutieren Sie über Ihre Erfahrungen in Gruppen, z. B.: Welche Gruppe ist mir wirklich wichtig? Sind die Kontakte untereinander gleichgewichtig oder ungleichgewichtig? Was möchte ich in welcher Gruppe gern verändern?

Die Ebene der Gesellschaft
Auf der nächsten Ebene werden nicht nur alle Individuen, sondern auch alle Kleingruppen in einem geographisch bestimmbaren Gebiet betrachtet. Sie machen mit ihren vergangenen und gegenwärtigen Beziehungen die Gesellschaft aus.

> Was macht die „moderne Industriegesellschaft" aus?
> Diskutieren Sie über Ihren Platz in der Gesellschaft und die Begegnung mit anderen Gesellschaften, z. B. im Urlaub oder bei einem Auslandspraktikum. Wo treffen in Ihrer Umgebung verschiedene Gesellschaften aufeinander?

Bei der Betrachtung der verschiedenen Ebenen wird deutlich, dass wir auf unterschiedliche Weise soziokulturelle Wesen sind und nicht einfach nur Lieschen Müller oder Fritz Maier. Wir werden geprägt und prägen, und dies zu erforschen hat sich die Soziologie vorgenommen.

2.1.2 Erkenntnisgewinn in der Soziologie
Diskussionen und Auseinandersetzungen wie in den letzten drei Übungen angeregt, helfen dem Erkenntnisgewinn soziologischer Phänomene. Durch systematische Versuchsanordnungen gelangt man über allgemeines Wissen zu wissenschaftlichen Erkenntnissen.

So gibt es z. B. eine Untersuchung von Hofling et al. (1972), die sich mit dem Verhalten von Schwestern und Pflegern gegenüber einem Arzt beschäftigen. Hier steht die Frage des Machtverhältnisses zwischen den verschiedenen Berufsgruppen im Vordergrund:

Praxisbeispiel

Zwölf Pflegefachkräfte eines öffentlichen und zehn eines privaten Krankenhauses wurden folgendem Experiment unterzogen: Im Medikamentenschrank wurden Placebo-Medikamente eingeschmuggelt, d. h. mit Glukose gefüllte rosarote Kapseln, deren Etiketten folgende Aufschrift trugen
- Astroten
- 5-mg-Kapseln
- Normale Dosis: 5 mg
- Maximale tägliche Dosis: 10 mg

Das Pflegepersonal war ahnungslos und musste glauben, dass es sich um echte Medikamente handelte.

Um die abendliche Besuchszeit herum wurden nun 22 Pflegefachkräfte in verschiedenen Abteilungen – Innere Medizin, Chirurgie, Pädiatrie und Psychiatrie – von einem ihnen Unbekannten angerufen. Seine Stimme war höflich, aber von selbstsicherer Autorität. Das typische Telefongespräch verlief bei 21 der 22 Experimentteilnehmern etwa folgendermaßen:

- *Schwester:* Schwester Ruth, Chirurgie.
- *Anrufer:* Ist dort die Dienst habende Schwester?
- *Schwester:* Ja.
- *Anrufer:* Hier ist Dr. Hanford, Psychiatrie. Ich habe heute Herrn Carson gesehen und werde heute Abend nochmals vorbeikommen.
- *Schwester:* Ja.
- *Anrufer:* Ich habe wenig Zeit und ich möchte, dass er ein bestimmtes Medikament bekommt. Würden Sie bitte im Medizinschrank nachschauen, ob Sie Astroten haben!
- *Schwester:* Was bitte?
- *Anrufer:* Astroten.
- *Schwester:* Ich bin ziemlich sicher, dass wir das nicht haben.
- *Anrufer:* Würden Sie bitte nachschauen!
  Pause, die Schwester schaut nach.
- *Schwester:* Ja, wir haben das Medikament.
- *Anrufer:* Gut, geben Sie 20 mg, das sind 4 Kapseln. Ich werde in 10 Min. vorbeikommen und das Rezept ausstellen. Aber ich möchte, dass dann das Medikament bereits wirkt.
- *Schwester:* 4 Kapseln, das geht in Ordnung.
- *Anrufer:* Danke.
- *Schwester:* Bitte sehr.

21 Pflegefachkräfte machten sich ohne zu zögern an die Ausführung der telefonischen Anordnung eines Doktors, dessen Name und dessen Stimme sie nicht kannten. Vor der Verabreichung des Medikaments wurden sie vor der Zimmertür des Patienten von einem Arzt der Abteilung gestoppt. Er hatte als unauffälliger Beobachter fungiert und klärte die Pflegefachkräfte über das Experiment auf. In nachfolgenden Interviews durch eine neutrale Person

Praxisbeispiel (Fortsetzung)

gaben elf an, sie hätten die zu hohe Dosierung bemerkt. 18 sagten, sie seien sich bewusst gewesen, dass solche Verordnungen, außer bei Notfällen, nicht in Ordnung seien. Die durchschnittliche Reaktion auf das Experiment war: Bekümmerung, Besorgtheit und leichte Schuldgefühle. Ärger hatte nur diejenige Person empfunden, die die Verabreichung verweigert hatte. Die meisten meinten, sie hätten eigentlich mehr Widerstand leisten sollen, wussten aber nicht, ob ihr Verhalten typisch oder untypisch gewesen war. Fast alle erinnerten sich an ähnliche Situationen und verwiesen auf den Ärger der Ärzte, wenn sie Widerstand gegen ihnen unkorrekt erscheinende Medikamentenabgaben geleistet hatten.

Analysiert man dieses Experiment, erhält man einige Verhaltenstypisierungen und Denkmuster (Tabelle 2-1):

Tabelle 2-1.
Verhaltensweisen von Arzt und Pflegeperson bei der Untersuchung. (Aus Hofling et al. 1972)

Der Arzt	Die Pflegefachkräfte
Gab Anweisungen	Nahm die Anweisungen entgegen
Ordnete mit sicherer Stimme an	Äußerte keine Zweifel, Verwunderung, Unsicherheit
Vertraute auf seine Macht	Passte sich an aus Angst vor Zurechtweisung

Neben dem Experiment ist die Befragung eine weitere Methode systematischen Erkenntnisgewinns. Sie wird meistens mit großen Stichproben durchgeführt und kann nach statistischen Auswertungen verallgemeinert werden.

Im Krankenhausalltag gibt es Befragungen – z. B. von Patienten bei der Aufnahme – die im Rahmen von sozialwissenschaftlichen Untersuchungen entwickelt wurden. Hier gehen Erfahrungen mit vielen Patienten in den Fragenkatalog ein, der eine Hilfe zur Betreuung des einzelnen Patienten werden soll.

2.2 Normen und Rollen

2.2.1 Das Rollenfeld

Jeder Mensch hat bestimmte Normen und Rollen innerhalb der Gesellschaft auszufüllen. Dabei versteht man unter einer Rolle die Summe aller Erwartungen der verschiedenen Gruppen und Personen, die den Betroffenen in einer bestimmten sozialen Position beeinflussen. Die Erwartungen sind nicht frei erfunden, sondern beruhen auf gesellschaftlicher Einigkeit darüber, was wer von wem zu fordern hat und erwarten darf.

Rollen enthalten Forderungen darüber, was eine Person mit wem wann tun soll, wessen Weisungen sie folgen soll, wo sie bestimmen darf und wem sie mit Achtung begegnen muss. Häufig geht es darum, verschiedene Rollen zugleich zu erfüllen. Das nennt man dann ein Rollenfeld (Abb. 2-1).

Abbildung 2-1.
Rollenfeld einer Pflegefachkraft

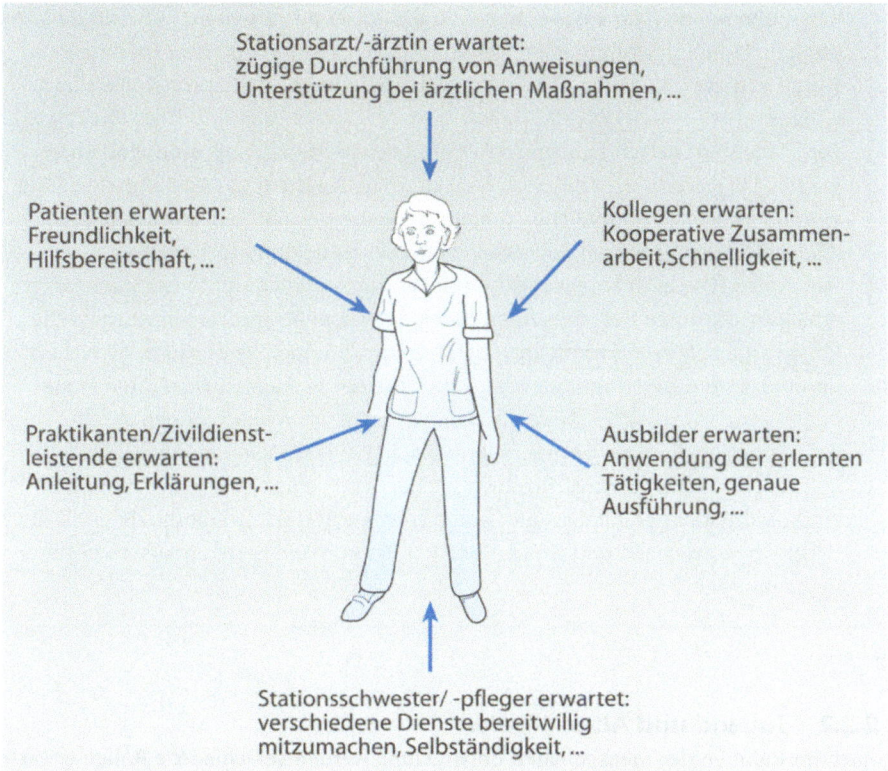

Allerdings sind nicht alle Rollennormen gleich wichtig. Bei einigen werden Verstöße mit stark negativen Reaktionen belegt, andere Rollenerwartungen sind nicht so verbindlich. Deshalb unterscheidet man Muss-Erwartungen, Soll-Erwartungen und Kann-Erwartungen. Viele Erwartungen werden nicht direkt formuliert und ausgesprochen; häufig geht es darum, die Erwartungen anderer richtig zu interpretieren. Das ist nicht immer einfach.

> Sammeln Sie in verschiedenen Gruppen Rollenerwartungen, die Sie an Patienten, Stationsärzte, Ausbilder, Kollegen usw. haben. Wie vermitteln Sie ihre Erwartungen? Wie gehen Sie damit um, wenn Ihre Erwartungen nicht erfüllt werden?

Manchmal hilft auch ein Rollentausch, um sich besser in sein Gegenüber einfühlen zu können. So wird bei McDaniel (1972) folgendes Experiment beschrieben:

Praxisbeispiel

> 50 junge Pflegefachkräfte, die in amerikanischen Anstalten für Geisteskranke arbeiteten, hatten sich für folgenden Versuch zur Verfügung gestellt: 29 von ihnen übernahmen für ein Wochenende die Rolle von Patienten, während die übrigen 21 ihre gewohnte Rolle weiter ausübten. Der Verlauf des Experiments wurde von verschiedenen Sozialwissenschaftlern beobachtet, protokolliert und gefilmt.
> Die „Patienten" hatten sich zunächst der üblichen Aufnahmeprozedur zu unterwerfen: Sie wurden gebadet und in sackförmige Kleidung gesteckt. Anschließend wurden ihnen alle persönlichen Gegenstände weggenommen. Im Esssaal der Klinik aßen sie mit echten Patienten, wobei sie als Belohnung für gutes Benehmen (wie es in amerikanischen Heilanstalten häufig üblich ist) Spielmarken erhielten, die ihnen bei schlechtem Betragen wieder abgenommen wurden. Die Versuchspersonen wirkten schon nach wenigen Stunden verängstigt, gereizt und unruhig. Eine Auswertung der nach Abschluss des Versuchs ausgefüllten Fragebogen ergab, dass sich 75% der Teilnehmer nicht wie Menschen behandelt gefühlt hatten. Fast alle hatten unter der starken Beschneidung ihrer Freiheit gelitten, und 89% hatten sich zeitweise eher wie in einem Gefängnis als wie in einer Heilanstalt gefühlt. Fast alle waren sehr erschüttert von diesem Erlebnis des Perspektivenwechsels und wollten sich künftig in ihrem Beruf anders als bisher verhalten.

2.2.2 Jugend und Alter

Auch im Rahmen der menschlichen Entwicklung werden verschiedene Rollen erwartet. Aber woher weiß man, welche Normen in bestimmten Gruppen gelten? Was denken Jugendliche? Wie leben ältere Menschen? Gibt es einen Unterschied zwischen Männern und Frauen, Ost- und Westdeutschen, Personen, die alleine, in der Familie oder in einem Heim leben? Solchen Fragen wird in verschiedenen Untersuchungen nachgegangen. So z. B. in der Shell-Jugendstudie, die seit 1953 durchgeführt wird und die die tiefsten Überzeugungen der 15- bis 24-Jährigen messen will. Inzwischen gibt es bereits 14 Untersuchungen. Es werden folgende Themen erfragt:

- Zukunftsorientierung und Verhältnis zu den Eltern
- Moderne Orientierungsmuster: Inflation am „Wertehimmel"
- Religion
- Modernes Leben: Gewandelt, vernetzt und verkabelt
- Miteinander – Nebeneinander – Gegeneinander?

2.2 Normen und Rollen

Zum Verhältnis zwischen deutschen und ausländischen Jugendlichen
- Jugend und Politik
- Jugendliche Im Osten – Jugendliche im Westen
- Deutschlandbild
- Europa – Fassade oder Chance?
- Mädchen und Jungen

Aus den Ergebnissen ragen besonders das Desinteresse an Politik und eine hohe Ausländerfeindlichkeit heraus. Die folgenden Graphiken zeigen die Ergebnisse dazu:

Abbildung 2-2.
Shell-Studie über die 15- bis 24-Jährigen. (Aus „Der Spiegel" 13/2000)

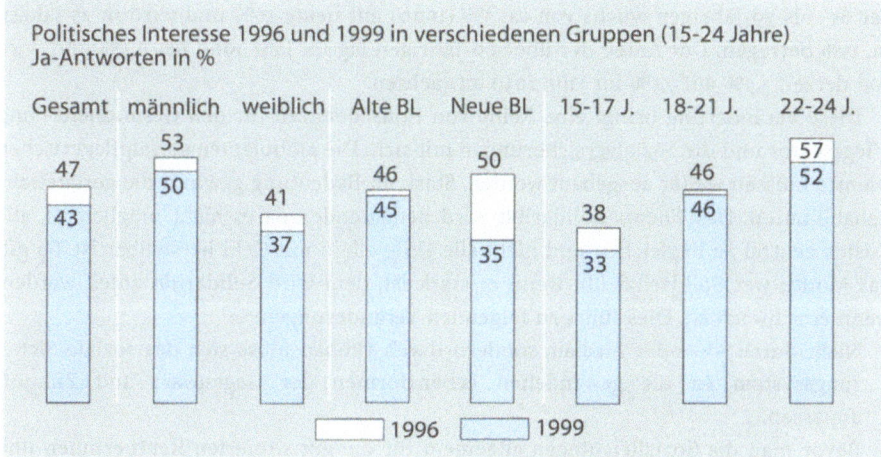

Abbildung 2-3.
Shell-Studie über die 15- bis 24-Jährigen. (Aus „Der Spiegel" 13/2000)

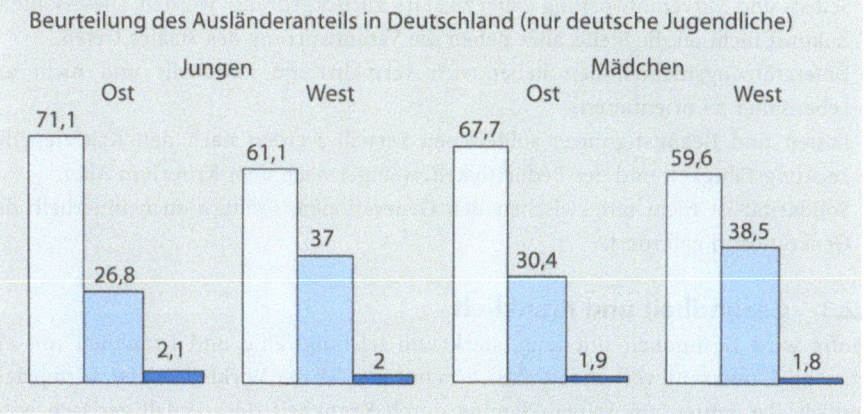

Jede Altersgruppe erfährt bestimmte Rollenzuschreibungen, die positiv oder negativ besetzt sind.

> Bilden Sie zwei Gruppen, wobei die eine Zuschreibungen für die Jugend, die andere Zuschreibungen für ältere Menschen vornimmt. Vergleichen Sie die gesammelten Begriffe unter den Aspekten: Vorurteile, Rollen, Erwartungen, positiv und negativ.

Der Anteil der Kinder und Jugendlichen (bis 19 Jahre) betrug 1900 40% der Gesamtbevölkerung, heute sind es nur noch gut 20%. Dagegen nimmt der Anteil der älteren Menschen an der Gesamtbevölkerung in den Industrieländern ständig zu. Der Anteil der 65- bis 79-Jährigen wuchs von ca. 5% (1900) auf heute 10% und wird in 25 Jahren ca. 15% betragen. Der Anteil der über 80-Jährigen lag im Jahr 1900 bei 0,5% und wird von derzeit 3,7% auf 7,5% im Jahr 2030 anwachsen.

Diese Veränderung bringt eine Reihe von Konsequenzen für den Gesundheits- und Pflegesektor und die Sozialversicherungen mit sich. Die ambulanten sozialpflegerischen Dienste müssen weiter ausgebaut werden. Stark an Bedeutung gewinnt die geriatrische Rehabilitation. Das Thema Solidarität wird bedeutender, da es nicht möglich ist, alle Kosten zentral zu begleichen und nicht alle Hilfe allein mit Geld herstellbar ist. So gilt das Motto: wer Solidarität übt wenn er stark ist, dem wird Solidarität zuteil werden, wenn er schwach ist. Dies führt zu folgenden Veränderungen:

- Nicht durch Ab- oder Ausbau, sondern durch Umbau muss sich das soziale Sicherungssystem an die gewandelten Lebensformen der Gegenwart und Zukunft anpassen.
- Bevor man die Sozialleistungen allgemein für die gut situierten Rentnerinnen und Rentner oder Erwerbstätigen verbessert, sollte gezielt jenen geholfen werden, die heute zur Armutsbevölkerung zählen.
- Die soziale Sicherung ist zunehmend dem Staat überantwortet, die persönliche Selbst- und Mitverantwortung dabei zu stark zurückgedrängt worden. Diese sollte in Zukunft nicht an die Stelle, aber neben die Verantwortung des Staates treten.
- Unterstützungsmaßnahmen haben sich vermehrt am Bedürfnis und nicht am Lebensalter zu orientieren.
- Lasten und Begünstigungen sollten neu verteilt werden nach den Kriterien der Leistungsfähigkeit und der Bedürftigkeit, weniger nach dem Kriterium Alter.
- Solidarität ist nicht nur zwischen den Generationen, sondern auch innerhalb der Generationen gefordert.

2.2.3 Gesundheit und Krankheit

Häufig wird Gesundheit mit jung, stark und leistungsfähig und Krankheit mit alt, gebrechlich und senil verbunden. Dass dies nur ein Teil der Wirklichkeit ist, wird jedem deutlich, der mitten aus seiner Planung durch Krankheit oder Unfall gerissen wird. Gleichzeitig erlauben die medizinischen Möglichkeiten heute den Menschen, noch bis ins hohe Alter leistungsfähig und selbständig leben zu können.

Im Krankenhaus trifft man auf eine bunte Mischung von Patienten aus allen sozialen Schichten, Altersgruppen und ethnischen Zugehörigkeiten. Für alle bedeuten Krankheit und Krankenhaus einen erheblichen Einschnitt in ihre Planungen und sind mit spezifischen Ängsten verbunden. Heute gibt es viele sog. Zivilisationskrankheiten, d. h. Krankheiten, die viel mit der Hektik in unserem Leben zu tun haben.
1. Herz-Kreislauf-Erkrankungen: in der Tat stirbt jeder zweite Deutsche daran.
2. Eine Zunahme der Autoimmunerkrankungen, hier besonders Aids, Asthma bronchiale und allergisch bedingte Hautkrankheiten.
3. Krebserkrankungen häufen sich in alarmierender Weise.
4. Ungewollte Unfruchtbarkeit nimmt seit einigen Jahren zu; diese hat sich im Lauf der letzten 40 Jahre verdoppelt (Kap. 14.2.1).

Die Bekämpfung all dieser Krankheiten führt zu einer starken Explosion der Gesundheitskosten.

Ob psychische Erkrankungen in Industriegesellschaften auf längere Sicht zunehmen, ist strittig. Für Angsterkrankungen und Depressionen wird eine solche Zunahmen vermutet. Auch Süchte – und zwar nicht nur stoffgebundene, sondern auch die Sucht zu Essen, Spielen, Fasten, Arbeiten, Einkaufen, Fernsehen usw. – nehmen weiterhin zu. Untersuchungen zum Thema Arbeitssucht ergaben, dass 45% der deutschen Topmanager wöchentlich zwischen 60 und 70 h arbeiten. Viele Menschen in sozialen Berufen klagen über „burn-out" und in Japan ist „karoshi" – der Tod durch Überarbeitung – nach Angaben des Gesundheitsministeriums für 10% der Todesfälle unter arbeitenden Männern verantwortlich. Somit ist Krankheit nicht nur ein Einbruch, der mit den richtigen Medikamenten gleich wieder ins Lot gebracht wird, sondern häufig auch ein Einschnitt, der das bisherige Lebenskonzept in Frage stellt (Kap. 15).

Praxisbeispiel

Da ist die junge Mutter von 5 Kindern, im eigenen Haus, zwei Autos, der Ehemann ist täglich von 8 bis 22 Uhr bei der Arbeit. Eines Tages hat sie Herzschmerzen, Schwindel und leidet unter extremer Müdigkeit. Sie sucht ihren Hausarzt auf, wird von dort zu verschiedenen Spezialisten geschickt und erhält überall die Information: organisch ist alles in Ordnung. Die Überforderung hat zu einer behandlungsbedürftigen psychosomatischen Stresserkrankung geführt.
Oder wir sehen den Lehrer, der mit Leidenschaft bis zum letzten Tag für seine Schüler da war. Dann bekam er das Angebot, als Frührentner einem jüngeren Kollegen Platz zu machen und er freute sich schon auf den vorzeitigen Ruhestand, um an dem kleinen Einfamilienhaus mal wieder etwas Hand anzulegen. Zunächst genoss er auch die vielen Möglichkeiten, die er nun hatte, aber mit der Zeit holte ihn doch die Unzufriedenheit ein, da sowohl seine Frau als auch einige Bekannte weiterhin ihrer regelmäßigen Beschäftigung nachgingen. Er war viel allein zu Hause und bei einer Bauaktion verletzte er sich so stark, daß er wegen innerer Blutungen ins Krankenhaus musste.

Die Verwobenheit von gesellschaftlichen Rahmenbedingungen und Krankheit ist bei diesen Beispielen offensichtlich.

Welche Möglichkeiten bietet das Krankenhaus, auch auf die psychischen und sozialen Probleme seiner Patienten einzugehen?
Welche Möglichkeiten der Vorbeugung/Gesundheitserziehung gibt es?
Was ist normal, und was ist krank?

2.3 Kulturelle Unterschiede bezüglich Krankheit und Gesundheit

2.3.1 Ein Krankenhaus in Kenia

Praxisbeispiel

Der normale Krankenhausalltag in einem Landkrankenhaus in Kenia besteht aus der ambulanten Versorgung von Patienten. Die meisten kommen aus den umliegenden Dörfern, oft eine Tagereise oder länger zu Fuß oder mit sog. Matatus – kleinen Lastautos – zum Krankenhaus. Dort setzen sie sich auf den Rasen oder auf einfache Holzbänke und warten, bis sie an der Reihe sind. Impfstoffe, Antibiotika und Aspirin sind die wichtigsten Medikamente, die viele der Patienten erhalten. Einige Patienten bleiben – etwa mit größeren Verletzungen – stationär im Krankenhaus. Wenn sie Glück haben, hat jeder ein eigenes Bett; manchmal muss man sich das Bett auch mit einem Mitpatienten teilen.
So z. B. Frau Natenka, die zur Entbindung ins Krankenhaus kam. Sie hatte mit einer anderen Frau zusammen ein Bett, in dem beide Mütter mit ihren neugeborenen Babys die Nacht verbrachten. Am nächsten Tag fuhr sie mit einem Matatu wieder viele Kilometer über Land nach Hause.
Wer beabsichtigt, länger im Krankenhaus zu bleiben, z. B. wegen einer Operation, bringt meist Angehörige mit, die die Versorgung übernehmen. So gibt es viele Feuerstellen draußen rund ums Krankenhaus und auch Schlafplätze, wo sich Mütter oder Tanten, Freunde oder Geschwister aufhalten, Essen zubereiten, Erzählen und die Tage verbringen, während der Patient im Krankenhaus versorgt wird. Auch bei der Pflege des Patienten, dem Waschen oder dem Essen reichen helfen die Angehörigen mit. Die wenigen Krankenschwestern und Helfer, die im Krankenhaus arbeiten, sind meist mit der Versorgung der ambulanten Patienten und den wichtigsten medizinischen Maßnahmen beschäftigt.

Anhand dieses Berichts wird deutlich, daß Menschen in anderen Ländern die Krankenversorgung ganz anders erleben, als im deutschsprachigen Raum. Hinzu kommen noch rituelle einheimische Behandlungs- und Heilmethoden, die erst in den letzten Jahren wissenschaftlich betrachtet und analysiert wurden. Viele Patienten kommen gar nicht in die Krankenhäuser, sondern vertrauen sich den Schamanen und Heilern in ihren Dörfern an. In den Krankenhäusern ist die Versorgung eine ganz andere, als bei uns, und die Anwesenheit der Angehörigen wird häufig für Hygiene- und Gesundheitsaufklärung genutzt. Es werden Schulungen und Vorträge angeboten, die Schwestern und Pfleger durchführen.

Welche Erfahrungen haben sie bei Krankheit im Ausland gemacht?
Wie haben sich Diagnostik und Therapie von Ihren Erfahrungen in Deutschland unterschieden?

2.3.2 Ausländische Patienten in deutschen Krankenhäusern

Wenn Menschen aus anderen kulturellen Zusammenhängen in Deutschland in ein Krankenhaus müssen, dann entstehen häufig Konflikte zwischen dem üblichen Krankenhausalltag und ihren Lebensgewohnheiten bzw. ihrem Rollenverhalten. Anhand einiger Stichpunkte sollen Problemfelder deutlich gemacht werden. Manche sind offensichtlich, andere subtiler, und einige kommen erst in besonderen Krisensituationen zum Tragen.
- Religiöse Unterschiede:
- Patienten aus verschiedenen Kulturen legen unterschiedlichen Wert auf religiöse Betreuung, die Möglichkeit zu Gebet bzw. Besinnung oder religiösem Beistand in Krankheitszeiten.
- Umgang mit Schmerzen:
- Je nach kulturellen Gepflogenheiten gilt es, Schmerzen eher tapfer auszuhalten und zu erdulden oder ihnen intensiv durch Klagen, Jammern und Schreien Ausdruck zu verleihen.
- Ernährungsgewohnheiten:
- In manchen Kulturen ist es üblich, kein Schweinefleisch zu essen; im Judentum müssen Speisen koscher zubereitet werden; manche Menschen sind starke Gewürze gewöhnt, andere trinken üblicherweise ein Glas Wein zum Essen.
- Pflegegewohnheiten:
- Auch der Umgang mit Wasser und Seife ist kulturell höchst unterschiedlich. In manchen Gegenden der Welt ist es eher üblich, dreimal am Tag zu duschen, in anderen reicht alle paar Tage ein Lappen mit Wasser und Seife oder einmal in der Woche ein Bad.
- Emotionale Zuwendung:
- Wie bereits oben beschrieben (S. Kap. 2.3.1) ist es ein großer Unterschied, ob Patienten Tag und Nacht vertraute Angehörige um sich herum haben oder, wie in

Deutschland üblich, nur im Krankenhaus „abgegeben werden" und ab und zu Besuch erhalten.
- Geschlechtsrollen:
  - In manchen Kulturen ist es unvorstellbar, von gegengeschlechtlichen Personen in intimen Situationen betreut zu werden. Aus Angst vor Übergriffen besteht dann der Wunsch, dass eher nahe Angehörige dabei sind oder helfen (Kap. 11.4.2).
- Altersunterschiede:
  - Auch der Umgang zwischen den Generationen ist teilweise sehr unterschiedlich. Jungen Menschen wird manchmal jegliche Kompetenz abgesprochen, was Ältere sagen oder wünschen ist absolut verbindlich.
- Anpassungsvermögen:
  - Das Miteinander zwischen mehreren Patienten in einem Zimmer ist gleichfalls von der Fähigkeit zu Toleranz und Anpassung geprägt. Auch dieses ist kulturell recht unterschiedlich.
- Sprachliche Barrieren:
  - Ängste im Umgang mit Krankheit und Krankenhaus sind selbstverständlich noch um einiges intensiver, wenn man das Pflegepersonal und die auf einen zukommenden Maßnahmen nicht versteht. Missverständnisse können da zu massiver Verunsicherung führen.
- Tag-Nacht-Rhythmus:
  - Auch hier gibt es kulturelle Unterschiede, ob man abends zeitig zu Bett geht oder lieber erst später und dafür mittags eine längere Pause einplant.

Welche Erfahrungen haben Sie mit ausländischen Patienten gemacht? Wofür hatten Sie Verständnis, was hat Sie irritiert oder geärgert? Welche Möglichkeiten der Verbesserung könnte es geben?

2.4 Bedeutung der Soziologie für Krankenpflegeschüler/innen

2.4.1 Umgang mit Randgruppen

Patienten mit schweren oder schwierigen Erkrankungen, z. B. mit Aids, stellen das Pflegepersonal vor vielfältige Fragen und Probleme. Aids konfrontiert unausweichlich mit dem Tod, aber auch mit Ängsten, sich zu infizieren, selbst einmal Opfer zu werden und Fragen nach Schuld und Verantwortung für die Krankheit. Im Rahmen der soziologischen Theorien ist es allerdings auch möglich, den Patienten als Träger einer bestimmten Rolle, als Individuum, Teil einer Gruppe und Teil der Gesellschaft zu sehen.

Die Rolle eines Aids-Kranken ist u. a. die eines von schwerer Krankheit gezeichneten Menschen, von dem erwartet wird, dass er sich in Behandlung begibt, dass er kooperativ mitarbeitet, dass er dankbar ist für die ihm erteilte medizinische und pflegerische Hilfe. Als Individuum, das geprägt ist und prägt, zeigt er verschiedenes Lernverhalten im Umgang mit Krankheit, Leid und Schmerzen und ist seinerseits Vorbild für andere.

Als Teil einer Gruppe gehört der Aids-Kranke evtl. zu den verschiedenen Randgruppen der Gesellschaft. Er ist vielleicht homosexuell oder es handelt sich um eine Prostituierte. Vielleicht hat er die Infektion auch durch eine Blutübertragung bekommen und erhält nun Mitleid und Mitgefühl von seiner Umwelt. Auf jeden Fall bildet er mit der Gruppe der Aids-Kranken einen Teil der Gesellschaft in einem geschichtlichen Kontext. Die Krankheit hat eine bestimmte geschichtliche Entwicklung mitgemacht und heute wird der Umgang mit ihr und den betroffenen Patienten von Hoffnungen auf medikamentöse Hilfe, Aufklärung und professionelles Handeln geprägt.

2.4.2 Gestaltung des Arbeitsplatzes

Im Rahmen von soziologischen Forschungen unter Berücksichtigung der Erkenntnisse von Toxikologie, Biorhythmen, Sozial- und Umweltmedizin sowie der Umweltpsychologie gewinnt die „Zeithygiene" an Bedeutung. Diese soll helfen, die gesellschaftlichen Lebensumstände zu verbessern, damit die Belastungen am Arbeitsplatz für den einzelnen geringer werden.

So soll die „innere Uhr" in Arbeitsabläufen Berücksichtigung finden. Die zeitlichen Aspekte des Lebens und Arbeitens – also Temperament, Tages-, Wochen-, Monats-, Jahres- und Lebenszyklus – sollten gelebt werden können, Ängste und Reize bzgl. der einzelnen Tätigkeiten ein Maß haben, dass diese weder unter- noch überfordern. Die Vermeidung von Schadstoffen am Arbeitsplatz ist wichtig. Bedürfnisbefriedigung, Persönlichkeitsentwicklung und Identitätsfindung sollten bei der Gestaltung von Arbeitsplätzen nicht unberücksichtigt bleiben.

Für das Freizeit- und Konsumverhalten wie für die Lern- und Arbeitswelt gilt im Grunde ein und dieselbe Devise: „Prüfe dich, was dir wirklich gut tut und hüte dich davor, sowohl zu viel Genüsse, als auch zuviel Beschwernisse in ein und denselben Zeitraum hineinzustopfen. Weniger ist meist mehr."

Zusätzlich zu diesen allgemeinen Grundsätzen der Arbeitsplatzgestaltung gibt es auch konkrete Tipps, um mit der zur Verfügung stehenden Zeit besser umgehen zu können. Beim Arbeiten und Lernen können folgende 9 Punkte hilfreich sein:
1. Prioritäten setzen, d. h. Wichtiges von Unwichtigem unterscheiden.
2. „Nein" sagen lernen.
3. Nie zwei Dinge auf einmal tun.
4. Komplexe Aufgaben in bewältigbare Einzelschritte zerlegen.
5. Ähnliche Tätigkeiten bündeln und zusammen erledigen.
6. Nicht alles selbst erledigen, sondern richtig delegieren.
7. Durch Fixpunkte (Mahlzeiten, Termine etc.) den Tag strukturieren.
8. Pufferzonen einbauen, um Zeitdruck zu vermeiden.
9. Genügend Pausen machen.

3 Pädagogik

3.1 Gegenstand, Methoden und Aufgaben der Pädagogik

3.1.1 Die Entwicklung der Pädagogik

Zum einen kann man davon ausgehen, dass es Pädagogik gibt, solange es Menschen gibt. Denn immer wieder geht es um die „Kunst der Erziehung", also um die Vermittlung von Normen, Werten und Bildung an die folgende Generation. So gibt es pädagogische Reflexionen im Rahmen der Politik bei Platon und Aristoteles und im Rahmen der Theologie bei den alten Kirchenvätern, Thomas von Aquin und bei den Reformatoren. Hier ging es jeweils um die Ansprüche der Gesellschaft an die nachwachsende Generation (Politik) und das Schicksal des Einzelnen angesichts der Endlichkeit seines Lebenswegs (Theologie).

1779 wurde in Deutschland der erste Lehrstuhl für Pädagogik von Ernst Christian Trapp in Halle besetzt. Im Zeichen der Aufklärung lag Erziehung nicht mehr ausschließlich in der Verantwortung von Politik und Theologie, sondern es bestand ein allgemeines Interesse, Erziehungsprozesse zu verstehen und gezielt auf sie einwirken zu können. Außerdem gewann der Bereich Bildung an Bedeutung, da es nicht mehr selbstverständlich war, dass der gesellschaftliche Platz durch die Familienzugehörigkeit bestimmt wurde. So begannen Volksbildung und Schulpflicht. Mit der Zeit entwickelten sich als Aufgaben der Pädagogik, andere zum Lernen zu motivieren, die Erforschung der Psyche des Lernenden und die Entwicklungsgesetzmäßigkeiten des Menschen zu erkennen. Mitte des 20. Jahrhunderts kam – als Folge der Auseinandersetzung mit dem Faschismus – der Gedanke einer Erziehung zur Mündigkeit hinzu. Mit der Zeit entwickelten sich viele verschiedene Richtungen und Strömungen innerhalb der Pädagogik. Auch im Bereich der Anwendung unterscheidet man etliche Subdisziplinen:

Sozialpädagogik	Interkulturelle Pädagogik	Verkehrspädagogik
Schulpädagogik	Betriebspädagogik	Umweltpädagogik
Erwachsenenpädagogik	Freizeitpädagogik	Friedenspädagogik
Sonderpädagogik	Kulturpädagogik	Sexualpädagogik
Vorschulpädagogik	Medienpädagogik	Museumspädagogik

Im Rahmen der Krankenpflege finden verschiedene pädagogische Konzepte ihre Anwendung. So z. B. in der Ausbildung (Schulpädagogik – Methodik, Medien, Didaktik), im Umgang mit Patienten (Erwachsenenpädagogik – Rehabilitation, Schulungen) oder im Rahmen der Kinderkrankenpflege (Vorschulpädagogik – Aufklärung, Verarbeitung von Krankheit, Spielprogramme).

3.1.2 Forschung in der Pädagogik

Untersuchungen, die die menschliche Entwicklung betreffen, können auf verschiedenen Wegen durchgeführt werden. Man unterscheidet Querschnitt-, retrospektive und Längsschnitt- oder Langzeituntersuchungen. Bei der Ersten werden Personengruppen verschiedener Altersstufen zu einem bestimmten Zeitpunkt untersucht, bei der Zweiten werden Informationen über frühere Altersstufen durch Berichte der Probanden erhoben und bei der Dritten werden die gleichen Personen im Laufe ihrer Entwicklung in verschiedenen Altersstufen untersucht.

Jean Piaget hat von Mitte der 30er- bis in die 70er-Jahre des 20. Jahrhunderts zunächst aus Beobachtungen der eigenen Kinder, dann mittels extra für Kinder entwickelten kleinen Experimenten, eine Fülle von pädagogischen Querschnittuntersuchungen durchgeführt. In Genf gründete er eine einflussreiche Forschungsstätte.

Eine seiner Forschungen bezog sich auf die sozial-kognitive Entwicklung des Menschen und auf die Entwicklung des moralischen Bewusstseins. Diese Fähigkeiten beinhalten, andere Menschen als Subjekte mit eigenen Standpunkten wahrzunehmen, sowie in Konfliktsituationen eine ethisch begründete Entscheidung zu treffen, also Eigenschaften, die wesentliche Voraussetzungen unseres alltäglichen Handelns in der Gesellschaft sind.

Ein Kind glaubt zunächst, alles sei so, wie es von ihm wahrgenommen wird. Dies nennt Piaget „Egozentrismus". Dazu führte er ein Experiment (Abb. 3-1) mit kleinen Kindern von 4 bis 6 Jahren durch, das sich mit der Frage des Perspektivwechsels beschäftigt.

Praxisbeispiel

> Piaget stellte die Kinder vor ein 1 m² großes Relief, auf dem sich drei Verschiedene aus Pappmaché gefertigte Berge befanden. Als Gebirgslandschaft sieht dieses Relief natürlich von jeder Seite anders aus, z. B. ist einmal der hohe Berg vorn rechts; wenn man das Relief dagegen von der gegenüberliegenden Seite betrachtet, ist der hohe Berg hinten links. Piaget bat die Kindern nun anzugeben, wie dieses Relief für einen Betrachter von einer anderen Seite aussähe, ohne dass die Kinder selber an den betreffenden Platz gehen durften; sie mussten also die betreffende Perspektive in ihrem Kopf konstruieren (Abb. 3-1).

Wie zu erwarten ist, sind kleine Kinder noch nicht in der Lage, diese Aufgabe korrekt zu lösen, und auch etwas ältere Kinder machen noch verschiedene Fehler. Dies zeigt,

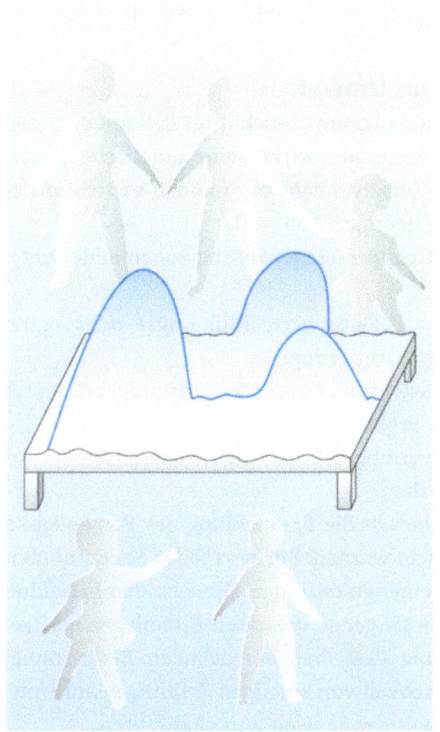

Abbildung 3-1.
Experiment von Piaget:
Reliefbetrachtung von Kindern

dass sich diese Fähigkeit, die Perspektive eines anderen Subjekts einzunehmen, erst entwickeln muss.

Hierfür ist eine optimale Förderung durch neue Erfahrungen wichtig: Probleme und Konflikte, die weder über- noch unterfordern. Die Fähigkeit des Perspektivwechsels ist Grundlage zwischenmenschlicher Kommunikation und es ist nötig, sich in einen anderen Menschen hineinversetzen zu können, um z. B. etwas zu erklären. Kinder mit 10 bis 12 Jahren haben normalerweise diese Fähigkeit erlernt und können zusätzlich zum Perspektivwechsel auch noch die Position eines dritten neutralen Beobachters einnehmen ohne die eigene Position aufzugeben.

Versuchen Sie in kleinen Rollenspielen sich in die Situation anderer hineinzuversetzen:
1. Wie erkläre ich einem blinden Patienten (einem Mitschüler werden die Augen verbunden) wichtige Details im Krankenzimmer? Wo findet er die Klingel, wie kommt er zur Toilette, wo ist das Dienstzimmer?
2. Wie erkläre ich einem Patienten, der kaum Deutsch sprechen und verstehen kann (ein Mitschüler spielt diese Rolle) welche Operationsvorbereitungen für ihn anstehen?

3.2 Die Prägung der Persönlichkeit

3.2.1 Die Bedeutung von Anlage und Umwelt

Eine Diskussion, die wohl niemals zum Abschluss kommt, beschäftigt sich mit der Frage, was entscheidender auf die Entwicklung des Menschen wirkt: seine genetische Ausstattung oder seine Prägung durch die Umwelt. Selbstverständlich handelt es sich um ein komplexes System, das sich auch gegenseitig bedingt (Abb. 3-2).

Persönlichkeitsmerkmale können in drei Gruppen eingeteilt und voneinander unterschieden werden:

- *Emotionale/gefühlsmäßige Komponenten:* z. B. Selbstwertgefühl, Angst- oder Aggressionsausbildung, Erfolgs- oder Misserfolgsorientierung.
- *Kognitive/geistige Komponenten:* z. B. Denkstruktur, Konzentrationsfähigkeit, Sprachniveau, Motivation zur Leistung und zum Problemlösen.
- *Verhaltenskomponenten:* z. B. Durchhaltevermögen, Anstrengungsbereitschaft, Konflikt- und Kontaktfähigkeit, Gruppenverhalten.

Inwieweit nun die Erbanlagen bzw. die Umwelt die Entwicklung der Persönlichkeit beeinflussen, ist an Zwillingsstudien untersucht worden. Bei etwa jeder 80. Entbindung kommen Zwillinge zur Welt, ein Drittel sind eineiige Zwillinge. Diese beiden Individuen sind in dem Sinn miteinander „identisch", als sie genau dieselben Erbanlagen besitzen, d. h. dieselben Gene, da sie aus der Teilung desselben befruchteten Eis stammen. Demnach sind alle Unterschiede der Persönlichkeit von eineiigen Zwillingen auf Unterschiede in der Umwelt bzw. der Interaktion mit der Umwelt zurückzuführen.

Untersuchungen haben gezeigt, dass eineiige Zwillinge sich im Hinblick auf zahlreiche Persönlichkeitseigenschaften stäker gleichen, als zweieiige. So z. B. in den Dimensionen Introversion – Extraversion, in der Fähigkeit, seine Impulse unter Kontrolle zu halten und in der Neigung zu Abenteuer und raschem Handeln. Von der Vererbung wenig beeinflusst sind Merkmale wie Nervosität, Fahrigkeit und die Auflehnung gegen Regeln. In einer groß angelegten Untersuchung von Zwillingen stellte sich überraschenderweise heraus, dass eineiige Zwillinge, die getrennt voneinander aufwuchsen im Hinblick auf einige Persönlichkeitsmerkmale einander ähnlicher waren, als gemeinsam

Abbildung 3-2.
Zusammenwirken von Anlagen und Umwelt auf die Persönlichkeit

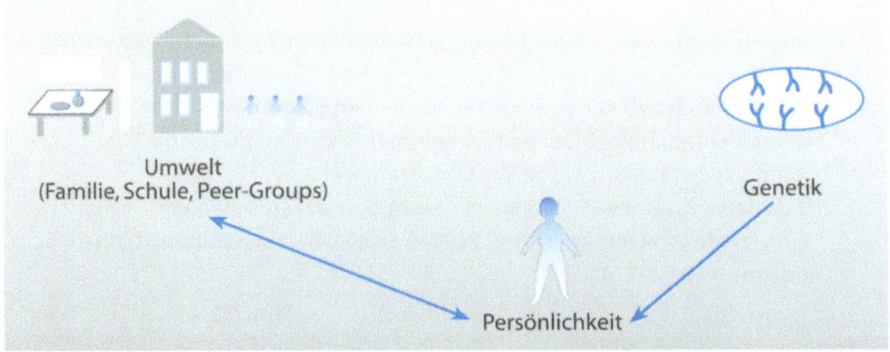

aufgezogene eineiige Zwillinge. Das zeigte, dass die identische familiäre Umwelt eher dazu beitrug, dass die eineiigen Zwillinge sich auseinander entwickelten, also z. B. einer dominanter war, stärker beeinflussbar oder extravertiert.

3.2.2 Nutzen der Vergangenheit

Eine Längsschnittstudie von H. Peskin und N. Livson (1980) zeigte eine Persönlichkeitsentwicklung, die paradoxerweise eine scheinbare Umkehrung der üblichen Vorher-Nachher-Sequenz von Ursache und Wirkung nahe legt. Dieses Konzept, das als „Nutzen der Vergangenheit" bezeichnet wird, geht davon aus, dass die gesamten früheren Erfahrungen eines Menschen eine Quelle oder einen Fundus darstellen, aus dem man spezifische Ressourcen schöpfen kann, die man benötigt, um den Anforderungen erfolgreicher Anpassung an spätere Lebensstadien gerecht zu werden.

Beispielsweise sind Menschen, die sich im Ruhestand befinden oder deren Kinder „das Nest verlassen haben" mit einer neuen Aufgabe konfrontiert, die für dieses spätere Entwicklungsstadium des Erwachsenen charakteristisch ist. Aus den Forschungsergebnissen von Längsschnittstudien geht hervor, dass im Allgemeinen diejenigen Männer, die im Alter von etwa 50 Jahren psychisch gesund sind, in ihrer Vergangenheit (vor allem in ihrer Adoleszenz) fürsorglich und ästhetisch empfindsam waren, eine relativ geringe Machtorientierung aufwiesen und kaum das Bedürfnis zeigten, ein „Supermann" zu sein. Männer, die in ihrer Adoleszenz nicht diese Eigenschaften hatten, fühlten sich im gleichen Stadium ihres Erwachsenenlebens weniger wohl: dass sie (von einer früheren Zeit her) keinen Zugang zu dieser Art von „Weichheit" in ihrer Persönlichkeit hatten, behinderte ihre erfolgreiche Anpassung an die Entwicklungsperiode im Alter von etwa 50 Jahren, die in gewissem Sinn ein Weicherwerden und „Loslassen" erfordert.

Für Frauen, die sich dem Alter von 50 Jahren nähern, stellt sich eine ganz andere Aufgabe für ihr späteres Leben. Sie sind inzwischen relativ frei von den Pflichten der Kindererziehung und des Haushalts und treten in einen Lebensabschnitt ein, in dem sie vermehrt Gelegenheit haben, für sich zu sein. Die früheren Ressourcen, auf die sich die psychisch gesunden Frauen stützen können, sind deshalb ganz andere als die, deren sich die Männer bedienen. Für Frauen haben solche Eigenschaften der Adoleszenz wie intellektuelle Kompetenz, Neugier und persönliche Entschlossenheit hohen Prognosewert dafür, dass sie es in diesem Stadium ihres Erwachsenenlebens schaffen werden.

Was wir uns vor Augen halten müssen, um diese Auffassung von einem „Nutzen der Vergangenheit" zu verstehen, ist, dass die Grundlage für die später benötigten Persönlichkeitseigenschaften zwar für uns alle in frühen Entwicklungsperioden gelegt wird, dass diese aber in dem Zeitraum dazwischen keinesfalls evident sein müssen. Diese Ressourcen sind zwar immer da, aber nur in dem Sinne, dass sie in unserem Lebensspeicher auf Abruf bereitliegen. Was wir diesem Erfahrungsspeicher entnehmen, wird durch spätere Ereignisse bestimmt; und in diesem Sinn wird die Vergangenheit von der Zukunft beeinflusst.

Ein Krankenhausaufenthalt kann folgende Erfahrungen mobilisieren
- Krankheit als Zeit des Verwöhntwerdens zu erleben,
- Krankheit als etwas Störendes zu erleben,
- Krankheit als Flucht vor nagenden Aufgaben zu erleben,
- Krankheit als Zeit der Besinnung zu erleben,
- Krankheit ...

Welche Erfahrungen haben Sie diesbezüglich bei sich selbst oder ihren Patienten gemacht?

3.3 Handlungsmöglichkeiten in speziellen Situationen

3.3.1 Betreuung schwerstkranker und sterbender Patienten

Angesichts ständig wachsender medizinischer Möglichkeiten entsteht immer häufiger die Frage, wann mit einer Behandlung aufgehört werden darf oder sollte. Ärzte, Patienten und Angehörige müssen sich in Zukunft immer stärker über ethische oder finanzielle Gründe (Budgetbegrenzung) verständigen. Die Situation der betroffenen Patienten ist dabei sehr unterschiedlich. Patienten mit Krebserkrankungen wissen meist über ihre Erkrankung Bescheid und haben – zumindest grundsätzlich – die Chance, sich auf ihr Schicksal einzustellen und an den Entscheidungen mitzuwirken. In der Neonatologie haben immer die Eltern für die Rechte und das Wohl des Kindes einzutreten, gleichzeitig sind sie aber auch Betroffene. Patienten auf Intensivstationen können in der Regel – aufgrund ihrer Befindlichkeit – nicht in die Entscheidungsfindung mit einbezogen werden. Hier gilt es einen so genannten mutmaßlichen Patientenwillen ausfindig zu machen.

Folgende Fragen sind zu klären (s. auch Kap. 12):
- Wie viel Schmerzen muss ein Sterbender aushalten?
- Darf der Patient von starken Schmerzmitteln abhängig gemacht werden?
- Wann hört sinnvolles Leben auf?
- Wie kann man mit der Angst vorm Sterben umgehen?
- Welche Erleichterungen kann, darf, sollte eine Pflegekraft anbieten?
- Wie kann ein gangbarer Weg gefunden werden, wenn der Patient alle medizinischen Möglichkeiten ausschöpfen will?
- Wie können Angehörige in die Pflege mit einbezogen werden?
- Inwieweit können die Wünsche des Patienten (spezielle Speisen, Nähe von Haustieren) berücksichtigt werden?

Die Grenzfrage nach Therapieverzicht ruft bei allen Beteiligten Unsicherheit hervor. Wird nicht mehr behandelt, tritt die Aufgabe der Sterbebegleitung in den Vordergrund. Hierfür gibt es im Krankenhaus meist wenig Raum; besonders dafür eingerichtete Hospize haben sich die Betreuung schwerstkranker und sterbender Patienten zur Aufgabe gemacht. Hier geht es darum, dass sich alle Beteiligten und Betroffenen mit ihren Wertvorstellungen von einem guten Leben und einem erträglichen Sterben auseinandersetzen. Die Verschiedenheit der Aufgaben und Erfahrungen von Ärzten und Pflegenden und die Vorstellungen und Erwartungen der Betroffenen und ihrer Angehörigen haben Auswirkungen auf die persönliche Haltung. Unterschiede und Gemeinsamkeiten müssen ethisch reflektiert und thematisiert werden.

Die englische Hospizbewegung begann 1904 und inzwischen gibt es mehr als 200 Häuser. Die Anwesen sind meist großzügig und geräumig gestaltet, es werden jeweils ca. 20 Patienten von Ärzten, Pflegekräften, Sozialarbeitern, Psychotherapeuten und Theologen betreut. 85% der Finanzierung erfolgt durch Spenden oder Hinterlassenschaften, viele ehrenamtliche Helfer stehen zur Verfügung.

Praxisbeispiel

Mister J. – normalerweise ein heiterer Mensch, der die Gesellschaft anderer liebt – kam sechs Jahre nach Ausbruch seiner Krebserkrankung zum ersten Mal in das Hospiz vom Heiligen Franziskus. Er fühlte sich sehr müde und litt unter Schwermut. Im Hospiz erhielt er einige Bluttransfusionen und als Diabetiker eine entsprechende Diät. Er hatte die Möglichkeit, seine Probleme mit Fachpersonal zu besprechen und konnte sich in der vertrauensvollen Atmosphäre des Hauses entspannen. Es standen ihm immer Mitarbeiter zur Verfügung, wenn er Hilfe brauchte. Inzwischen hat er sich soweit stabilisiert und seine Depression hat deutlich nachgelassen, dass er nur noch einmal wöchentlich ins Hospiz auf die Station für Tagespflege kommt.

Welche Erfahrungen mit schwerstkranken und sterbenden Patienten haben Sie bisher im Krankenhaus gemacht? Welche eigene Vorstellungen haben Sie, falls Sie einmal betroffen wären?

3.3.2 Entspannungsverfahren

Viele verschiedene Entspannungsformen sind üblich und finden Anwendung. So z. B. das autogene Training, die Muskelrelaxation nach Jakobson und diverse Methoden, mit Musik von belastenden Gedanken und stressreichen Situationen Abstand zu gewinnen.

Entspannung lässt sich allerdings nicht erzwingen. Obwohl Konzentration und regelmäßiges Üben wichtig für den Erfolg des Trainings sind, gehören auch sich gehen lassen können, sich Zeit für sich selbst nehmen, Geduld mit sich haben – auch wenn etwas noch nicht klappt – dazu. Wer das Training wie einen Leistungssport betreibt und sich unter Erfolgszwang bringt, geht am Wesen der Entspannung vorbei. Entspannung sollte von angenehmen Gefühlen begleitet sein. Als Beispiel wird nachfolgend die Muskelrelaxation nach Jakobson etwas genauer vorgestellt. Dieses Entspannungsverfahren ist leicht erlernbar und kann sowohl von Pflegekräften zu ihrer eigenen Entspannung eingesetzt werden, als auch Patienten, z. B. zur Operationsvorbereitung, nahe gebracht werden.

Zu Beginn ist ein *tägliches Training* nötig. Dabei ist es hilfreich, einen *ruhigen Ort* aufzusuchen und sich nicht durch andere Termine in Zeitnot zu bringen. *Bequeme Kleidung* ist eine wichtige Voraussetzung (keine engen Schuhe, Gürtel oder Krawatte) genauso wie eine *bequeme Sitzhaltung*.

> **!** Achten Sie darauf, dass Ihre Füße flach auf dem Boden aufliegen und der Rücken angelehnt ist. Schließen Sie die Augen und nehmen Sie sich vor sich zu entspannen. Versuchen Sie, alle Spannung aus ihrem Körper schwinden zu lassen. Atmen Sie normal ein und aus und spüren Sie, wie Sie dabei ruhiger werden.
> Das Entspannungstraining besteht jeweils aus drei Schritten, wobei zunächst eine entsprechende Muskelgruppe angespannt wird (1), dieser Zustand eine Weile festgehalten wird (2) und schließlich dieselbe Muskelgruppe entspannt wird (3) (Abb. 3-3).

Abbildung 3-3.
Veränderung der Muskelanspannung beim Entspannungstraining nach Jakobson

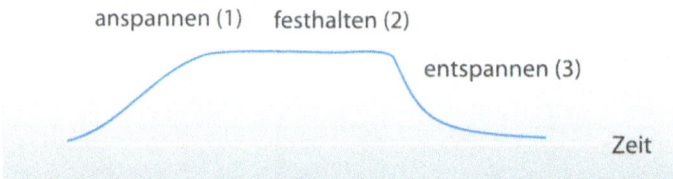

Diesem Ablauf folgen nun der Reihe nach sämtliche Körperpartien:
Achten Sie auf Ihren linken Arm und dabei besonders auf Ihre linke Hand. Schließen Sie Ihre linke Hand zur Faust. Machen Sie eine feste Faust und achten Sie auf die Spannung in Ihrer Hand und in Ihrem Unterarm. Beobachten Sie das Spannungsgefühl – 3 Sekunden Pause. Und jetzt loslassen. Entspannen Sie die linke Hand und lassen Sie sie locker werden. Beachten Sie den Unterschied zwischen Anspannung und Entspannung. Achten Sie darauf, wie sich die Muskeln Ihrer Hand und Ihres Unterarms allmählich immer mehr entspannen. Achten Sie auch auf die einzelnen Finger – 5 Sekunden Pause.
Und nun machen Sie das Gleiche mit der rechten Hand. Ballen Sie die rechte Hand zur Faust und achten Sie auf die Spannung in Ihrer Hand und in Ihrem

Unterarm. Beobachten Sie das Spannungsgefühl – 3 Sekunden Pause. Und jetzt loslassen. Entspannen Sie die rechte Hand und lassen Sie sie locker werden. Beachten Sie den Unterschied zwischen Anspannung und Entspannung. Der übrige Körper bleibt ganz entspannt und unbeteiligt. Atmen Sie ruhig und gleichmäßig, beim Einatmen wölbt sich die Bauchdecke nach außen, beim Ausatmen fällt sie nach innen. Achten Sie darauf, wie mit jedem Atemzug die Entspannung etwas tiefer wird – 5 Sekunden Pause.
Wir kommen jetzt zu den Armen. Machen Sie beide Hände zu Fäusten und führen Sie sie zu den Schultern, sodass Sie Ihre Oberarmmuskeln fest anspannen. Fühlen Sie die Spannung – 3 Sekunden Pause. Und jetzt loslassen. Lassen Sie die Arme herunterfallen und legen Sie sie auf die Oberschenkel. Beachten Sie den Unterschied zwischen der Spannung von eben und der Entspannung, die Sie jetzt fühlen. Bleiben Sie mit Ihrer Aufmerksamkeit bei dem Oberarm und versuchen Sie dort alle Empfindungen wahrzunehmen – 5 Sekunden Pause.
Wir gehen nun zu den Schultern. Ziehen Sie beide Schultern so weit Sie können in die Höhe, so, als ob Sie Ihre Ohren mit den Schultern berühren wollten. Achten Sie auf die Spannung in Ihren Schultern und im Nacken – 3 Sekunden Pause. Und jetzt lassen sie die Schultern wieder fallen und entspannen sich. Genießen sie dieses angenehme Gefühl der Entspannung, wie die Muskeln tiefer und tiefer entspannt werden – 5 Sekunden Pause. Wenn Sie merken, dass Ihre Gedanken abschweifen, kehren Sie wieder zurück ohne sich zu ärgern und machen Sie weiter.
Konzentrieren Sie sich nun auf das Gesicht. Wir beginnen mit der Stirn. Ziehen Sie die Stirn nach oben in Falten und spannen Sie dabei die Kopfhaut an. Halten Sie die Spannung – 3 Sekunden Pause. Lassen Sie jetzt die Muskeln locker fallen und merken Sie wie die Anspannung nachlässt und wie sich die Empfindungen in der Kopfhaut und der Stirn verändern und wie sich das anfühlt. Lassen Sie die Stirn ganz glatt werden, wie eine Wand. Fühlen Sie, wie das angenehme Gefühl der Entspannung sich immer mehr ausbreitet – 5 Sekunden Pause.
Schließen Sie nun Ihre Augen ganz fest, sodass Sie überall um die Augen herum Spannung fühlen. Pressen Sie die Augenlider fest zusammen, halten Sie die Spannung – 3 Sekunden Pause. Lassen Sie jetzt die Spannung los. Achten Sie darauf, wie die Anspannung immer mehr verschwindet und sich langsam ein Gefühl der Entspannung einstellt – 5 Sekunden Pause.
Beißen Sie nun die Zähne fest zusammen. Achten Sie auf die Spannung in den Kiefermuskeln – 3 Sekunden Pause. Lassen Sie jetzt den Unterkiefer locker herunterfallen und achten Sie auf die Empfindungen, die sich einstellen – 5 Sekunden Pause.
Pressen Sie nun die Lippen fest aufeinander, ohne dabei die Zähne zusammenzubeißen. Fühlen Sie die Spannung in den Lippen und in der Mundgegend. Halten Sie die Spannung – 3 Sekunden Pause. Jetzt lockern Sie die Lippen und beobachten Sie die Veränderungen, die sich in den Muskeln

abspielen. Spüren Sie, wie sich langsam die Entspannung immer mehr ausbreitet und tiefer wird – 5 Sekunden Pause.
Wir gehen nun zum Rücken. Spannen Sie die Rückenmuskulatur an, indem Sie ein Hohlkreuz machen und die Schultern nach hinten ziehen. Achten Sie auf die Spannung – 3 Sekunden Pause. Lassen Sie sich jetzt ganz locker in den Stuhl zurückfallen und entspannen Sie. Beobachten Sie den Unterschied zwischen der Anspannung und der Entspannung. Lassen Sie die Muskeln lockerer und lockerer werden – 5 Sekunden Pause.
Konzentrieren Sie sich jetzt auf den Bauch. Spannen Sie ihre Bauchmuskeln an und beobachten Sie den Druck und die Anspannung. Atmen Sie dabei gleichmäßig weiter. Spannen Sie die Muskeln noch mehr an – 3 Sekunden Pause. Lassen Sie jetzt wieder locker. Einfach loslassen, immer weiter, immer mehr. Es ist ein ganz angenehmes Gefühl, wie die Muskeln in der Spannung nachlassen und immer tiefer entspannt sind – 5 Sekunden Pause.
Jetzt kommen wir zu den Beinen. Heben Sie beide Beine leicht an, strecken Sie sie und machen Sie die Fußspitzen ganz lang. Fühlen Sie die Spannung in den Oberschenkeln – 3 Sekunden Pause. Und jetzt entspannen Sie wieder und lassen Sie die Muskeln locker werden. Achten Sie auf den Unterschied zwischen Anspannung und Entspannung – 5 Sekunden Pause.
Wir bleiben bei den Beinen. Heben Sie nochmals beide Beine leicht an und ziehen Sie Ihre Zehen und Fußspitzen in Kopfrichtung. Achten Sie auf die Spannung in den Waden und in den Schienbeinen. Halten sie die Spannung – 3 Sekunden Pause. Lassen Sie jetzt die Anspannung los. Entspannen sie beide Beine und lassen Sie sie ganz locker werden. Achten Sie auf den Unterschied zwischen Anspannung und Entspannung. Spüren Sie, wie die Muskeln immer entspannter werden – 5 Sekunden Pause.
Am Ende der Übungen ist es wichtig, sich zu strecken und wieder ganz wach zu werden.

3.4 Bedeutung der Pädagogik für Krankenpflegeschüler/innen

3.4.1 Verbindung von Theorie und Praxis

In der Beziehung zwischen Helfer und Klient spielen zwei wesentliche Aspekte eine Rolle. Wir unterscheiden Service und Hilfe. Service heißt, dass ich das erhalte, was ich wünsche oder zu dem ich berechtigt bin. Der Wunsch nach Hilfe entspricht dem Bedürfnis, das eigene Problem mit einem anderen zu teilen. Der Hilfesuchende ist dem Problem nicht gewachsen und begreift, dass er es ohne Außenkontakt nicht lösen kann. Deshalb ist bereits die helfende Beziehung Hilfe. Von den Helfern im psychosozialen Beruf werden gleichzeitig Kenntnisse, Fähigkeiten und Sachverstand erwartet, die mit Mitmenschlichkeit verwoben sind.

Erkenntnisse aus der pädagogischen Forschung und aus der Schule in die Praxis umzusetzen geht häufig mit einem „Praxisschock" einher. Es kommt zu Konflikten, da das Gelernte für unwesentlich gehalten wird und im Alltag anscheinend nur

„der gesunde Menschenverstand" zählt (Kap. 13.2.4). Dabei sind Theorie und Praxis zwei Seiten derselben Sache, denn die Theorie erwächst aus den Handlungen und die Handlungen aus der Reflexion.

In der Ausbildung zu helfenden Berufen sind daher verschiedene Methoden notwendig. So eignen sich einige stärker für den theoretischen Teil, andere mehr für den praxisbezogenen Teil. Sechs Methodengruppen können voneinander unterschieden werden:

1. Vermittlung von Allgemeinwissen: Grundlagenwissen verschiedener Disziplinen wird unterrichtet und gelehrt.
2. Fallstudien: Hier werden konkrete Krankheiten oder Behandlungs- und Pflegeabläufe mittels Anschauung, Filmen oder Übungen kennen gelernt.
3. Rollenspiel: Im Rollenspiel wird das Einfühlen und das Verständnis für den Patienten gesteigert. Durch Videoaufzeichnung kann das eigene Verhalten noch intensiver reflektiert werden.
4. Beobachtung: Durch die Beobachtung erfahrener Pflegekräfte ist es möglich, neue Erkenntnisse und Einsichten für den Umgang mit Patienten zu gewinnen.
5. Eigene Arbeit unter Anleitung: Hier ist eine erfahrene Schwester bzw. ein Pfleger direkt bei der Tätigkeit des Auszubildenden anwesend und kann konkrete Hinweise geben.
6. Nichtangeleitete eigene Arbeit: Der Auszubildende ist für einen Tätigkeitsbereich selbständig verantwortlich und hat gegebenenfalls darüber Rechenschaft abzulegen.

Die verschiedenen Lernsituationen haben unterschiedliche Praxisnähe. Alle Methoden haben ihren spezifischen Wert und sollten sich während der Ausbildung ergänzen.

Welche Methoden haben Sie bereits kennen gelernt?
Welche liegt Ihnen besonders, mit welcher haben Sie Mühe?

3.4.2 Die Betreuung eines Kindes

Praxisbeispiel

> Peter ist sieben Jahre alt und ein Schulkind. Allerdings fehlt er in der Schule sehr häufig und hat inzwischen große Mühe, das Versäumte nachzuholen. Viele aufeinander folgende Mandelentzündungen haben ihn immer wieder ins Bett gezwungen. Der behandelnde Kinderarzt hat zu einer Tonsillektomie geraten und Peter kommt nun ins Krankenhaus. Seine Mutter hat noch die zwei kleineren Brüder zu versorgen und der Vater ist dienstlich viel unterwegs, sodass die Eltern nicht bei Peter bleiben können.
> Er kommt bereits am Dienstagnachmittag und soll bis Donnerstagmittag bleiben. Schwester Christine soll sich etwas um Peter kümmern.

Praxisbeispiel (Fortsetzung)

„Hallo Peter, na, hast du Angst? Geh erst mal in dein Zimmer, da sind noch andere Kinder mit Infusionen und an Monitoren. Sei leise und stör sie nicht. Du kommst morgen dran." Zwei Stunden später bringt sie Peter das Abendessen, nachdem eine Laborantin und die Stationsärztin bei dem Jungen gewesen sind. Peter sitzt auf seinem Bett und hat in die Hose gemacht.
„Ach du liebes bisschen. Du bist wohl noch ein Baby. Warum hast du nicht gefragt, wo die Toilette ist? Jetzt müssen wir auch noch dein Bett beziehen. Geh du schon mal in den Gruppenraum, da läuft gerade ein Dracula-Film. Den kannst du dir ansehen und hinterher Marsch ins Bett und geschlafen. Die Toilette ist auf dem Gang, rechts neben dem Dienstzimmer." Peter macht, was Schwester Christine ihm gesagt hat und legt sich gegen 22.00 Uhr schnell in sein Bett.
Am nächsten Morgen ist Schwester Christine wieder im Dienst. „Na, gut geschlafen? Heute geht's rund. Du brauchst aber keine Angst zu haben, es tut gar nicht weh. Morgen ist alles vorbei. Zieh schon mal unser Nachthemd an und bleibe im Bett bis du dran kommst."
Gegen Mittag wird Peter in den Operationssaal gebracht und hinterher wieder zurück auf die Station in sein Zimmer. Am Abend hat er sich schon wieder etwas erholt. Schwester Christine schaut nochmal nach ihm. „Blutet es noch aus dem Mund? Du kannst deine eigenen Sachen wieder anziehen und dann wird geschlafen. Morgen kannst du wieder nach Hause, wenn es keine Komplikationen mehr gibt und du nicht noch nachblutest."
Am Donnerstagmorgen wird Peter von seiner Mutter abgeholt. Schwester Christine verabschiedet sich noch von ihm. „Tschüss dann – und wenn du nochmal blutest oder sonst etwas passiert, musst du halt wiederkommen. Gute Besserung und tschüss."

Schwester Christine macht eine Reihe grober Fehler im Umgang mit dem siebenjährigen Peter. Arbeiten Sie die Fehler heraus und entwickeln sie pädagogische Konzepte, die geeignet sind auf Peter einzugehen.

In vielen Krankenhäusern Englands gibt es inzwischen so genannte „pre-admission programs", wonach Kinder und ihre Eltern auf geplante Krankenhausaufenthalte vorbereitet werden. Hier werden die Familien Sonntagnachmittags um 15.00 Uhr ins Krankenhaus eingeladen und erhalten dort entsprechende Aufklärung.

Zunächst wird ein Dia-Vortrag gezeigt, in dem die wichtigsten Maßnahmen und Örtlichkeiten von der Aufnahme bis zur Entlassung aus dem Krankenhaus gezeigt werden. Dabei besteht die Möglichkeit, auch Operationskleidung anzusehen oder sogar anzuprobieren. „Doktorkoffer" mit Spritzen und Stethoskop stehen zum Ansehen und Spielen zur Verfügung. Nach dem Vortrag wird ein Stationsrundgang angeboten, wobei

z. B. Infusionen gezeigt und erklärt werden, die Kinder das Spielzimmer ansehen und die Dienst habenden Mitarbeiter sich vorstellen. Den letzten Teil des Programms bildet der Besuch des Operationstrakts, wo Kindern und Eltern der Ablauf erklärt wird und Fragen beantwortet werden.

In 12 deutschen Kinderkliniken können kranke Kinder ein speziell für sie entwickeltes, geschlossenes Kommunikationsnetz (Intranet) nutzen. Die kleinen Patienten können seit 1998 über das „Stern für Kinder"-Netz Kontakte knüpfen, sich informieren und sich mit ausgewählten Spielen die Langeweile vertreiben.

II Praxis

4 Gespräche und Beziehungen

4.1 Grundlagen der Interaktion, Kommunikationsmodelle, Kommunikationsformen

4.1.1 Der Aufbau einer Nachricht

Die grundlegenden Elemente jeder Kommunikation sind *Sender*, *Nachricht* und *Empfänger* (Abb. 4-1).

Abb. 4-1.
Einfaches Kommunikationsmodell

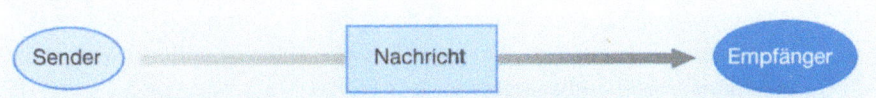

Obwohl jedes dieser Elemente selbst schon sehr komplex ist, werden sie noch von vielen weiteren Faktoren beeinflusst. So ist der Sender zwar derjenige, der eine Nachricht sendet, aber es können viele Gründe vorliegen, warum er sie äußert, warum gerade so, warum gerade jetzt oder warum er sie gerade an diesen Empfänger richtet. Welche Worte, welche Gestik, welche Tonlage der Sender gewählt hat, bestimmt in mannigfacher Weise das Gesagte mit. Ebenso verhält es sich bei dem Empfänger. Und von außen kommen Erwartungen, Zeitdruck, Ort der Begegnung und eventuelle Zuhörer hinzu. Wenn im Folgenden einzelne Elemente der Kommunikation herausgegriffen und genauer beleuchtet werden, dann ist es wichtig, nicht zu vergessen, dass jedes Gespräch von vielen Faktoren gleichzeitig bestimmt wird.

Der Psychologe F. Schulz von Thun (1981) hat sich damit befasst, Nachrichten zu analysieren und gezeigt, dass sie verschiedene Botschaften gleichzeitig enthalten können. So kann der Sender mit ein und demselben Satz bewusst oder unbewusst Verschiedenes mitteilen wollen. Was er wirklich meint, kann man nur von dem Sender erfahren oder aus dem Zusammenhang erschließen. Grundsätzlich können vier unterschiedliche Aussagen in einer Nachricht enthalten sein, nämlich ein *Sachinhalt*, eine *Selbstoffenbarung*, ein *Appell* oder eine *Beziehung* (Abb. 4-2).

Abb. 4-2
Kommunikationsmodell. (Nach Schulz von Thun 1991)

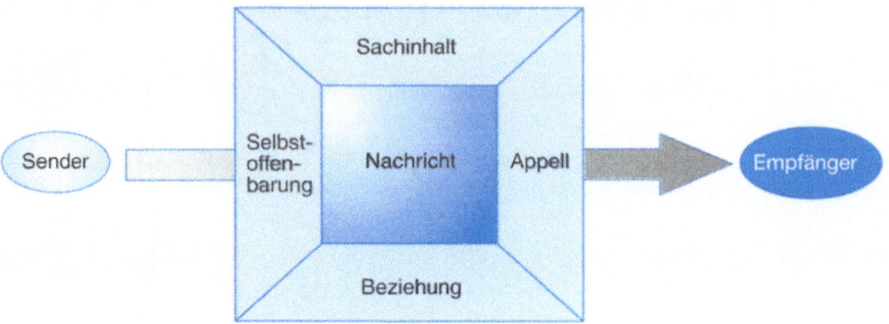

Praxisbeispiel

Wenn Pfleger Bernhard morgens um 6.05 Uhr auf der Station erscheint und die Stationsschwester ihm im Vorübergehen zuruft: „Gehen Sie mal in Zimmer 106 zum Bettenmachen", so kann sie damit Folgendes meinen:
- *Als Sachinhalt:*
- Sie kann Pfleger Bernhard mitteilen wollen, dass er in Zimmer 106 mit seiner Arbeit beginnen soll, weil dort ein Bett zu machen ist.
- *Als Selbstoffenbarung:*
- Es könnte auch sein, dass die Stationsschwester das Zimmer 106 gern meiden möchte, weil sie Schwierigkeiten mit den Patienten dort hat, oder weil es sich um ein Zimmer handelt, in dem besonders viel zu tun ist und sie noch einer weiteren Aufgabe nachkommen muss.
- *Als Appell:*
- Natürlich kann es auch sein, dass die Stationsschwester Pfleger Bernhard sagen will, dass er zu spät ist, nun aber schnell an die Arbeit gehen soll.
- *Als Beziehung:*
- Vielleicht möchte sie aber auch gern mit Pfleger Bernhard zusammenarbeiten, weil er so flink oder so kräftig ist. So will sie ihm sagen, dass er schon einmal vorgehen soll und sie gleich nachkommt, um ihm zu helfen.

Analysieren Sie in kleinen Gruppen einfache Sätze, indem Sie den Sachinhalt darstellen und phantasieren, welche Selbstoffenbarung, welcher Appell und welche Beziehung hinter dem Gesagten stecken könnten. Beispiele:
Schwester zur Patientin: „Hier im Zimmer ist es sehr warm."
Patient zur Schwester: „Das Essen ist ziemlich salzig."
Schwester zum Arzt: „Die Infusion für Frau P. ist gerichtet."
Pfleger zur Küchenhilfe: „Im Zimmer 18 ist ein Glas Milch umgekippt."

4.1.2 Die Aufnahme einer Nachricht

Auch eine empfangene Botschaft kann ebenso wie eine gesendete verschiedene Ebenen enthalten. Ein weiteres Beispiel soll dies veranschaulichen.

> **Praxisbeispiel**
>
> Schweste Giovanna aus dem ersten Ausbildungsjahr steht nach der Übergabe noch einen Augenblick etwas verträumt im Dienstzimmer. Da spricht Schwester Kerstin aus dem dritten Ausbildungsjahr sie an und meint: „Komm mit, das Geschirr abräumen." Obwohl Schwester Giovanna gleich mitkommt, ist sie sich nicht ganz sicher, wie dieser Satz gemeint war:
> - Als Sachinhalt:
> - Sollte sie lernen, dass es mittags nach der Übergabe die erste Arbeit für Auszubildende ist, das Geschirr der Patienten einzusammeln?
> - Als Selbstoffenbarung:
> - Vielleicht hatte Schwester Kerstin auch keine Lust, die Arbeit alleine zu tun?
> - Als Appell:
> - Es könnte auch sein, dass ihr verträumtes Dastehen kritisiert werden sollte!
> - Als Beziehung:
> - Oder wollte Schwester Kerstin vielleicht besonders gern mit ihr zusammenarbeiten?
>
> Schwester Giovanna entscheidet sich, das Beziehungsangebot herauszuhören und freut sich, von der neuen Kollegin gleich akzeptiert zu sein!

Es kann allerdings zu großen Problemen führen, wenn man bei allen Botschaften immer nur auf ein und derselben Ebene hört und reagiert. Deshalb ist es wichtig, seine Gesprächspartner kennen zu lernen und aktives Zuhören einzuüben.

4.1.3 Nonverbale und parasprachliche Kommunikation

Wie der Sender etwas sagt, entscheidet natürlich auch über das Verstehen. Ob die Stationsschwester aus dem obigen Beispiel (Kap. 4.1.1) bei ihrem Satz „Gehen Sie mal in Zimmer 106 zum Bettenmachen" energisch die Hände in die Hüften stützt oder lachend selbst einen Schutzkittel überzieht, unterstützt ihre Botschaft. Allerdings ist auch in der nonverbalen Kommunikation nicht immer alles eindeutig.

Die *Gestik* (Körperhaltung) eines Menschen sagt häufig etwas über seine innere Haltung aus. Ein aufrechter Gang zeigt Selbstvertrauen und Selbstbewusstsein (kann aber auch Minderwertigkeitsgefühle verdecken wollen), starkes Gestikulieren der Hände kann Unsicherheit überdecken oder das Gesagte veranschaulichen.

Im Bereich der *Mimik* (Gesichtsausdruck) kann es sowohl ein Ausdruck von Verlegenheit, als auch von Ärger und Wut sein, wenn bei einer Unterhaltung der Augenkontakt mit dem Gesprächspartner vermieden wird. Spricht der Sender von einem traurigen und erschütternden Ereignis, schaut dabei aber sachlich und unbewegt, so spricht man von einer *inkongruenten Nachricht*, da Inhalt und Erscheinung nicht zusammenpassen.

Beim *Tonfall* erwecken laute Menschen oft den Eindruck, als hätten sie den Ton anzugeben und schüchtern damit ihre Gesprächspartner ein. Zuweilen machen sie sich auf diese Weise aber selbst nur Mut, weil sie sich ihrer Sache nicht sicher sind. Spricht jemand in weinerlichem Tonfall, so kann er damit Mitleid erregen oder auch abschrecken, da sein Gegenüber ihn entweder bedauert oder sich unter Druck gesetzt fühlt.

4.2 Wahrnehmung

4.2.1 Personenwahrnehmung

Viele Schwierigkeiten zwischen Menschen rühren daher, dass der eine sich ein bestimmtes Bild von dem Anderen macht. Dabei ist es manchmal gar nicht so leicht, sich in die Situation eines anderen Menschen hineinzuversetzen. Häufig sieht man dabei durch die eigene Brille und übersieht, dass der andere aufgrund seines Geschlechts, seines Alters, seiner Erfahrungen, der Kränkungen, die er vielleicht erfahren hat, und Begegnungen, die er gemacht hat, ein ganz anderer Mensch ist.

Viele Untersuchungen in der Wahrnehmungspsychologie zeigen, dass es schon beim Betrachten einfacher Figuren und Zeichnungen große Unterschiede gibt.

So sehen manche Menschen in den folgenden Bildern entweder zwei einander anblickende Personen oder einen Kelch (Abb. 4-3) bzw. eine alte oder eine junge Frau (Abb. 4-4).

Abb. 4-3.
Umkehr von Figur und Grund. (Aus Zimbardo 1999)

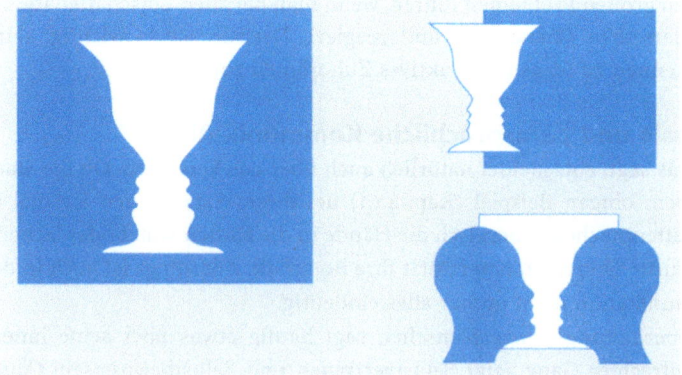

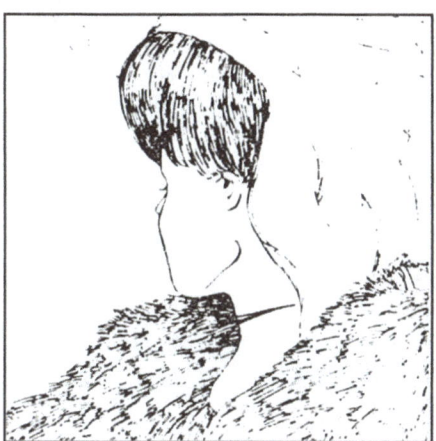

Abb. 4-4.
Kippbild einer alten und einer jungen Frau. (Aus Zimbardo 1999)

Schon einfache geometrische Figuren erscheinen – je nach ihrem Umfeld – unterschiedlich. Die beiden gleich langen Striche (Abb. 4-5) erscheinen unterschiedlich lang; die vertikalen Linien (Abb. 4-6) wirken schief, obwohl sie parallel zueinander verlaufen.

Abb. 4-5.
Müller-Lyer-Täuschung. (Aus Zimbardo 1999)

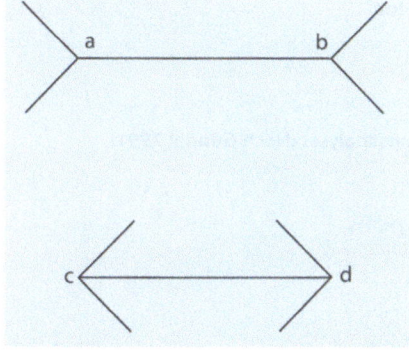

Abb. 4-6.
Zöllner: Verlaufen die vertikalen Linien parallel? (Aus Zimbardo 1999)

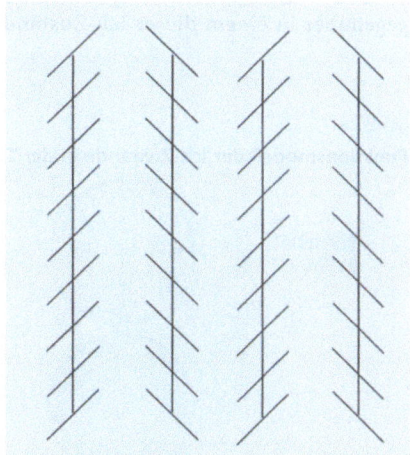

Ein einfaches Wahrnehmungsgesetz besagt, dass das Ganze mehr ist als die Summe seiner Teile, d. h., dass man auch Teilansichten oder Ausschnitte automatisch ergänzt, wenn man aufgrund der eigenen Erfahrungen einen Zusammenhang herstellen kann. So kann bei einem einzigen Akkord eine ganze Melodie aufleben oder der Anblick eines Weihnachtsbaums das letzte Weihnachtsfest in Erinnerung rufen.

Um die Wahrnehmung zu schulen, ist folgende Übung sinnvoll:
Es tun sich jeweils zwei Schüler/innen zusammen und bestimmen, wer von beiden Patient/in und wer die Pflegefachkraft ist. Jeder nimmt sich einen Augenblick Zeit, um sich in die zugedachte Rolle einzufühlen. Die Position der Pflegefachkraft ist Ihnen inzwischen vertraut, die des Patienten/der Patientin vielleicht auch aus eigenem Erleben, ansonsten durch den Umgang mit Patienten. Nun soll jeder einen kurzen Bericht (15 min) unter der Überschrift: „Drei Stunden im Leben des Anderen" schreiben, d. h., wer die Patientenrolle übernommen hat, schreibt einen Bericht über die Pflegefachkraft, wer die Mitarbeiterrolle hat, einen über den Patienten/die Patientin. Dabei soll es sich um drei „normale" Stunden ohne außergewöhnliche Ereignisse handeln. Sprechen Sie im Anschluss über Ihren Bericht in den Zweiergruppen und im Plenum.

4.2.2 Ein Persönlichkeitsmodell

Nach dem Modell der Transaktionsanalyse (TA) von E. Berne (1967), einem tiefenpsychologischen System, um den Menschen besser verstehen zu können, kann man bei einem erwachsenen Menschen drei verschiedene Ich-Zustände unterscheiden (Abb. 4-7):

Das Eltern- und das Kind-Ich können sich – wie dargestellt – in jeweils zwei Ausprägungen zeigen. Jeder Mensch kann grundsätzlich sich selbst oder einem anderen gegenüber in einem dieser Ich-Zustände auftreten.

Abb. 4-7.
Funktionsmodell der Ich-Zustände in der Transaktionsanalyse. (Nach Gündel 1991)

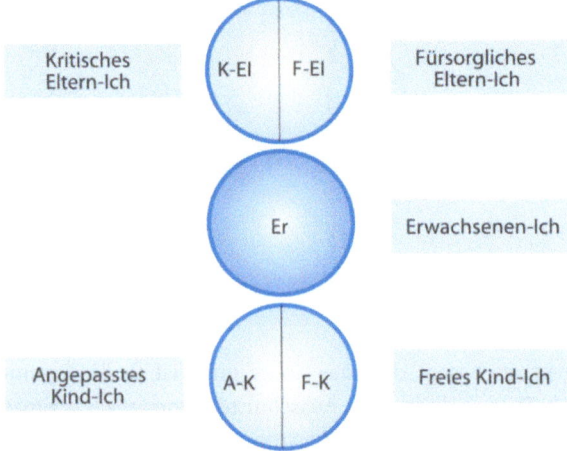

4.2 Wahrnehmung

Praxisbeispiel

Als Beispiel soll die folgende Geschichte dienen: Kevin ist bei seiner Zwillingsschwester Susanne ins Wohnheim zum Frühstück eingeladen. Er hat, wie versprochen, Brötchen mitgebracht, doch als Susanne nach einer herzlichen Begrüßung auf die Tüte blickt, schimpft sie: „Du musst doch die Brötchen nicht beim Konditor kaufen, dort sind sie viel zu teuer" (kritisches Eltern-Ich). Um das lange Gesicht von Kevin wieder etwas zu besänftigen, schaltet sie gleich das fürsorgliche Eltern-Ich nach und fragt ihn, ob er denn gut hergekommen und auch nicht nass geworden sei – bei diesem Regen. Auf der Ebene des Erwachsenen-Ichs bietet sie Kevin an, zwischen Tee und Kaffee zu wählen. Als dieser sagt: „Gerne Kaffee, aber vorher möchte ich noch einen Orangensaft trinken" und dabei gerade die mitgebrachte Flasche zücken will, springt Susanne schon zur Obstschale, um ein paar Apfelsinen auszupressen (angepasstes Kind-Ich). Nachdem die beiden endlich gemütlich am Frühstückstisch sitzen, sagt Susanne: „Mensch Kevin, ist das nicht prima! Heute habe ich den ganzen Tag frei, und wir können nach einem gemütlichen Frühstück noch eine Menge unternehmen" (freies Kind-Ich).

Häufig finden sich in einem Gespräch zwischen Erwachsenen aber nicht alle Ich-Zustände in einem ausgewogenen Verhältnis. In einem Egogramm ist es möglich, die Intensität der gelebten Ich-Zustände einzutragen (Abb. 4-8). Bei einer Psychotherapiepatientin sah das wie folgt aus:

Abb. 4-8.
Egogramm der Ich-Zustände. (Nach Gündel 1991)

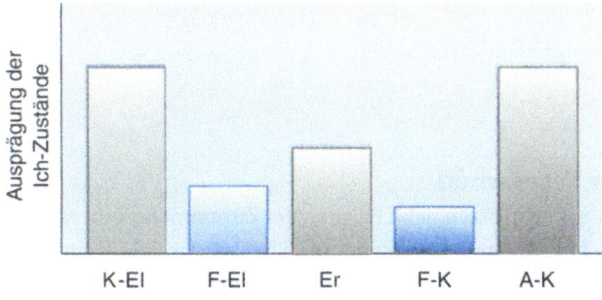

Jede/r Schüler/in sollte sein/ihr Egogramm zeichnen.

4.3 Führungsstile

4.3.1 Autoritär, Demokratisch, Laissez-faire

Als man anfing, sich darüber Gedanken zu machen, ob und warum manche Arbeitnehmer gerne arbeiten, andere hingegen nicht, stellte sich heraus, dass die Zufriedenheit auch mit der Betriebsorganisation zusammenhing.

Da gab es zum einen klare Führungsprinzipien und eine strenge Hierarchie. Der Chef gab die Anweisungen, übernahm die gesamte Verantwortung und bestimmte über seine Angestellten. Das konnte er in autoritärer Art und Weise tun und sich dabei über die Bedürfnissse der Arbeitnehmer hinwegsetzen. In anderen Betrieben strahlte ein solcher Chef aber auch viel Wärme und Väterlichkeit aus und fühlte sich verantwortlich für die Menschen, die in seinem Betrieb arbeiteten. Gerade bei älteren Führungskräften findet man auch heute noch solche Formen *autoritärer bzw. patriarchalischer Führung*.

Die zweite beobachtete Struktur in Betrieben war der *demokratische Führungsstil*. In Mitarbeiterbesprechungen wurden unterschiedliche Vorstellungen vorgetragen, und man versuchte, für Probleme gemeinsame Lösungen zu erarbeiten, die dann von allen durchgesetzt und verantwortet wurden. Schwierigkeiten gab es hierbei, wenn unterschiedliche Vorschläge nicht miteinander zu vereinbaren waren – und es niemanden gab, der die Entscheidung fällen wollte.

Diese Schwierigkeiten verstärken sich bei der dritten Art von Führungsmöglichkeiten, dem *laissez-faire oder antiautoritären Stil*. Hier gab es niemanden, der Besprechungen einberief oder Verantwortung übernahm. Jeder Mitarbeiter sah nur sein Arbeitsgebiet, seine eigenen Bedürfnisse und Wünsche. So wurden häufig in einem Bereich neue Arbeitstechniken erprobt, in einem anderen dann aber boykottiert, weil kein Verständnis und keine Informationen über die Zusammenhänge vorlagen.

Klassengespräch über Erfahrungen mit Führungsstilen. Brainstorming über „notwendige Eigenschaften bei Führungskräften".

4.3.2 Das Konzept der Teamarbeit

Inzwischen werden an vielen Arbeitsplätzen neue Formen der Zusammenarbeit erprobt. Da durch Untersuchungen nicht festgestellt werden konnte, über welche Fähigkeiten jede herausragende Führungskraft verfügen muss, geht es stärker darum, gute und engagierte Mitarbeiter durch Fortbildungen für Leitungsaufgaben zu qualifizieren. Dabei sind die folgenden Qualifikationen von besonderer Bedeutung:
- Fachwissen,
- Einfühlungsvermögen in die Mitarbeiter,
- Bereitschaft, Verantwortung zu übernehmen,
- Fähigkeit zur Konfliktlösung,
- Bereitschaft zur Weiterbildung,

- Kreativität und Flexibilität,
- Geduld und Durchsetzungsvermögen.

Wenn der Einsatz engagierter Mitarbeiter/innen über das übliche hinaus geht, wird dies oft mit finanziellen Anreizen und Vergünstigungen honoriert. Ansonsten arbeiten alle stärker gleichberechtigt und kollegial miteinander. Unterschiedliche Aufgaben und Fähigkeiten sollen sich ergänzen und nicht miteinander konkurrieren, da sie gleichermaßen von Bedeutung sind.

So besitzen einzelne Mitarbeiter in hohem Maße die Fähigkeit zu organisieren, den gesamten Ablauf einer Arbeitseinheit zu überblicken und Engpässe vorauszusehen. Andere sind stärker beziehungsorientiert und haben ein Auge für unausgesprochene Konflikte zwischen Mitarbeitern oder zwischen Mitarbeitern und Vorgesetzten. Wieder andere sehen die Nöte ihrer Kunden, Patienten oder Klienten und versuchen mit allen Mitteln, ihre Situation zu verbessern. Außerdem gibt es Mitarbeiter, die sehr gewissenhaft die ihnen aufgetragenen Aufgaben verrichten und auf die man sich verlassen kann.

Alle Fähigkeiten sind wichtig, ja unentbehrlich. Entscheidend ist, dass die richtigen Mitarbeiter an den richtigen Stellen eingesetzt und Austausch und Zusammenarbeit gefördert werden.

Im Krankenhaus haben sich verschiedene Arbeitsmodelle entwickelt. Man unterscheidet
- *Funktionspflege,*
- *Bezugspflege* und
- *Zimmer- oder Gruppenpflege.*

Funktionspflege

Unter *Funktionspflege* wird verstanden, dass eine Schwester oder ein Pfleger für die Erfüllung bestimmter Funktionen (bei allen Patienten Blutdruck messen, alle Betten beziehen, Verbandswechsel bei allen Patienten usw.) zuständig ist. Dies fördert Können und Erfahrung bei den Pflegenden, überfordert sie auf der anderen Seite aber auch, da sie weder zu allen Patienten Kontakt aufnehmen noch selbst Zusammenhänge herstellen können.

Bezugspflege

Die *Bezugspflege* ist die alternative Form zu pflegen. Die Beziehung zu den Patienten und ein ganzheitlicher Pflegeansatz liegen ihr zugrunde. Hier sind Schwestern und Pfleger für bestimmte Patienten zuständig, angefangen vom ersten Vorstellen und der Aufnahme, über das Verrichten aller Pflegehandlungen, das Erstellen der Dokumentation und die Begleitung der ärztlichen Visite, bis zur Entlassung des Patienten. Diese intensive Betreuung kann natürlich nur von einer examinierten und erfahrenen Pflegekraft durchgeführt werden, wobei sie zur Unterstützung ihrer Arbeit selbstverständlich Schüler/innen und Praktikanten/innen braucht und diese auch anleitet.

Ferner ist das intensive Gespräch in einem solchen Team unerlässlich, da man erst durch den Meinungsaustausch verschiedener Mitarbeiter dem Zustand der Patienten wirklich gerecht werden kann (Kap. 15.3.1).

Zimmer- oder Gruppenpflege

Zimmer- oder Gruppenpflege ist der Versuch eines Kompromisses, einer Zwischenlösung. Die Pflegefachkraft ist nicht für bestimmte einzelne Patienten zuständig, sondern für einen bestimmten Bereich auf der Station. Dieser ist allerdings kleiner und überschaubarer als die ganze Station.

4.4 Die Bedeutung der Kommunikation für Krankenpflegeschüler/innen

4.4.1 Der Umgang mit Patienten

Im Ungang mit Patienten ergeben sich vielfältige Formen der Begegnung. Da die Beziehung zum Pflegepersonal einer Art „Arbeitsbündnis" entspricht, ist es üblich, dass die beteiligten Personen auf der Erwachsenenebene miteinander kommunizieren (Abb. 4-9).

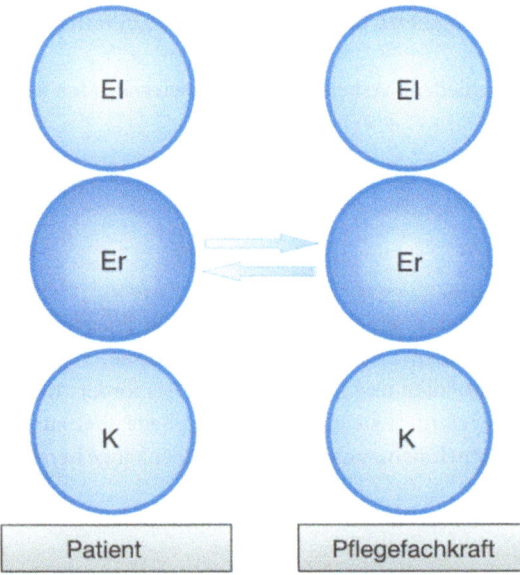

Abb. 4-9.
Sachlicher Informationsaustausch zwischen Erwachsenen-Ich und Erwachsenen-Ich.
(Nach Wirsing 1984)

Praxisbeispiel

- Patient: „Können Sie mir bitte das Kopfteil vom Bett höher stellen?"
- Schwester/Pfleger: „Ich bringe gerade noch Frau P. ihre Medikamente, dann helfe ich Ihnen."

Bedingt durch die Tatsache, dass Patienten einen längeren Abschnitt des Krankenhausaufenthaltes meist relativ hilflos sind, geschieht es immer wieder, dass Patienten von

4.4 Die Bedeutung der Kommunikation für Krankenpflegeschüler/innen

sich aus in die Kindrolle schlüpfen und das Pflegepersonal dann automatisch die Elternrolle übernimmt (Abb. 4-10).

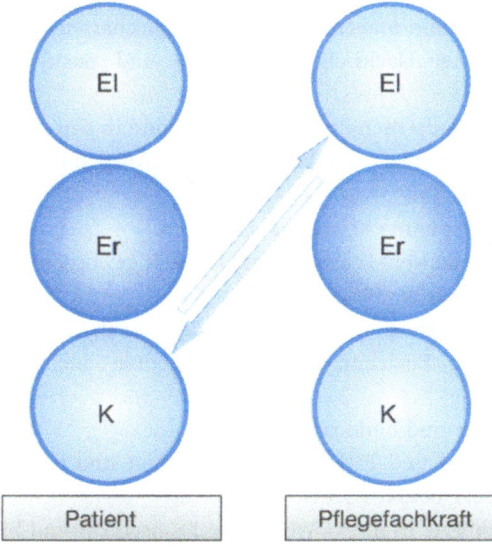

Abb. 4-10.
Patient appelliert an das fürsorgliche Eltern-Ich.
(Nach Wirsing 1984)

Praxisbeispiel

- Patient: „Mir geht es ja so schlecht."
- Schwester/Pfleger: „Noch ein bisschen Geduld, das wird schon wieder."
  (= fürsorgliches Eltern-Ich)

oder

„Nun reißen Sie sich aber mal zusammen, andere Patienten machen das auch durch." (= kritisches Eltern-Ich).

Die folgenden Gesprächsausschnitte sollen daraufhin untersucht werden, welche Position der Sprecher gegenüber dem Angesprochenen einnimmt. Die Antworten können auf verschiedenen Ebenen formuliert werden.
- Pfleger zur Patientin: „Na, Oma, wie geht es uns denn heute?"
- Patient zur Schwester: „Hier haben Sie fünf Mark; können Sie meiner Schwester nicht auch eine Tasse Kaffee bringen?!"
- Schwester zum Patienten: „Herr Generaldirektor, hätten Sie heute Ihren Kaffee lieber mit Milch und Zucker oder nur mit Milch?"

Die Beziehung zwischen dem Pflegepersonal und den Patienten kann also sehr vielfältig sein. Im Allgemeinen wissen die Schwestern und Pfleger mehr über die Krankheit und Behandlung der Patienten als diese selbst. Weiterhin ist ein Krankenhausaufenthalt eine besondere Situation, die ein intimes Vertrauensverhältnis zwischen Pflegepersonal und Patienten mit sich bringt. Dem Pflegenden stehen manche Möglichkeiten zur Verfügung, schwierige Situationen durch gezielte Kommunikation zu gestalten. Die Betonung unterschiedlicher Seiten einer Nachricht kann manche Spannungen entschärfen.

1. Es ist möglich, den *Sachinhalt* einer Nachricht zu betonen und positiv zu formulieren:
    - z. B.: „Die Schmerzen, die Sie beim Aufstehen im Bauch spüren sind in den ersten Tagen nach der Operation ganz normal und können durch Anspannen der Bauchmuskulatur gemildert werden."
2. Die *Selbstoffenbarung* kann eine angespannte Atmosphäre mildern:
    - z. B.: „Ich bin heute sehr gereizt, weil zwei Mitarbeiterinnen krank geworden sind und ich nicht weiß, wie wir die Arbeit bewältigen werden."
3. Ein deutlicher *Appell* sollte sicher eher vermieden werden, kann aber in humorvoller Weise bei einer guten Beziehung zu den Patienten auch mal vorkommen:
    - z. B.: „Husch, husch aus den Federn und ohne zu zetern."
4. Die *Beziehung* zwischen Pflegepersonal und Patient ist ein wichtiger und bedeutsamer Aspekt und sollte immer wieder betont werden:
    - z. B.: „Ich bin Schwester Ines. Ich leite in dieser Woche die Frühschicht und bin jeden Tag bis 13.30 Uhr Ihre Ansprechpartnerin."

4.4.2 Beziehungen im Arbeitsalltag

Das Arbeiten im Team setzt sich in Krankenhäusern langsam durch. Es löst die Arbeit im Sinne der Funktionspflege ab, wobei ein Mitarbeiter nicht mehr für die Verrichtung einer bestimmten Funktion zuständig ist, sondern eine bestimmte Gruppe von Patienten betreut. Nun stehen die Beziehungen zu den Patienten und die Beziehungen der Mitarbeiter untereinander im Vordergrund. Um diese beiden Modelle zu veranschaulichen, sollen die Arbeitstage zweier Pfleger dargestellt werden.

Praxisbeispiel

> Pfleger Gerd arbeitet auf einer internistischen Station mit 36 Betten und Funktionspflege. Morgens nach der Übergabe teilen sich alle Mitarbeiter in Zweiergruppen auf und beginnen mit dem Bettenmachen. Heute wendet sich Pfleger Gerd an Schwester Britta, und sie beginnen an dem Gangende mit den niedrigen Zimmernummern. Dabei kommen sie im zweiten Zimmer zu Frau L., die ganz gewaschen werden muss. Schwester Britta übernimmt die Versorgung der Patientin, während Pfleger Gerd die folgenden Betten alleine bezieht, bis Schwester Britta wieder zu ihm kommt und mithilft. Nach fünf Zimmern erreichen sie das nächste Team und sind mit ihrer Arbeit fertig. Nachdem sie die Schutzkittel beiseite gelegt und die Hände gewaschen haben, geht Pfleger Gerd zum Essenwagen und hilft beim Austeilen. Drei seiner Kolleginnen haben damit bereits angefangen, sodass er nun die Patienten in den letzten Zimmern der Station

4.4 Die Bedeutung der Kommunikation für Krankenpflegeschüler/innen

Praxisbeispiel (Fortsetzung)

versorgt. Zwischendurch geht er ans Telefon und bekommt die Anordnung, eine Patientin zum EKG zu bringen. Nachdem er wieder auf der Station ist, soll er den Verbandswagen auffüllen und Medikamente herrichten. Er hält sich ca. 1 1/2 Stunden im Dienstzimmer auf, unterbricht seine Tätigkeit aber immer wieder, um einem Patienten zu helfen, der gerade geklingelt hat. Nach der Visite bekommt Pfleger Gerd die Anweisung, zwei Patienten neu zu lagern. Diesmal geht er zusammen mit Schwester Inge los. Dabei kommt er wieder zu Frau L., bei der er morgens schon einmal zum Bettenmachen war. Das Mittagessen verteilt er diesmal in den mittleren Zimmern. Beim Schichtwechsel hat Pfleger Gerd 28 von 36 Patienten gesehen, einen Patienten zum EKG gebracht, zwei Patienten auf den Topf geholfen, einen Dritten heruntergeholt, zwei neu gelagert, mit zwei Mitarbeiterinnen intensiver zusammengearbeitet und einige Kollegen/innen kaum gesehen.

Pfleger Ernst arbeitet auf einer psychiatrischen Station mit 28 Patienten, auf der schon seit drei Jahren die Bezugspflege eingeführt ist. Dabei ist er zusammen mit Schülerin Betty aus dem zweiten Ausbildungsjahr und der Praktikantin Christel für neun Patienten zuständig. Er betreut drei Zweibettzimmer und ein Dreibettzimmer. Beim morgendlichen Bettenmachen versucht er gemeinsam mit Schwester Betty oder Christel die Patienten soweit wie möglich in die Arbeit mit einzubeziehen. Beim Essen verteilen und der Hilfe beim Essen sind alle drei Mitarbeiter für ihre neun Patienten zuständig, wobei Christel manchmal in einer anderen Gruppe aushilft, wenn dort jemand krank ist oder Urlaub hat. Gegen 9.00 Uhr ist Visite, und es werden gemeinsam mit dem behandelnden Arzt, Dr. J., die Fortschritte und Probleme der einzelnen Patienten besprochen. Danach richtet Pfleger Ernst die Medikamente für den nächsten Tag und begleitet Herrn F. und Herrn G. in die Beschäftigungstherapie. Später holt er die beiden dort wieder ab und lässt sich zeigen, was sie gemacht haben. Mittags teilt er in „seinen" Zimmern wieder das Essen aus. Vor der Übergabe an die Nachmittagsschicht finden 15 min Austausch über das Ergehen und die Therapien der anderen Patientengruppen statt. Nach der Frühschicht hat Pfleger Ernst seine neun Patienten intensiv betreut, die anderen 19 der Station aber nur flüchtig auf dem Gang gesehen. Über sie hat er nur Informationen bei der Übergabe erhalten. Abgesehen von Schwester Betty und Christel, hat er die anderen Mitarbeiter/innen nur bei der Übergabe und beim Frühstück, beim Informationsgespräch und z. T. im Dienstzimmer beim Medikamentestellen gesehen.

Klassengespräch: Listen Sie die Unterschiede der beiden Arbeitsformen auf und beurteilen Sie die Chancen, Engpässe und Gefahren beider Modelle.

5 Begegnungen und Vorurteile

5.1 Nähe und Distanz

5.1.1 Untersuchungen über die Bedeutung und Gestaltung von Körperkontakt

Es ist allgemein bekannt, dass kleine Kinder für eine positive Entwicklung Nähe und Geborgenheit brauchen. Doch ist es noch nicht lange her, dass dieses Bedürfnis einfach übergangen wurde. So gab es in den 40er-Jahren des 20. Jahrhunderts in Kriegsgebieten Waisenhäuser, in denen kleine Kinder lediglich „verwahrt" wurden, wobei natürlich berücksichtigt werden muss, dass damals schwere Zeiten herrschten. Sie bekamen ihr Essen und wurden ab und zu gewickelt, blieben aber ansonsten den ganzen Tag sich selbst überlassen. René Spitz (1945) war einer der Ersten, der entdeckte, dass Kinder ohne emotionale Betreuung das Symptom des Hospitalismus entwickeln und frühzeitig sterben. Er stellte fest, dass Kinder aus Waisenhäusern mit keinem oder kaum vorhandenem Pflege- und Erziehungspersonal im Gegensatz zu Kindern, die zur gleichen Zeit in einem anderen Umfeld unter intensiver Betreuung aufwuchsen, folgende Symptome ausbildeten:

* Sie wuchsen langsamer.
* Sie waren passiver, zeigten allerdings eine gleichförmige motorische Unruhe, die oft damit verbunden war, in gleichmäßigem Takt mit dem Kopf gegen das Bettchen zu schlagen.
* Sie zeigten keine Furcht vor Fremden (im Gegensatz zu dem typischen „Fremdeln" von Babys im Alter von 8–10 Monaten).
* Sie hatten nur ein geringeres Interesse an ihrer Umgebung.

Nach einem Zeitraum von zwei Jahren waren 37% der Kinder in den schlecht ausgestatteten Waisenhäusern gestorben. Eine erschreckend hohe Todesrate.

Die Beobachtungen der Bedeutung von Nähe wurden durch Versuche mit Rhesusaffen, die H. Harlow 1959 durchführte, bestätigt. Die Äffchen wurden von einer künstlichen, milchgebenden Drahtmutter aufgezogen, wobei in einem Käfig tatsächlich nur ein Drahtgestell stand. In einem anderen Käfig stand im Gegensatz dazu eine mit Plüsch überzogene Ersatzmutter (Abb. 5-1). Die Äffchen, die bei der kuscheligen Mutter aufwuchsen, durften immer bei ihr sein, wohingegen die anderen Äffchen die Drahtmutter nur während der Fütterungen sahen und sonst alleine waren. Wurden die Jungtiere mit einem furchteinflößenden Gegenstand konfrontiert – einem beweglichen, mechanischen Teddy – kauerten sich diejenigen, die keine Beziehung zu ihrer Mutter hatten, ängstlich in eine Ecke, wohingegen die Tiere mit der Stoffmutter bei dieser Zuflucht nahmen und aus der Distanz langsam Kontakt mit dem Teddy aufnahmen. Sie hatten durch die enge Beziehung und den Hautkontakt mehr Sicherheit und Vertrauen gewonnen als die anderen Tiere.

Abb. 5-1.
Ersatzmütter für junge Affen. (Aus Zimbardo 1983)

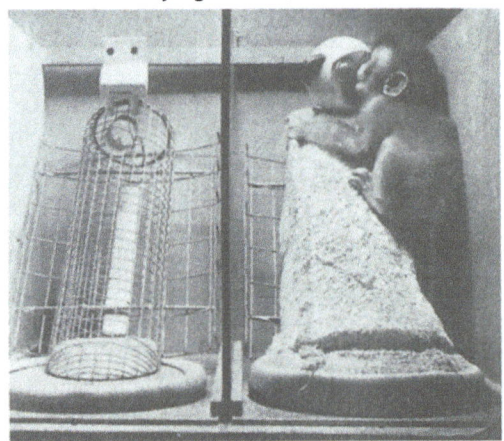

So wichtig und universell der Körperkontakt zwischen Kindern und ihren ersten Bezugspersonen ist, so unterschiedlich hat sich die Bedeutung von Berührungen im kulturellen Zusammenhang entwickelt. Forscher haben festgestellt, dass sich Freunde, die gemeinsam ein Café besuchen, während eines solchen Ausflugs ganz unterschiedlich häufig berühren. Bei Puertoricanern in San Juan kommt es 180-mal vor, bei Franzosen in Paris 110-mal, bei Amerikanern in Gainsville (Florida) 2-mal und bei Engländern in London kein einziges Mal. Auch in der Art der Berührungen und dem Kontakt zwischen Männern und Frauen gibt es große kulturelle Unterschiede.

> Können Sie Beobachtungen aus dem Urlaub oder Erfahrungen aus der Begegnung mit Patienten aus anderen Kulturen beschreiben?

5.1.2 Berührungspunkte
Es lassen sich in unserer Kultur verschiedene räumliche Abstände voneinander unterscheiden, in denen sich Menschen im täglichen Leben begegnen.

Der intime Raum
Dabei handelt es sich um Nähe, die zwischen Ehepartnern, Paaren oder zu Kindern und engen Familienangehörigen üblich ist. Für Freunde gilt dies nur in besonderen Situationen und für Fremde nur, wenn es um das Erbringen bestimmter Dienstleistungen geht, wie es z. B. beim Frisör, beim Schneider, im Krankenhaus oder in der Arztpraxis der Fall ist. Dabei handelt es sich um einen Abstand von weniger als 45 cm.

Der persönliche Raum
Er umfasst eine Entfernung von 45–120 cm ist der Abstand zwischen Freunden und Bekannten. Hier kommen einzelne Berührungen, wie z. B. dem Anderen die Hand auf die Schulter legen, im Einzelfall vor.

Der soziale Raum
Im sozialen Raum, der 120–270 cm beträgt, begegnen sich Fremde wie z. B. im Berufsleben oder beim Einkaufen. Körperliche Berührungen sind auf dieser Ebene völlig unüblich.

Wie schwer ist es, in einer vollen Straßenbahn oder in einem Aufzug einen Abstand von 1 bis 2 m einzuhalten, weiß jeder. Deshalb gibt es an solchen Stellen andere Mechanismen, um die künstliche Nähe wieder aufzuheben: Man redet nicht miteinander und sieht sich nicht in die Augen, verschränkt die Arme oder versteckt sich hinter einer Zeitung.

Zwei Rollenspiele, um innere Nähe und Distanz darzustellen:
1. Zwei Schüler/innen, A und B, setzen sich einander gegenüber. A spricht B mit seinem/ihrem Vornamen an und wählt dabei verschiedene Stimmlagen und Tonhöhen. B schüttelt jedes Mal den Kopf, wenn er/sie sich emotional nicht erreicht fühlt. Wenn A zu B einen inneren Kontakt hergestellt hat, antwortet B. Das Gleiche findet im zweiten Durchgang mit vertauschten Rollen statt. Folgende Fragen sollen hinterher besprochen werden:
   - Wie erging es Ihnen in der Rolle A bzw. B?
   - Wie haben Sie den Partner angesprochen: energisch, sanft, bittend, …?
   - Mit welcher Form haben Sie ihn erreicht?
2. A und B setzen sich wiederum einander gegenüber. Nun äußert A eine Bitte an B, die von B aber nicht erfüllt wird. Dabei lehnt B die Bitte nicht direkt, sondern indirekt ab (ohne die Worte „nein" und „nicht" zu gebrauchen). A wiederholt die Bitte ständig (ca. 3 min). Folgende Überlegungen sind wichtig:
   - Welche Rolle spielen Gestik und Körperhaltung beim Abschlagen der Bitte?
   - Welche Bedeutung hat ein indirektes „nein" für die Beziehung (Offenheit, Angst vor Ablehnung, Höflichkeit, …)?

5.2 Entstehung, Komponenten und Funktionen von Vorurteilen

5.2.1 Erster Eindruck und Erwartungen

Man beobachtet allerdings nicht nur kulturelle Verhaltensnormen, sondern auch individuelle Muster bei sich selbst. Der erste Eindruck von einem Menschen prägt oft die ganze Beziehung, wobei verschiedene Einflussfaktoren von Bedeutung sein können. So ist es ein großer Unterschied, ob z. B. eine Schwester fröhlich oder traurig, abgespannt oder gut erholt auf die Station kommt. Wenn sie dann einen Patienten trifft, so empfindet sie unterschiedlich, je nachdem, ob es sich bei dem Patienten um einen gebrechlichen, alten Herrn, eine elegante Mittdreißigerin oder eine stämmige Landfrau handelt. Auch der Zeitpunkt und der Ort der Begegnung spielen eine Rolle; werden diese Patienten morgens im Halbdunkel beim Bettenmachen das erste Mal gesehen oder zu ihrer Aufnahme im gesamten Kontext ihrer Kleidung, ihres Gepäcks und ihrer Familienangehörigen. Auch die Persönlichkeit und die Werteskala der Schwester sind bedeutsam. Empfindet sie gleich Mitleid mit allen Patienten, sieht sie in älteren Damen und Herren ihre Eltern oder gar ihre Großeltern, macht sie einen Unterschied, ob die Patienten mit einer lebensbedrohlichen Krankheit oder zu einer kosmetischen Operation kommen? Sie beobachtet, ob der Patient höflich und aufgeschlossen ist oder sich allen Ärzten und pflegerischen Mitarbeitern gegenüber misstrauisch zeigt, ob er gleich ein Einzelzimmer will, nach Telefon und Fernseher fragt oder drei Koffer mitgebracht hat. Was sagen die anderen Kolleginnen und Kollegen? Kommt der Patient schon zum wiederholten Male und sind seine Angehörigen gern gesehen? Ist er auf der Station als ungeduldig oder als großzügig bekannt? Manche Faktoren sind offenkundig und andere eher subtil. Die einen liegen in der Person begründet, die beurteilt, die anderen in dem, der beurteilt wird, und die Dritten sind äußerliche Gegebenheiten, die die Situation und die Begegnung mit prägen. In Tabelle 5-1 werden diese 3 Faktoren genau beschrieben.

Tabelle 5-1.
Drei Faktoren der Beurteilung

Eigenarten des Beurteilers	Signale des Beurteilten	Umweltfaktoren
– Momentane Stimmungslage	– Körperliche Erscheinung (Kleidung, Haltung, Gestik)	– Zeit und Ort der Begegnung
– Augenblickliche Bedürfnisse	– Alter, Geschlecht, Sprache, Herkunft	– Hierarchie und Autorität
– Selbstkonzept (Einstellungen, Wertvorstellungen)	– Äußerungen von Meinungen, Interessen, Einstellungen	– Gruppendruck
– Erwartungen an den anderen		

Weiter Aspekte, die Beziehungen prägen, sind Erwartungen, die (vielleicht) ganz unabhängig von eigenen Erfahrungen eine Rolle spielen. Psychologische Studien haben u. a. festgestellt, dass hübsche Menschen schnell einen Bonus erhalten, auch wenn sie einmal einen Fehler gemacht haben. Bei den amerikanischen Präsidentschaftswahlen hat fast immer der größere und schlankere der Kandidaten gewonnen. Gute „Tipps zum Kauf eines Gebrauchtwagens" trauen die meisten Menschen eher einer unattraktiven als einer gut aussehenden Frau zu. So gehören Vorurteile mit zu unserem Verhaltensrepertoir.

> Finden Sie Beispiele, in denen jeweils ein Einflussfaktor aus der obigen Tabelle in der Begegnung zweier Menschen eine Rolle spielt.

5.2.2 Typische Beurteilungsfehler

Im Kontakt zwischen Menschen treten immer wieder typische Beurteilungsfehler auf. Einer ist der sog. *„Halo-Effekt"* (engl. halo = Heiligenschein), was heißt, dass *ein* Kennzeichen alle andere überstrahlt. Für manche Menschen ist die Tatsache, dass jemand Ausländer oder Chefarzt ist, Grund genug, den ganzen Menschen für schlecht oder bedeutsam zu halten – egal, was er denkt oder tut.

Ein weiterer häufiger Aspekt, Menschen falsch einzuschätzen ist der *„logische Fehler"*. Man hat eine private Persönlichkeitstheorie und schließt von einem Verhalten auf weitere, z. B.: „Wer lügt, der stiehlt und steckt auch anderer Leute Häuser an."

Die *„selffulfilling prophecy"* – die sich selbst erfüllende Prophezeiung – bezeichnet ein komplexes Verhaltensmuster, bei dem (unbewusste) Vermutungen über den anderen zu einem (unbewussten) Verhalten führen, welches diese Vermutungen dann wieder bestätigt. Dazu hat Paul Watzlawik (1983) ein wunderschönes Beispiel geschrieben:

Ein Mann will ein Bild aufhängen. Den Nagel hat er, nicht aber den Hammer. Der Nachbar hat einen. Also beschließt unser Mann, hinüberzugehen und ihn auszuborgen. Doch da kommt ihm ein Zweifel: Was, wenn der Nachbar mir den Hammer nicht leihen will? Gestern schon grüßte er mich nur so flüchtig. Vielleicht war er in Eile. Aber vielleicht war die Eile nur vorgeschützt, und er hat etwas gegen mich. Und was? Ich habe ihm nichts angetan; der bildet sich da etwas ein. Wenn jemand von mir ein Werkzeug borgen wollte, ich gäbe es ihm sofort. Und warum er nicht? Wie kann man einem Mitmenschen einen so einfachen Gefallen abschlagen? Leute wie dieser Kerl vergiften einem das Leben. Und dann bildet er sich noch ein, ich sei auf ihn angewiesen. Bloß weil er einen Hammer hat. Jetzt reicht es mir wirklich. – Und so stürmt er hinüber, läutet, der Nachbar öffnet, doch bevor er „Guten Tag" sagen kann, schreit ihn unser Mann an: „Behalten Sie sich Ihren Hammer, Sie Rüpel!"

Nach einer solchen Begebenheit wundert es einen nicht, wenn der Nachbar bei der nächsten Begegnung unhöflich ist.

5.3 Die Bedeutung von Nähe und Vorurteilen im Krankenhaus

5.3.1 Der Kontakt zwischen Pflegepersonal und Patienten

Im Folgenden wird die Lebens- und Krankheitsgeschichte eines Patienten bespielhaft dargestellt, um die verschiedenen Einbrüche in seine Intimsphäre zu veranschaulichen.

> **Praxisbeispiel**
>
> Herr S. hatte schon längere Zeit Schwierigkeiten und Schmerzen beim Wasserlassen. Durch einen Artikel über Hodenkrebs verunsichert, suchte er einen Urologen auf, der ihn zum Abklären der Beschwerden in eine Klinik einwies. Dies war alles innerhalb von vier Tagen geschehen und Herr S. hatte nur wenig Zeit, mit seiner Frau über seine Ängste und den Einbruch in seinem Leben zu sprechen. So kam er Montagmorgen um 8.00 Uhr auf die Station, wo er zunächst 1 1/2 Stunden in seinem Zimmer warten musste. Die Anspannung und Unsicherheit, die Gespräche und Untersuchungen ließen diesen Tag besonders anstrengend für ihn werden. Immer wieder die Frage: Was wird, wenn es Krebs ist? Sein Vater war vor acht Jahren auch an Hodenkrebs verstorben. Auch Brüder seines Vaters hatten Krebserkrankungen. Das stand ständig wie ein Schreckgespenst vor seinen Augen. Und seine Frau und die Kinder? Wie würde alles weitergehen? Da die Schwestern und Pfleger der urologischen Abteilung die Lebensgeschichte von Herrn S. natürlich nicht kannten, war es gar nicht so einfach, im Routineablauf des Stationsalltags seine Ängste und Bedürfnisse nach Schutz und Schutzraum immer angemessen zu berücksichtigen. Im Folgenden sollen drei Bereiche der Intimität genannt werden und Möglichkeiten, auf Herrn S. einzugehen:

1. Intimität des Lebensraums

Herr S. ist ein Mann, der es gewohnt ist, seinen persönlichen Bereich ganz für sich zu haben. Im Krankenhaus hat er nur ein Bett, einen Nachttisch und einen schmalen Schrank, die für alle zugänglich sind. Wohin soll er seine Brieftasche tun, wenn er einen Schlafanzug trägt? Jedes Mal, wenn er von einer Untersuchung zurückkommt, war jemand an seinem Nachttisch. Entweder hat man ihm das Essen dort hingestellt, Operationsutensilien oder ein Thermometer hingelegt. Schwestern und Pfleger, die Küchenhilfe, die Ärzte, die Mitpatienten und Besucher dringen in sein Reich ein. Erleichterung bedeutet es für ihn, wenn ein/e Mitarbeiter/in sich vorstellt, ehe er/sie den neuen Lebensraum des Patienten betritt. Eine kurze Begrüßung und ein klärendes Wort zu dem, was er/sie tut, gibt Herrn S. das Gefühl, nicht nur ein anonymer Gegenstand zu sein, sondern ein Patient, der informiert und in den Arbeitsablauf mit einbezogen wird.

2. Intimität des Körpers

In der kleinen Waschecke mit Vorhang können nicht alle intimen Verrichtungen erledigt werden, sodass Herr S. sich im Beisein seiner Mitpatienten aus- und anziehen muss. Außerdem wird er an seinen Geschlechtsteilen untersucht, bekommt Blutentnahmen und Spritzen und muss nach der Operation in eine Flasche urinieren. Das alles verunsichert ihn sehr und konfrontiert ihn immer wieder mit seinem Schamgefühl und dem Wunsch nach körperlicher Unversehrtheit. Auch hier sind erklärende Worte der pflegerischen Mitarbeiter von entscheidender Bedeutung. Sie entschärfen die peinlichen Begegnungen und zeigen, dass sie vorübergehend sind. Außerdem ist es wichtig, die Selbstständigkeit von Herrn S. weitestgehend zu unterstützen und zu fördern, da dies sein Selbstwertgefühl und seine Selbstsicherheit stärkt.

3. Intimität beim Gespräch

Immer wieder muss Herr S. Fragen nach seinen Beschwerden und seinem Sexualleben, nach Erkrankungen in der Familie und bei ihm selbst beantworten. Diese empfindlichen Themen, die ihn mit seiner Krankheit und seiner Angst vor Diagnose und Therapie konfrontieren, verunsichern ihn und lösen starke Emotionen aus. Hier ist es besonders wichtig, eine ruhige Atmosphäre zu schaffen, Herrn S. nicht zwischen Tür und Angel mit wichtigen Fragen oder Informationen zu konfrontieren, sondern sich Zeit zu nehmen und ihm genau zuzuhören. Besonders die Schwestern und Pfleger haben die Möglichkeit, dem Patienten den notwendigen Schutzraum für seine Gefühle zu geben. Absprachen darüber, wie Herr S. sich im Zusammenhang mit der Operation zu verhalten hat, wann er sich wo melden und einfinden soll, müssen deutlich und in Ruhe getroffen werden, da ein Patient aufgrund der emotionalen Belastung häufig nicht ganz aufmerksam ist.

Schwestern und Pfleger, die bereit und dazu fähig sind, die Intimitätsbereiche eines Patienten wahrzunehmen und zu schützen, geben ihm eine wertvolle Hilfe für die Bewältigung des Krankenhausaufenthaltes und die Behandlung.

5.3.2 Vorurteile unter Kollegen

Ein besonderes Problem ist eine Krankenschwester oder ein Arzt als Patient! Das spricht sich gleich herum: Frau B. in Zimmer 209 war Krankenschwester oder Herr L. in Zimmer 211 ist Stationsarzt im Nachbarkrankenhaus. Sie sind gleichzeitig Patienten und Insider, können kontrollieren, ob die Betten ordentlich gemacht werden, die Infusionen richtig laufen, eine Spritze fachgerecht gegeben und das Fiebermessen nicht vergessen wurde. Sie stellen direkte Fragen nach Medikamenten, wollen immer gleich die Stationsleitung oder den Oberarzt sprechen und sind erst dann zufrieden, wenn sie ihre Krankenakte selbst studieren können.

Furchtbar diese Patienten! Aber Hand aufs Herz! Wäre nicht jede/r genauso? Für den Umgang mit diesen kritischen Patienten gelten ähnliche Regeln wie bereits oben erwähnt:
- Schaffung einer Beziehung zu den Patienten:
  - Die persönliche Vorstellung und die Erklärung, wer man ist und was man tut, geben gerade dem Insider Sicherheit und helfen bei der Vertrauensbildung.
- Ruhe und Zeit bei der Begegnung:
  - Eine besondere Aufgabe der Pflegefachkräfte ist es, für den richtigen Rahmen bei einem Gespräch zu sorgen. Es ist ein großer Unterschied, ob eine Information schnell

ins Zimmer hineingerufen wird oder ob eine Pflegefachkraft geduldig an das Bett eines Patienten tritt, ihn mit Namen anspricht und das Notwendige bespricht.
- Information und Aufklärung:
  - Es ist wichtig, besonders diesen Patienten ausführliche Erklärungen zu geben, da sie aufgrund ihrer eigenen Erfahrungen häufig besondere Ängste haben.
- Schutz der Intimsphäre:
  - Gerade unter Kollegen sind die Schamgrenzen besonders hoch, denn man weiß ja nie, ob man sich nicht einmal als Mitarbeiter begegnet. Deshalb ist hier die Förderung von Selbständigkeit besonders wichtig.

6 Angst und Stress als Störfaktoren

6.1 Grundängste bei unterschiedlichen Persönlichkeitstypen

Obwohl manche Menschen den Eindruck hinterlassen, sie hätten nie Angst, ist Angst doch ein Grundgefühl, das jeder kennt. Schon kleine Kinder fürchten sich im Dunkeln oder vor Fremden. Erwachsene klagen eher über Angst vor Prüfungen oder Arbeitslosigkeit, vor Krieg, Umweltzerstörung, Partnerverlust oder Einsamkeit. Ängste können allerdings ganz unterschiedlich stark ausgeprägt sein. Der eine spürt sie erst in Grenzsituationen, der andere lebt täglich damit. Es haben auch nicht alle Menschen vor den gleichen Dingen Angst.

! Brainstorming und Gespräch zum Thema Angst.

Der Psychologe und Psychoanalytiker Fritz Riemann (1961) sieht die Herausforderung an den Menschen darin, vier große Lebensaufgaben zu meistern und beschreibt zu jeder dazugehörende Ängste. Er geht davon aus, dass Angst die Folge davon ist, sich einer Aufgabe nicht gewachsen zu fühlen, und zwar entweder, weil man (unbewusst) bestimmte Befürchtungen hegt oder weil einem (besonders als Kind) die notwendige Unterstützung zur Lebensbewältigung fehlte. Im Folgenden werden vier unterschiedliche Personentypen mit ihren Aufgaben und ihren Ängsten beschrieben und mit den entsprechenden Fachbegriffen *schizoid*, *depressiv*, *zwanghaft* und *hysterisch* benannt.

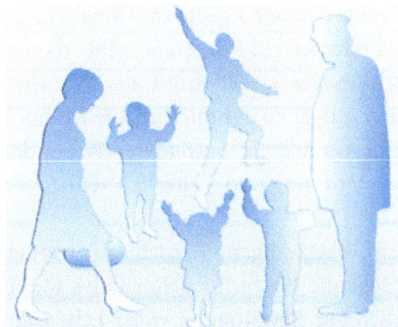

Abb. 6-1.
Ein vertrauender Mitmensch werden

Bei der ersten Lebensaufgabe und den dazugehörenden Ängsten geht es darum, ein Mensch zu werden, der seinen Mitmenschen vertrauen kann (Abb. 6-1). Schon das Neugeborene muss sich der pflegenden Person mitteilen und anvertrauen und ist darauf angewiesen, dass seine Bedürfnisse verstanden und befriedigt werden. Die Notwendigkeit, Freunde zu haben, Menschen mit denen man seine Gefühle und Wünsche teilen kann, zieht sich durch das ganze Leben hindurch.

Dies gilt im Kindergarten oder in der Schule ebenso wie in Beruf, Partnerschaft oder Familie. Für manche Menschen geht dies mit der Angst einher, sich selbst aufgeben zu müssen, eigene Wünsche oder Interessen zu verleugnen, sich unterzuordnen, abhängig und ohnmächtig zu werden. Menschen, die befürchten in den Beziehungen zu anderen ihre eigene Persönlichkeit aufgeben zu müssen, heißen *schizoid*.

Die zweite Lebensaufgabe des Menschen und somit auch die damit verbundenen Ängste liegen genau in entgegengesetzter Richtung. Genauso wichtig wie das Bedürfnis, sich anzuvertrauen ist es natürlich auch, sich zu einem einzigartigen Individuum zu entwickeln (Abb. 6-2). Dafür ist es nötig, eine eigene Meinung und eigene Ansichten zu entwickeln, für seine Werte einzustehen und seine Träume zu verwirklichen. Da dies zu Differenzen mit anderen Menschen führen kann, bringt die Individuation Angst vor dem Ausgeschlossensein, dem nicht Dazuzugehören, Angst vor Einsamkeit und Isolation mit sich. *Depressive* Menschen empfinden in besonderer Weise diese Grenzen zwischen sich und anderen und leiden darunter.

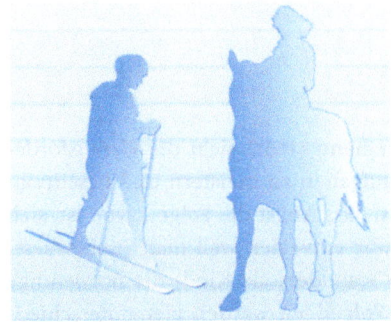

Abb. 6-2.
Individualität entwickeln

Als dritte Lebensaufgabe ist es wichtig, ein wandelbarer Mensch zu werden (Abb. 6-3). Immer wieder betritt man neue Lebensabschnitte mit neuen Herausforderungen. Ob es um die Ablösung von den ersten Bezugspersonen geht, um einen Umzug oder Schulwechsel, ob man Vater oder Mutter wird oder in den Ruhestand geht. Wandel und Wechsel gehören zum Leben, lösen aber auch immer wieder Angst aus. Wie wird das Neue? Werde ich ihm gewachsen sein? Kommen Aufgaben auf mich zu, die ich noch nicht absehen kann? Diese Ängste prägen und bestimmen in besonderer Weise das Lebensgefühl *zwanghafter* Menschen, die sich nach Ordnung und Sicherheit sehnen, da sie dort mehr Geborgenheit empfinden.

Die vierte Lebensaufgabe besteht darin, ein beständiger Mensch zu werden (Abb. 6-4). Verlässlichkeit und Treue sind grundlegende Werte für gelingendes Miteinander. Disziplin und Geduld gehören unweigerlich zur Bewältigung vieler Lebensabschnitte. Eltern müssen zu ihren Kindern stehen, auch wenn diese hin und wieder

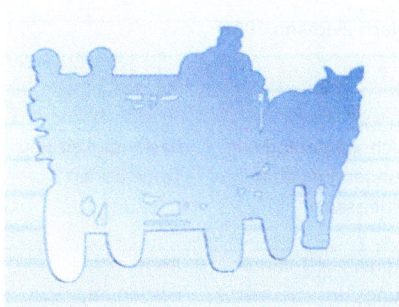

Abb. 6-3.
Sich auf Veränderungen einlassen

schwierig sind. Das Erlernen von fremden Sprachen oder von Musikinstrumenten erfordert vielfaches Üben und Wiederholen. Für eine Ausbildung oder für einen Hausbau braucht man oft einen langen Atem. Kein Wunder, dass manche Menschen auch Angst vor der damit verbundenen Eintönigkeit, der Endgültigkeit und Unfreiheit haben. Gerade Menschen mit *hysterischer* Persönlichkeitsstruktur fühlen sich schnell vereinnahmt und befürchten Trägheit und Langeweile.

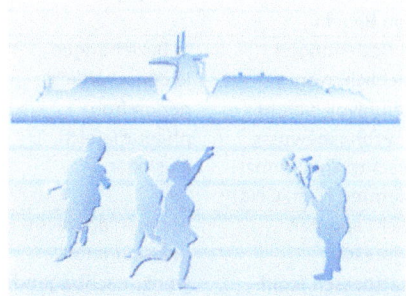

Abb. 6-4.
Beständigkeit und Treue lernen

Um die Eigenarten und Besonderheiten der einzelnen Persönlichkeitstypen noch etwas zu veranschaulichen, werden in Tabelle 6-1 die Grundzüge jeder Gruppe stichwortartig dargestellt. Die im Text erwähnten Zahlen bedeuten Folgendes:
1. die Lebensaufgabe, die besondere Ängste hervorruft,
2. die Grundangst bzw. Lebensangst des jeweiligen Persönlichkeitstyps,
3. Ursachen für die Entstehung und Entwicklung der Persönlichkeit,
4. Schutzmöglichkeiten und aus den Ängsten resultierendes Verhalten,
5. die Gestaltung von persönlichen Beziehungen,
6. der Umgang mit Aggressionen,
7. ihre Lebenshaltung und berufliche Schwerpunkte,
8. mögliche krankhafte Ausprägungen der jeweiligen Persönlichkeit.

Riemanns Aufteilung soll es erleichtern, sich selbst und die eigenen Ängste besser zu verstehen und anderen helfen zu können, ihre Ängste zu erkennen und mit ihnen umzugehen. Nun gibt es Menschen, die alle Formen zu bestimmten Zeiten und in schwierigen Lebensabschnitten einmal erlebt haben, andere werden von ihren Ängsten dauerhaft bestimmt, sodass sie wie gelähmt sind. Dann ist fachliche Hilfe unumgänglich.

Tabelle 6-1.
Grundzüge der verschiedenen Persönlichkeitstypen. (Nach Riemann 1986)

Die schizoide Persönlichkeit	Die depressive Persönlichkeit	Die zwanghafte Persönlichkeit	Die hysterische Persönlichkeit
1. Ein Mensch werden, der seinen Mitmenschen vertrauen kann	Individualität entwickeln	Sich auf Veränderungen im Leben einlassen	Beständigkeit und Treue lernen
2. Angst vor Nähe (Hingabe, Abhängigkeit)	Angst vor Eigenverantwortung (Individualität, Einsamkeit)	Angst vor Veränderung (Unsicherheit, Fremdheit)	Angst vor Festlegung (Begrenzung, Endgültigkeit)
3. Überempfindlich, frühe Überforderung (zu viel Verantwortung, zu viel alleingelassen)	Gefühlsbetont, Verwöhnung, Versagung	Aktiv, nachdenklich, Konfrontation mit Regeln	Lebendig, gewinnend, zu früh erwachsen sein müssen
4. Vermeidung von Nähe, abweisend, misstrauisch, intellektualisierend	Überangepasst, macht andere von sich abhängig, idealisierend	Streben nach Dauer und Sicherheit, Setzen oder Aufrechterhalten von Regeln	Ständige Wandlung, keine Übernahme von Verantwortung, unlogisch
5. In Beziehungen distanziert, u.U. rau, zynisch, braucht immer wieder Rückzug	In Beziehungen anklammernd, hingabe- und opferbereit, symbiotisch	In Beziehungen sachlich, wenig gefühlvoll, verantwortungsbewusst, Machtkampf, prinzipientreu (Zeit, Geld)	In Beziehungen leidenschaftlich, genussfroh, phantasiereich, illusionär
6. Spontan aggressiv ohne Schuldgefühle, Aggression als Beziehungsaufnahme	Nicht spontan aggressiv stattdessen ausweichend, gekränkt, überbesorgt, selbstzerstörerisch	Nicht spontan aggressiv stattdessen legitimierte Aggression (Recht und Gesetz), unterdrückte Aggression (trödeln, überkorrekt, umständlich)	Spontan aggressiv, unbekümmert, wenig nachtragend, intrigierend
7. Scharfsinnige Kritiker gesellschaftlicher Formen, beruflich: eher indirekt mit Menschen oder theoriebezogen (Röntgenologe, Physiker)	Angepasst an gesellschaftliche Maßstäbe und Normen, beruflich: pflegerisch/sorgend (Pädagoge, Gärtner)	Verlässlich, konsequent, beruflich: Macht, Genauigkeit, (Finanzbeamter, Polizist)	Unverbindlich, sensationsbedürftig, künstlerisch, beruflich: Titel, Ansehen, Disziplin, (Verkäufer, Fotomodell)
8. Gefahr der Beziehungslosigkeit, Beziehungswahn, paranoide Ängste, Kriminalität	Depressionen, Psychosomatosen, selbstmordgefährdet, übersteigerte Schuldgefühle	Zwangshandlungen, Zwangsgedanken, Hypochondrie, tyrannisch	Überwertiger Geltungsdrang, das Gefühl beachtet werden zu müssen, Konversionssymptome (Lähmungen, viele Operationen)

Wo finden Sie sich am ehesten wieder?

6.2 Stressreaktionen im Alltag

6.2.1 Psychosomatische Auswirkungen von Stress

Neben Angst ist Stress eine Empfindung, die besonders in den Industrienationen von herausragender Bedeutung ist und seit den Forschungsergebnissen von H. Selye (1950) genauer beachtet wird. Stress ist eine unspezifische Reaktion des Körpers, die auf Anforderungen hin einsetzt und in drei typischen Phasen abläuft (Abb. 6-5).

Die erste Stufe, Stufe A, ist die *Alarmreaktion*, eine spontane Haltung aufgrund eines Schockerlebnisses oder des berühmten Tropfens, der das Fass zum Überlaufen bringt. In ihr wird Adrenalin vermehrt ausgeschüttet, der Blutdruck steigt, und die Anzahl der Blutkörperchen steigt an. Der nächste Abschnitt ist die *Anspannungs- oder Handlungsphase* (B). Hier wird reagiert, eine Lösung gesucht und die bereitgestellten Energien werden verbraucht. Daraufhin tritt die Phase C ein, die *Erschöpfungs- oder Erholungsphase*. Die Anspannung lässt nach, der Körper reguliert seinen Haushalt wieder, Müdigkeit und Erleichterung setzen ein.

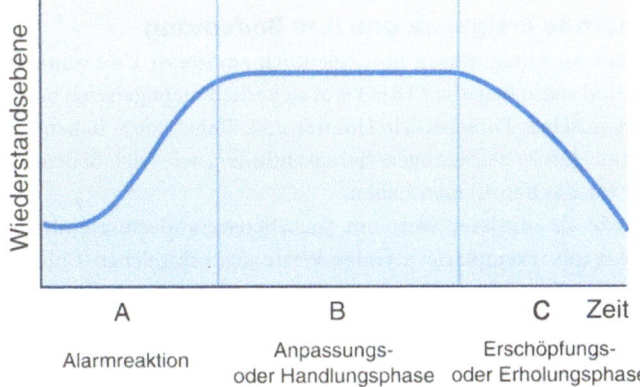

Abb. 6-5.
Das allgemeine Adaptationssyndrom. (Nach Zimbardo 1983)

Ausgelöst wird eine solche Stressreaktion durch körperliche und seelische *Stressoren*. Körperlich können dies extreme Hitze oder Kälte, Infektionen, Vergiftungen oder Traumata sein, psychisch sind es häufig berufliche Überlastungen, Konflikte, hohe Anforderungen an sich selbst, aber auch ein überraschender Glücksfall oder ein überlebter Unfall. Wenn einer Mutter in Kriegszeiten die Nachricht überbracht wird, dass ihr Sohn gefallen sei, so ist das eine in hohem Maße belastende und Stress auslösende Situation. Sollte diese Botschaft aber falsch gewesen sein und würde, kurz nachdem die Mutter sie erhalten hat, ihr Sohn in der Tür stehen, ist sie nicht einfach erleichtert und alle Anspannung ist vorüber. Im Gegenteil: Es kann passieren, dass sie einen Schlaganfall erleidet, weil die Überraschung und die Freude zu einer extremen körperlichen Belastung geführt haben.

Stress gehört zum Leben und kann positiv (*Eustress*) und negativ (*Distress*) sein. Dabei bedeutet *Eustress*, über die notwendige Anspannung und Erregung zu verfügen, um eine Aufgabe zu bewältigen und dabei trotz Schwierigkeiten und Hindernissen nicht aufzugeben und ferner den erforderlichen Ehrgeiz zu entwickeln, um Fortschritte zu machen. *Distress* hingegen ist Stress, der andauert – ohne Erfolg und Aussicht auf Veränderung – und der zu körperlichen und psychischen Symptomen führt.

Bei Dauerstress werden typische Symptome beobachtet:
1. Die allgemeine körperliche Erschöpfung führt zu einer erhöhten Anfälligkeit gegenüber Infektionskrankheiten.
2. Die Betroffenen klagen häufig über Kopf-, Rücken- und Nackenschmerzen, weil ihre Skelettmuskulatur ständig verspannt ist.
3. Es findet eine Veränderung und Ablagerung der Fette in den Gefäßen statt, was zu einer schlechteren Durchblutung führt. So erhöht sich das Infarktrisiko durch eine Sklerotisierung der Herzkranzgefäße beträchtlich.
4. Interesse und Potenz im sexuellen Bereich lassen oft nach, was zu weiteren partnerschaftlichen Spannungen führen kann.
5. Mit der Zeit entstehen Konzentrations- und Gedächtnisstörungen, und es kommen Gereiztheit, Aggressivität und Ungeduld oder Depression, Angst und Schlafstörungen hinzu.

6.2.2 Lebensverändernde Ereignisse und ihre Bedeutung

Welche Dinge im Leben und im Alltag führen nun eigentlich zu Stress? Und wann hat er positive Auswirkungen und wann negative? Dies kann sicherlich nicht generell beantwortet werden. Die amerikanischen Forscher Th. Holmes u. R. Rahe (1967) haben sich trotzdem damit beschäftigt, durch Befragungen herauszufinden, wie viel Bedeutung einzelne Lebensereignisse für die Betroffenen haben.

Die Eheschließung wurde als mittlerer Wert mit 50 Lebensveränderungseinheiten (LVE) festgelegt. Tabelle 6-2 gibt exemplarisch einige Werte aus zahlreichen Untersuchungen wieder.

Hier wird ersichtlich, dass sowohl bei positiven als auch bei negativen Ereignissen hohe Werte verzeichnet sind. Sie bedeuten für den einzelnen Eustress oder Distress. Ob das gleichzeitige Auftreten mehrerer lebensverändernder Ereignisse mit einer höheren Summe an LVE zu psychosomatischen Erkrankungen disponiert, ist noch ungeklärt.

Tabelle 6-2.
Ereignisse und ihre entsprechenden Lebensveränderungseinheiten (LVE).
(Nach Krech und Crutchfield et al. 1985)

Ereignis	Lebensveränderungseinheiten (LVE)
Tod des Partners	100
Scheidung	73
Trennung vom Ehepartner	65
Schwerer persönlicher Unfall oder Krankheit	53
Heirat	50
Verlust des Arbeitsplatzes	47
Versöhnung mit dem Ehepartner	45
Schwangerschaft	40
Tod eines engen Freundes/einer Freundin	37
Wechsel des beruflichen Aufgabenbereiches	36
Hervorragende persönliche Leistung	28
Schwierigkeiten mit dem Chef	23
Wohnungswechsel	20
Urlaub	13
Geringfügige Gesetzesübertretungen	11

6.3 Die Bedeutung von Angst und Stress im Krankenhausalltag

6.3.1 Persönlichkeit und Lebensstil einer Krankenschwester

Krankenschwestern und -pfleger haben relativ häufig eine depressive Persönlichkeitsstruktur. Ihnen ist es ein inneres Bedürfnis, zu helfen und zu pflegen, sie können aufopferungsfähig, geduldig und einfühlsam sein. Manch einer lebt dabei über seine eigenen Kräfte. Um dies zu veranschaulichen, soll die Lebensgeschichte einer 35-jährigen, ledigen Krankenschwester, die zeitweise unter starken Depressionen litt und in psychotherapeutischer Behandlung war, etwas ausführlicher dargestellt werden.

Praxisbeispiel

> Rita F. war das älteste von vier Kindern. Schon früh war sie es gewohnt, für ihre jüngeren Geschwister zu sorgen, da die Mutter durch ein Lungenleiden immer wieder Ruhe und Schonung brauchte und ihr Vater den ganzen Tag arbeiten ging. Es war ihr wichtig, die kranke Mutter zu entlasten, und sie wurde von ihren Eltern und Verwandten für ihren Verzicht und ihren Einsatz gelobt. Auch ihre Geschwister liebten sie sehr und genossen Ritas Fürsorge. Als Rita mit 17 Jahren die Schule beendet hatte, wollte sie gern einen Beruf erlernen, in dem sie mit Menschen Umgang haben würde und helfen könnte. Erzieherin, Kinderkrankenschwester oder Krankenschwester kamen für sie in Frage. Dabei war es gar nicht so leicht, einen Ausbildungsplatz zu bekommen. Als Verkäuferin oder Sekretärin wäre es leichter gewesen, aber Rita setzte alles daran, ihren Traumberuf zu er-

Praxisbeispiel (Fortsetzung)

lernen. Endlich erhielt sie den ersehnten Ausbildungsplatz. Mit großer Vorfreude und ein wenig Herzklopfen stand sie dann zum Kursbeginn vor der Krankenpflegeschule. Dem Unterricht folgte sie aufmerksam, und den Einsatz auf der ersten Station konnte sie kaum erwarten. Rita war überall eine gern gesehene Schülerin. Morgens war sie pünktlich, die Belange der Patienten lagen ihr am Herzen, und sie war tüchtig und schaute auch am Feierabend nicht so genau auf die Uhr. Sie fand immer etwas zu tun, war fleißig und den anderen Mitarbeitern gegenüber sehr freundlich. Oft ging sie noch in ihrer Freizeit mit alten, gebrechlichen Patienten spazieren. Obwohl sie ein Zimmer im Wohnheim hatte, war sie auch weiterhin oft zu Hause, um ihre Mutter zu unterstützen und ihren jüngeren Geschwistern bei den Hausaufgaben zu helfen. Für ihre Kolleginnen und Kollegen hatte sie immer ein offenes Ohr und war sehr hilfsbereit. Zeit für eigene Hobbys, Ausgehen oder tiefere Freundschaften blieb ihr allerdings nicht. Das ging auch nach der Ausbildung so weiter. Als ihre Geschwister selbst erwachsen wurden, war Rita bald als fröhliche Tante bei ihren Nichten und Neffen beliebt und half ihrer Mutter weiterhin im Haushalt.

Möglicherweise war es die Notwendigkeit, in der Familie helfen zu müssen, vielleicht entsprach es aber auch Ritas Persönlichkeit, ein derart aufopferndes Leben zu führen und sich nicht um sich selbst zu kümmern, sondern nur für andere da zu sein. So entzog sie sich jahrelang der Aufgabe, eigene Wünsche zu entwickeln, Interessen nachzugehen und Freundschaften aufzubauen. Sie wurde ja immer gebraucht und erfuhr dadurch viel Zuwendung und Dankbarkeit.

Als sie sich mit 34 Jahren jedoch in einen Patienten verliebte, war die Beziehung nur so lange unproblematisch, wie sich beide auf der Station jeden Tag sehen konnten. Als Herr G. aber nach der Entlassung mit Rita ausgehen wollte oder am Wochenende einen Ausflug plante, hatte Rita immer wieder Zeitprobleme, da sie der Station oder ihrer Familie verpflichtet war. Als sie dann endlich ein freies Wochenende hatte, lag sie mit einer Grippe im Bett, ein anderes Mal hatte sie eine Mandelentzündung.

Da Herr G. Rita sehr schätzte, versuchte er immer wieder, ein Treffen mit ihr auszumachen; er telefonierte mit ihr und schrieb ihr lange Briefe. Rita war darüber sehr erfreut, aber auch verunsichert und immer wieder, wenn sie sich auf ein Treffen einlassen wollte, kam ihr etwas dazwischen. Nach einer Weile zog sich Herr G. enttäuscht zurück. Rita war sehr betroffen, als seine Anrufe und Briefe langsam ausblieben und wurde immer trauriger. Sie war ständig müde und abgespannt, wenn sie sich aber hinlegte, konnte sie nicht schlafen; sie grübelte und machte sich Sorgen, warum ihr keine Freundschaften gelingen wollten. Zur Arbeit raffte sie sich gerade noch auf, konnte aber nichts mehr essen und auch ihrer Mutter und ihren Geschwistern nicht mehr helfen. Nach der Arbeit legte sie sich sofort wieder ins Bett oder saß stundenlang vor dem Fernseher, ohne von dem Programm etwas mitzubekommen. Ihre Stimmung wurde bedrückter, und sie

> **Praxisbeispiel (Fortsetzung)**
>
> hatte bei der Arbeit keine Freude mehr. Als ihr alles immer sinnloser erschien, wusste sie gar nicht mehr, warum sie überhaupt auf der Welt ist. Selbstmordgedanken kamen ihr immer häufiger in den Sinn. Ihre Kolleginnen und Kollegen fingen an, sich um Rita zu sorgen und fühlten sich mit der Zeit ohnmächtig und unfähig, sie aufzuheitern oder ihr zu helfen. Rita, die eigentlich immer gern gelebt hatte, hielt diesen Zustand irgendwann selbst nicht mehr aus und begab sich in psychotherapeutische Behandlung. Hier hatte sie anfangs zweimal wöchentlich, später seltener Gesprächstermine, in denen sie über ihre Enttäuschung in der Beziehung zu Herrn G. und ihre Überforderung in Krankenhaus und Familie sprechen konnte.

Rita F. wurden mit der Zeit folgende Probleme deutlich:
- Die Fürsorge für ihre Geschwister, ihre Mutter und die Patienten gab ihr das Gefühl, gebraucht und geliebt zu werden.
- Sie erhielt so die Sicherheit, nie alleine zu sein.
- Sie lebte lange Jahre in symbiotischen Beziehungen, d. h. sie war für andere da und erhielt dafür Lob und Anerkennung.
- Schwierig wurde es, als die Freundschaft mit Herrn G. sie zwang, ihre bisherigen Beziehungen neu zu bestimmen.
- Ihre Krankheiten waren ein Ausdruck für ihre Überforderung und eine Rückzugsmöglichkeit, um sich nicht entscheiden zu müssen.
- Sich von den Bedürfnissen der Familie abzugrenzen, bedeutete Aggressivität und erzeugte die Angst, die Liebe der anderen zu verlieren.
- Grundlegend für Ritas Probleme war eine innere Haltung, sich selbst nicht für liebenswert zu halten. Sie dachte, nur aufgrund ihrer Fürsorge, nicht aber um ihrer selbst willen geliebt zu werden.
- Plötzlich führten ihre Ängste vor Verlust und Einsamkeit sie in eine Sackgasse. Entweder sie verlor die Anerkennung ihrer Familie oder die Freundschaft zu Herrn G.

Welche Möglichkeiten sehen Sie für Schwester Rita, ihre Ängste vor Einsamkeit und Selbstständigkeit zu meistern?

6.3.2 Stress im Krankenhaus

Stress ist sicher allen Schwestern und Pflegern bekannt. Insbesondere wenn vieles zusammenkommt – mehrere Telefonanrufe, Patienten, denen es besonders schlecht geht, eine Neuaufnahme und der Routineablauf (Übergabe, Grundpflege oder Visite) – weiß man manchmal nicht mehr, wo man anfangen soll.

Ob solche Bedingungen zu einer momentanen Überforderung führen, die durch Ruhe und systematisches Arbeiten wieder abgebaut werden können, oder ob sie zu einer Dauerbelastung mit psychischen oder somatischen Folgen führen, hängt von zweierlei ab: Erstens, ob die Arbeitsbedingungen *ständig* so sind und zweitens, ob die/der einzelne Schwester/Pfleger sich selbst schützen kann. Um eine belastende Situation zu verändern, sollte man zunächst eine Analyse der Arbeitssituation vornehmen. Dazu können folgende Punkte helfen:

- Liegt die Belastung an unzureichenden äußeren Arbeitsbedingungen wie: zu wenig Personal, zu wenig technische oder pflegerische Hilfsmittel, lange Wege, umständliche Organisation o. Ä.?
- Besteht ständiger Zeitdruck, sind Überstunden und fehlende Pausen die Regel?
- Sind die zu erledigenden Aufgaben unklar eingeteilt? Weiß keiner so recht, was er tun soll und wofür er zuständig ist? Ist die Verantwortung zu groß?
- Gibt es Spannungen und Rivalität unter den Kolleginnen und Kollegen oder mit der Stationsleitung?
- Bleiben Anerkennung und Lob völlig aus?

Sollten verschiedene Punkte dieser Liste oder weitere Schwierigkeiten im Stationsalltag auf Dauer vorliegen, ist es sehr wichtig, darüber miteinander ins Gespräch zu kommen, sodass die Situation verändert werden kann. Da die Belastungen alle oder die meisten Mitarbeiter betreffen, sollte ein gemeinsames Ansprechen der Probleme möglich sein.

Etwas anderes ist es, wenn Stress und Anspannung stärker aus dem Privatleben oder der Persönlichkeit des Einzelnen resultieren. Auch hier gibt es häufig auftretende Problembereiche, die bedacht werden sollten:

- Gibt es z. Z. einschneidende Ereignisse, die stark belasten: Partnerschaft, Krankheit bei sich selbst oder in der Familie, Schwierigkeiten mit Kindern oder Eltern, Wohnortwechsel o. Ä.?
- Hat man an sich selbst sehr hohe Erwartungen, meint man, man müsste immer alles im Griff haben und ist enttäuscht, wenn man nicht alles auf einmal schafft?
- Besteht der Anspruch, dass man mit allen Menschen gut auskommen müsste?
- Gibt es keine Hoffnung auf Veränderung mehr? Hat man bereits resigniert?
- Hat man die Warnsignale des Körpers schon lange übersehen?

Manchem Fehlverhalten liegen auch unbewusste Ängste zugrunde. Nun verbessert weder eine Analyse der Situation noch ein Verstehen der Zusammenhänge die Krise sofort und vollständig. Aber beides sind erste und wichtige Schritte und die Grundlagen für Veränderungen, die im Folgenden durch einige Tipps zur Bewältigung stressreicher Situationen ergänzt werden:

- Es ist wichtig, seine momentane Situation ändern zu wollen.
- Verschiedene Wege der Veränderung sollten überprüft werden. Kann man es alleine schaffen oder braucht man Unterstützung? Möglicherweise sind Teambesprechungen unter Kollegen, Gespräche mit dem Partner oder Freunden oder therapeutische Beratung hilfreich.
- Nach einer Analyse folgt eine konkrete Planung dessen, was man verändern möchte und wie es geschehen soll.

- Die Konsequenz des Erprobens neuer Verhaltensweisen oder Positionen gegenüber einer schwierigen Situation sollte schriftlich festgehalten werden. Was habe ich heute ausprobiert? Wie ging es mir dabei? War ich froh oder enttäuscht? Waren meine Ziele zu hoch gesteckt? Wie könnte ich es das nächste Mal anders machen? Welchen Bereich will ich neu anpacken?
- Entspannungsübungen (Kap. 3.3.2), geregelte Mahlzeiten, Pausen, ausreichender Schlaf und Bewegung sind wichtige und ergänzende Verhaltensformen.

7 Aggression und Coping als Formen der Lebensbewältigung

7.1 Hypothesen zur Aggressionsentstehung

7.1.1 Grundlagen

Aggressivität ist nicht nur eine zerstörerische, willkürliche Gewalt, sondern kann als ein weites Spektrum aktiver Energie gesehen werden.

Aggressivität hat etwas mit „für sich sorgen", „Aufbau einer eigenen Welt", „Durchsetzung eigener Wünsche und Interessen", also mit Individuation zu tun. Die andere, bekanntere Seite ist das Verletzen der Rechte und Ignorieren der Bedürfnisse anderer durch Schweigen, Schlagen oder Schreien. Im Spannungsfeld dieser Pole haben sich mehrere Theorien zur Aggressionsentstehung gebildet, die im Folgenden beschrieben werden.

7.1.2 Aggression als Trieb

Die Triebtheorie wurde von S. Freud in Zusammenhang mit den Erfahrungen des ersten Weltkriegs entwickelt. Angesichts von Leid und Elend, die die Menschen sich durch Kriege selbst zufügen, postulierte er einen Todestrieb im Menschen. Wie er zuvor schon den Lebens- und Lusttrieb (Eros) beschrieben hatte, fügte er seinen Theorien nun auch eine Lust am Zerstören, am Verletzen und an Kämpfen (Thanatos) hinzu. Eine Kraft, die im Tierreich im Kampf ums Revier, in Balz- und Rangplatzkämpfen und im Schutz der Art und der Jungen ausgedrückt wird. Freud leitete daraus eine angeborene Kraft im Menschen ab, die die persönlichen Rechte und Bedürfnisse der Familie, der Sippe, notfalls auch die des Volkes gegen ethische und humanitäre Richtlinien durchsetzt. Da der Mensch aber nicht nur Spielball dieser Kräfte ist, sondern durch seinen Verstand und seine Moralvorstellungen in der Lage ist, sie zu steuern, beschrieb Freud verschiedene Formen der Aggressionslenkung. Einerseits kann diese Energie in einen zielstrebigen, engagierten Lebensstil oder in sozialem Engagement Ausdruck finden. Andererseits führen sportliche Aktivitäten, Holz hacken oder ein „Großeinsatz" im Garten dazu, körperliche Energien sinnvoll einzusetzen.

7.1.3 Aggression als Folge von Lernzwängen

Eine andere Theorie zeigt, dass Aggressivität durch entsprechende Vorbilder gelernt wird. Die Untersuchung von A. Bandura (Kap. 1.2.3) beschrieb bereits das aggressive Verhalten von Kindern nach dem Betrachten von Filmen. Eine bekannte Variante ist die Weitergabe von Aggressivität z. B. durch den vom Arbeitsplatz wütend heimkehrenden Mann an seine Frau, die wiederum das Kind ausschimpft, das seinerseits den Hund quält. Wut an den nächst Schwächeren weiterzugeben, ist ein häufig praktiziertes Modell.

Bei dem Lernmodell wird davon ausgegangen, dass aggressives Verhalten auch „umgelernt" werden kann und dazu drei Stufen notwendig sind:

1. *Orientierung*
- Zunächst wird analysiert, warum jemand aggressiv war, in welcher Situation, welchen Personen gegenüber, wie sich die Aggressivität ausgedrückt hat und wie häufig sie vorkommt.
2. *Umlernen*
- Auf der zweiten Stufe wird versucht, eine Änderung herbeizuführen. Alternatives Verhalten wird belohnt, Ermutigung statt Strafe als Erziehungsmittel verwendet oder eine Veränderung der Beziehungen oder Orte vorgenommen (z. B. ein Kind kommt in eine andere Kindergartengruppe).
3. *Kontrolle*
- Eine Überprüfung, ob sich das aggressive Verhalten mit Hilfe der durchgeführten Maßnahmen verbessert hat, führt dazu, dass die Methoden fortgesetzt, verändert oder beendet werden. Meistens handelt es sich bei diesem Umlernen natürlich um ineinander greifende Schritte.

7.1.4 Aggression als Folge von Konflikten

Eine weitere Theorie beschreibt Spannungen, die in einem einzelnen Menschen stattfinden können und entweder zur Frustration (Enttäuschung), Regression (Rückzug) oder Aggression (Wut) führen. Welche Reaktion durch entsprechende Konflikte hervorgerufen wird, liegt an der Persönlichkeit des einzelnen und an Ort und Zeit des Geschehens. Die Schwierigkeiten entstehen durch drei verschiedene Arten widersprüchlicher Motive.

1. *Appetenz-Aversions-Konflikt*
- Hier treffen der Wunsch nach etwas (lat. appeto = nach etwas greifen, trachten, streben) mit dem Gefühl zusammen, das Gewünschte gleichzeitig abzulehnen (lat. aversor = sich abwenden). Dies bewirkt eine starke Ambivalenz und innere Spannungen, die dazu führen können, aggressiv zu reagieren.

Praxisbeispiel

So kann es z. B. vorkommen, dass eine Schwester den Wunsch hat, am Feierabend alles ordentlich zu hinterlassen und bei den pflegebedürftigen Patienten nach dem rechten gesehen zu haben. Gleichzeitig ärgert sie sich über ihre vielen Überstunden und über die Tatsache, immer die Letzte zu sein, die nach Hause geht. Als die Nachtwache sie noch kurz etwas fragen will, wird sie wütend, schimpft und macht der Nachtwache ungerechtfertigte Vorwürfe. Ihr dauernder Konflikt hat diesen aggressiven Ausbruch bewirkt.

2. *Appetenz-Appetenz-Konflikt*
- Das Problem, mehreres gleichzeitig zu wollen, führt natürlich unweigerlich zu Spannungen, ob es sich dabei um den Wunsch nach Karriere und viel Freizeit, Anschaffungen und Urlaub oder das Verbinden von Berufstätigkeit und Familie handelt. Besonders Letzteres ist für viele Frauen ein ständiges Problem.

Praxisbeispiel

Schwester Irmgard ist 42 Jahre alt und ihre Kinder sind „aus dem Gröbsten heraus". Seit einem Jahr arbeitet sie wieder im Krankenhaus, und da sie sich sehr einsetzt, wird ihr nun die Stationsleitung angeboten. Das hieße, dass sie einen Kurs in Stationsführung absolvieren und manche Verwaltungstätigkeiten neu lernen müsste. Ihre Kinder will sie aber weiterhin bei den Hausaufgaben betreuen und dafür sorgen, dass es einmal am Tag warmes Essen gibt. Der Wunsch, eine gute Mutter zu sein und Bestätigung in und durch den Beruf zu erfahren, führte in den folgenden Wochen zu ständigen Auseinandersetzungen und Streitereien mit ihrem Mann. Erst eine Lösung des Konfliktes kann wieder Entspannung bringen.

3. *Aversions-Aversions-Konflikt*
- Hier liegt das Problem darin, verschiedene Möglichkeiten der Gestaltung einer Situation abzulehnen und keine Alternative zu haben. Dies führt unweigerlich zu einer bedrückten Lebenseinstellung und lässt den Betroffenen resignieren. Diese Hilflosigkeit führt tendenziell zu indirekten Aggressionsäußerungen.

> **Praxisbeispiel**
>
> Ein Beispiel ist Pfleger Uwe, der mangels Möglichkeiten und Engagement schon 20 Jahre auf einer Station für chronisch kranke Psychiatriepatienten arbeitet. Die Arbeit ist zermürbend und zu anstrengend, jedoch scheint ihm ein Stationswechsel unmöglich, da er die Entwicklung der Akutmedizin in den letzten Jahren nicht mehr verfolgt hat. Er lässt seine Aggressionen oft in Sticheleien an Patienten oder Mitarbeitern aus und verweigert sich bei unangenehmen Aufgaben, indem er sie vergisst oder auf Praktikanten abschiebt.

Finden Sie in kleinen Gruppen weitere Beispiele aus dem Alltag oder dem Krankenhaus für die fünf Aspekte der Aggressionsentstehung:
1. Aggression als Trieb,
2. Aggression als Lernfolge,
3. Aggression als Folge eines Appetenz-Aversions-Konflikts,
4. Aggression als Folge eines Appetenz-Appetenz-Konflikts,
5. Aggression als Folge eines Aversions-Aversions-Konflikts.

7.2 Abwehr und Coping

Aggressivität ist eine Eigenschaft, die in unserer Gesellschaft nicht akzeptiert wird. Doch es gibt noch weitere, die zumindest verborgen bleiben sollten: Eifersucht, Schwäche und Angst, Enttäuschung, Stolz, Ehrgeiz usw. Da sie aber trotzdem existieren, müssen sie häufig versteckt bzw. abgewehrt werden. Sie werden aus dem bewussten Erleben und Verhalten ins Unbewusste abgedrängt und führen so zu einem angepassten Lebensstil. Bei einigen Gelegenheiten ist es sinnvoll, dies zu tun, zuweilen führen gerade die Abwehrmanöver zu neuen Problemen. Deshalb unterscheidet man zwischen *Abwehr* (ungesunde Abdrängung wichtiger Gefühle) und *Coping* (Bewältigung schwieriger Lebenssituationen). Oft kann nur im Einzelfall entschieden werden, ob die gewählte Form der Anpassung gut oder schlecht ist; deshalb sollen die typischen Abwehrmechanismen im Folgenden ohne Wertung dargestellt werden.

- *Verdrängung:*
  Unangenehme oder unerlaubte Gefühle werden aus dem Bewusstsein ausgegrenzt und „vergessen". Eventuell machen sie sich dann in Träumen, Fehlhaltungen oder Krankheiten bemerkbar. So kann jemand z. B. die Verabredung zu einer Party vergessen, weil er befürchtet, dort auf Gäste zu treffen, denen er nicht begegnen möchte.

- *Verschiebung:*
  Hier werden Affekte auf jemanden oder etwas anderes verschoben, der oder das weniger gefährlich erscheint. So kommt es vor, dass ein Angestellter sich eigentlich über seinen Chef ärgert, diesen Ärger aber statt an den Chef an seine Untergebenen weitergibt.
- *Sublimierung:*
  Diese Form, Energie und Kräfte nicht direkt auszuleben, hat zur Gestaltung vieler schöner und sinnvoller Dinge geführt. So entstehen Kulturgüter wie Gedichte, Gemälde oder Kunstwerke oft deshalb, weil der Künstler dort seinen Empfindungen von Lust oder Wut Ausdruck verleihen kann. Auch Sport und Bewegung lenken Gefühle in gesellschaftlich akzeptierte Bahnen.
- *Rationalisierung:*
  Häufig neigen „Kopfmenschen" dazu, heftige Gefühle oder Fehlverhalten im Nachhinein durch eine Scheinbegründung vor sich selbst und anderen zu rechtfertigen. So schlägt jemand z. B. aus Ärger die Tür zu und führt hinterher als Entschuldigung die starke Zugluft an, die das Schlagen der Tür bewirkt haben soll.
- *Identifikation:*
  Besonders schwache oder gedemütigte Menschen neigen dazu, sich mit Autoritäten, Gesetzen oder Regeln zu identifizieren. Dadurch fühlen sie sich dann selbst stark und können ihrerseits andere unter Druck setzen.
- *Projektion:*
  Dies ist eine häufige Abwehrform, um eigene unangenehme Gefühle, Unzulänglichkeiten oder unmoralische Wünsche bei sich nicht wahrzunehmen. Sie werden in einen anderen (den Partner, den Chef, die Nachbarn, die Ausländer) projiziert, wonach der andere dann für sein Verhalten verurteilt werden kann.
- *Konversion:*
  Hier handelt es sich um ein Phänomen, das stark gesellschaftlich mitgeprägt wird. Nicht akzeptierte Gefühle werden in körperliche Symptome umgewandelt. So kennt man z.B. psychogene Blindheit, Taubheit, oder Lähmungen, die damit verbunden sind, dass die Betreffenden Peinliches oder Verbotenes nicht sehen, hören oder tun wollen.
- *Regression:*
  So nennt man das Zurückfallen in eine frühere Entwicklungsstufe, um Verantwortung zu vermeiden. Gerade bei Kindern, die ein neues Geschwisterchen bekommen wird dies häufig beobachtet. So macht eine 7-Jährige plötzlich wieder in die Hose oder kann nur noch mit Schnuller einschlafen, obwohl sie dieses Verhalten schon längst abgelegt hatte.

7.3 Die Bedeutung von Aggression und Abwehr im Krankenhaus

7.3.1 Aggressives Verhalten im Kontakt mit Patienten

Aggression ist ein Thema, das eigentlich gar nicht ins Krankenhaus passt. Hier will man doch dem kranken, gebrechlichen und leidenden Menschen beistehen und helfen. Krankenschwestern erscheinen dem Patienten häufig eher wie Engel, als wie Menschen mit vielfältigen Gefühlen. Und doch ist es unmöglich, dass Pflegefachkräfte nicht auch mal überarbeitet, unausgeglichen, gekränkt oder enttäuscht sind, sodass widersprüchliche Interessen in ihnen zu Konflikten führen und sie gereizt und wütend reagieren lassen.

> Welche Erfahrungen Erlebnisse mit Aggressivität haben Sie im Umgang mit Patienten bereits gemacht? Sammeln Sie Beispiele.

Man unterscheidet drei verschiedene Formen der Aggressionsäußerung:

1. Die offene Aggression
Sie lässt sich noch in brachiale (d. h. handgreifliche) und verbale (d. h. sozialisierte) Aggression unterteilen. Obwohl es von allen Beteiligten unerwünscht ist, kommt es trotzdem vor, dass Schwestern oder Pfleger Patienten grob anfassen, barsch aus dem Bett ziehen, anschreien oder zurechtweisen.

2. Die verdeckte Aggression
Häufiger kommt es im Krankenhaus sicherlich zu verdeckten Aggressionen, so z. B., wenn ein Patient dafür „bestraft" wird, dass er zur unpassenden Zeit auf das Becken wollte oder mit einer Diät unzufrieden war. Man kann ihn unverhältnismäßig lange auf dem Topf sitzen lassen oder bei den nächsten Mahlzeiten nicht genau kontrollieren, ob die Diät auch stimmt. Schwestern und Pfleger haben so manche Möglichkeit, den Patienten beim Verbandwechsel, beim Lagern oder beim Verabreichen einer Spritze mehr Schmerzen zuzufügen als nötig.

3. Die stellvertretende Aggression
Sie bekommen die Patienten oft zu spüren, da sie das schwächste Glied der Kette sind. Spannungen im Team, mit Vorgesetzten oder Ärzten/innen werden dann zu ihren Lasten ausgetragen. So kann eine Auseinandersetzung über die Zimmerbelegung dazu führen, dass Patienten zusammengelegt werden, obwohl man Spannungen erwarten muss, nur um den anderen Mitarbeitern zu beweisen, dass man die bessere Menschenkenntnis hat. Oder die sich widersprechenden Anordnungen verschiedener Ärzte (Bettruhe, langsam mobilisieren) führen dazu, den verunsicherten Patienten als unkooperativ zu bezeichnen.

Es ist wichtig, solche Formen von Aggressivität weder zu leugnen noch die betreffende Pflegefachkräfte zu verurteilen, sondern nach Wegen zu suchen, um die Ursachen zu beseitigen.

> Werten Sie die bereits gesammelten Beispiele anhand der Einteilung in offene, verdeckte und stellvertretende Aggressionen aus. Überlegen Sie in drei Gruppen Lösungen für die berichteten Situationen.

7.3.2 Formen der Abwehr im Krankenhaus

Nicht alle Spannungen zwischen Pflegepersonal und Patienten gehen ursächlich von den Pflegefachkräfte aus. Patienten sind Menschen in besonderen Belastungs- und Krisensituationen mit entsprechendem Schutzverhalten. Gerade die Regression ist ein im Krankenhaus übliches Abwehrverhalten gegen Ängste, Überforderung und Anspannung.

So kommt es vor, dass Patienten sich in der Atmosphäre eines Krankenhauses geborgen fühlen und sich einfach fallen lassen. Von Seiten der Schwestern und Pfleger wird dieses regressive Verhalten häufig (unbewusst) gefördert und unterstützt. Es wird unausgesprochen erwartet, dass Patienten nur Nachtwäsche oder Jogginganzüge tragen, um jederzeit untersucht oder behandelt werden zu können. Sie sollten sich auch am besten im Bett aufhalten, damit man sie für die Verrichtung pflegerischer oder medizinischer Maßnahmen nicht suchen muss. Darüber hinaus gibt es in den Zimmern oft nicht einmal für jeden Patienten einen bequemen Stuhl. Patienten werden gemocht, wenn sie sich kooperativ zeigen, tun was ihnen vorgeschlagen oder verordnet wird und akzeptieren, dass die Krankenhausmitarbeiter auf Grund ihrer Erfahrungen wissen, was das Beste ist.

Für viele Patienten – und auch für den Behandlungs- und Genesungsverlauf – ist eine solche Regression zunächst einmal hilfreich. Stress und Anforderungen des Alltags können ruhen und die Patienten genießen es, das Essen ans Bett gebracht zu bekommen, beim Ankleiden, Einreiben und beim Anlegen von Verbänden Hilfe zu erhalten, sich zu schonen und sich ganz auf sich selbst konzentrieren zu können. Sie erhalten Geschenke und Blumen von Besuchern, können endlich einmal in Ruhe ein Buch oder die Tageszeitung lesen, fernsehen, mit Mitpatienten plaudern, zum Frisör oder zum Kaffeetrinken gehen. So können sie langsam wieder laufen, greifen oder sprechen lernen und in Ruhe überdenken, was sich durch die Krankheit verändert hat. Vielen Patienten tut eine solche Zeit des Rückzugs gut und dient der Genesung.

Schwierig wird es, wenn Patienten die Behandlung gut überstanden haben und wieder selbständiger werden sollen, aber trotzdem in der Regression verharren. Dann können Heilungsprozesse stagnieren, Fortschritte erlahmen und die Patienten für weitere Krankheiten (Infektionen, Entzündungen, Versteifungen) anfälliger werden. Die Aufgabe der Pflegefachkräfte liegt darin, diese pathologische Verzögerung der Regression zu erkennen und eine Beendigung zu unterstützen. Dabei hilft es besonders, Fortschritte der Patienten zu loben und ihr Engagement zu fördern. Weiterhin helfen Erklärungen, aus welchen Gründen nun allmählich Medikamente abgesetzt oder Gehübungen anstrengender werden und welche Diät oder Bewegungsübung für den Gesundungsprozess nötig ist. Die Selbstständigkeit der Patienten muss durch Absprache im Team gefördert werden. Unter Umständen ist es sinnvoll, bei einem langen Verharren in der Regression, Angehörige in die Unterstützung mit einzubeziehen oder die Hilfe weiterer Mitarbeiter (Diätassistenten/innen, Bewegungstherapeuten/innen, Sozialarbeiter/innen) in Anspruch zu nehmen. Sie können von ihrem Aufgabenbereich her Anstöße geben und mithelfen die Zukunft des Patienten zu klären.

Haben Sie bereits regressives Verhalten bei Patienten erlebt? Wie sind Sie damit umgegangen? Welche Wirkung zeigte ihr Handeln?

8 Was uns in Bewegung bringt

8.1 Motive, Motivation, Motivieren

8.1.1 Die Bedürfnisstruktur

Für die Begriffe „Motiv" oder „Motivation" lassen sich eine Menge anderer Worte finden, die in unterschiedlichen Zusammenhängen gebraucht werden. So spricht man auch von einem Bedürfnis oder Wunsch, dem Interesse, Vorsatz oder Drang, der Absicht, Neigung oder Lust. Auf jeden Fall handelt es sich um einen nicht beobachtbaren Faktor, der einer Handlung zugrunde liegt. Um trotz der Vielfalt der Begriffe und der Unterschiedlichkeit der steuernden Faktoren über Gemeinsames sprechen zu können, haben Forscher sich um Beschreibungen und Gruppierungen von Motiven bemüht.

> Beschreiben und besprechen Sie die Gemeinsamkeiten und Unterschiede der verschiedenen oben genannten Begriffe.

So unterscheidet man zum einen primäre und sekundäre Motive. Hunger und Durst, das Bedürfnis nach Schlaf und Sauerstoff und im weiteren auch das nach Sexualität (zur Arterhaltung) zählen zu den primären, den grundlegenden Motiven menschlichen Handelns. Die sekundären Motive kommen durch Erfahrung und den Umgang mit anderen Menschen hinzu. Darunter versteht man z. B. das Bedürfnis nach Wertschätzung, Liebe und Anerkennung, nach Sicherheit und nach Kontakt. Auch wenn der Mensch ohne die Befriedigung dieser sekundären Motive nicht gleich zugrunde geht, so greift ihr Fehlen doch in das psychische Gleichgewicht ein und kann zu Problemen und Störungen führen.

Eine sehr bekannte Einteilung von Motiven stammt von A. H. Maslow (1954) und ist unter dem Begriff „Bedürfnishierarchie" bekannt geworden (Abb. 8-1). Die unterste Stufe bilden physiologische Bedürfnisse. Sie entsprechen den primären Motiven der oben genannten Aufteilung und müssen befriedigt sein, damit weitere Wünsche überhaupt spürbar werden und nach Erfüllung drängen. Die sekundären Motive sind bei Maslow

Abb. 8-1.
Bedürfnishierarchie nach A. H. Maslow

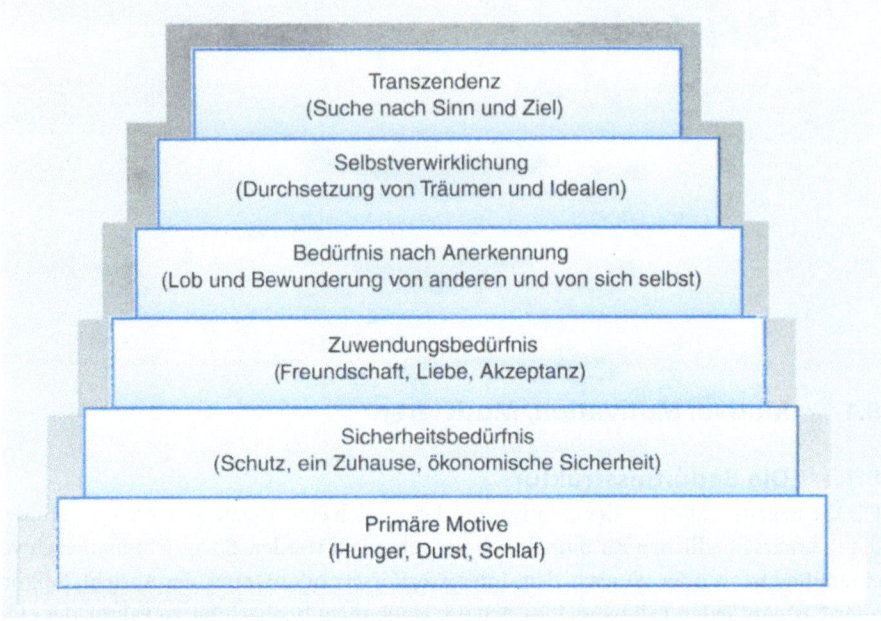

nach Wichtigkeit sortiert und bauen aufeinander auf. Die folgende Graphik veranschaulicht das Modell.

Allerdings entsteht nicht jede Motivation aus einem Mangel. So geht es einerseits zwar, wenn in Krisenzeiten Hunger herrscht, darum, irgendetwas Essbares zu finden; wenn jedoch ein gewisser Sättigungs- und Versorgungsstandard vorhanden ist, wird auch Hunger nicht mehr mit jedem beliebigen Nahrungsmittel gestillt. Dann erhalten Essgewohnheiten, Appetit, Anrichtung der Speisen und gemeinsames Essen einen höheren Stellenwert. Andererseits kann die Nichtbefriedigung „höherer" Bedürfnisse so einschneidend sein, dass grundlegende Motive ihre Bedeutung verlieren. Bei Liebeskummer oder Trauer kann der Wunsch nach Zuwendung, Trost und Beistand so stark sein, dass über Tage und Wochen oder gar Monate keinerlei Hunger verspürt wird. Das Ineinandergreifen (unbewusster) Motive lässt sich an einer schematischen Darstellung verständlich machen (Abb. 8-2).

Abb. 8-2.
Der allmähliche Wandel der relativen Bedeutsamkeit der fünf Haupkategorien der Bedürfnisse nach A.H. Maslow. (Nach Krech und Crutchfield et al. 1985)

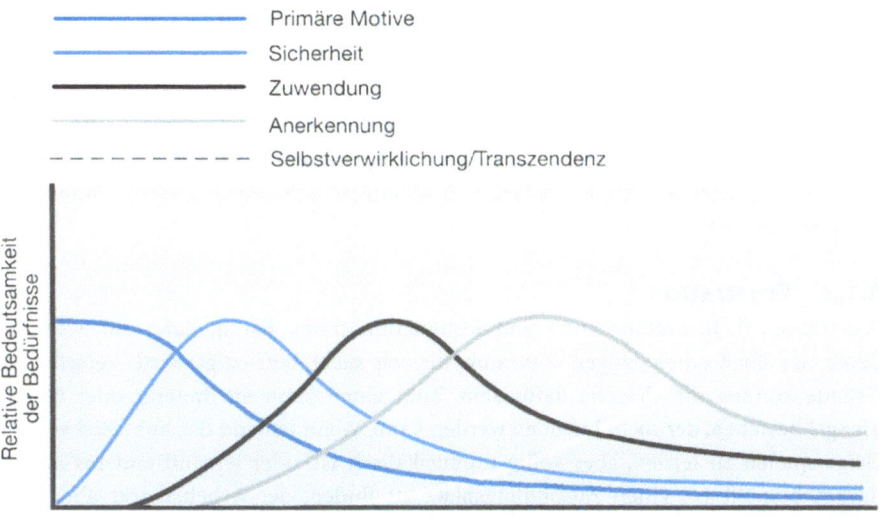

8.1.2 Analyse eines Motivations-Befriedigungs-Zyklus

Da im Krankenhaus im Allgemeinen alles dafür getan wird, dass die physiologischen Bedürfnisse der Patienten befriedigt werden, leiden diese eher an Defiziten im Bereich der sekundären Motive.

> **Praxisbeispiel**
>
> Ein Beispiel dafür ist Herr F., den es belastet, dass er durch einen Arbeitsunfall die Beweglichkeit seiner rechten Hand eingebüßt hat und wahrscheinlich in seinen Beruf als Schlosser nicht mehr zurückkehren kann. Immer wieder quält ihn die Unsicherheit, die diese Einschränkung für ihn als Arbeitnehmer und als Familienvater mit sich bringt. Wie soll es nach dem Krankenhausaufenthalt weitergehen? Was soll mit den Schulden passieren, die ihn und seine Familie durch den Hausbau belasten? Die Gedanken von Herrn F. kreisen um sein Sicherheitsbedürfnis, alles andere tritt dahinter zurück.

Die **Erwartungsphase** (1) bestimmt sein gesamtes Reden und Tun. Mit seinen Besuchern, Mitpatienten und auch mit den Schwestern, Pflegern und Ärzten/innen seiner Station spricht Herr F. über nichts anderes mehr. In jeder Visite, bei verschiedenen physikalischen Anwendungen und Übungen thematisiert er sein Problem. Nachdem dies eine ganze Zeit anhielt, kann man bei ihm die **Phase des instrumentellen Verhaltens** (2) beobachten. Herr F. versucht nun aktiv seine Situation zu verändern, indem er vom Krankenhaus aus Kontakt mit seinem Arbeitgeber aufnimmt und sich bei der Sozialarbeiterin meldet, um Fragen der Rehabilitation und Umschulung zu besprechen. Durch dieses Engagement kommt es zur **Endhandlung** (3), in der er nach telefonsicher Rücksprache mit mehreren Rehabilitationseinrichtungen geklärt hat, dass es für ihn und seine Erkrankung das Beste sei, einen weiteren Genesungsprozess einzuleiten, ehe er an eine Arbeitsplatzveränderung denken müsste. Auch sein Arbeitgeber unterstützt ihn bei seinem Vorhaben. Damit tritt das Stadium der **Sättigung** (4) ein, in dem Herr F. zur Ruhe kommt und diese starke Bedürfnissituation zunächst ein Ende findet. Was ihn bewegte und unruhig machte, hatte er geklärt, nun konnte er sich wieder anderen Fragen und Themen zuwenden.

8.1.3 Frustration

Frustration, d. h. Enttäuschung und Resignation treten häufig dann auf, wenn ein Bedürfnis über einen langen Zeitraum hinweg nicht befriedigt wird. Verschiedene Gründe können die Ursache dafür sein. Zum einen kann ein innerer oder äußerer Mangel bestehen, der nicht behoben werden kann. Wenn jemand das hohe Ziel verfolgt, Geige spielen zu lernen, aber völlig unmusikalisch ist, oder jemand anderes intensiv darum bemüht ist, einen Ausbildungsplatz zu finden, der Arbeitsmarkt aber keine Möglichkeit bietet, dann stehen am Ende langwieriger Bemühungen statt Erfolg und Sättigung Frustration und Mutlosigkeit. Zum anderen können mehrere oder widersprüchliche Motive einen Menschen so blockieren, dass er nicht in der Lage ist, sein erstrebtes Ziel zu erreichen. Die bereits in Kap. 7.1.4 beschriebenen Konflikte können statt zu Aggression auch zu Frustration und Rückzug führen und sich in neurotischen Störungen, psychosomatischen Erkrankungen oder Suchtverhalten äußern.

Überlegen Sie (in drei Gruppen), welche Folgen die in Kap. 7.1.4 beschriebenen Konflikte hätten, wenn die betroffenen Personen statt aggressiv zu reagieren, frustriert wären und diese Enttäuschung verbal oder nonverbal ausdrücken würden:
- Frustration als Folge eines Appetenz-Aversions-Konflikts.
- Frustration als Folge eines Appetenz-Appetenz-Konflikts.
- Frustration als Folge eines Aversions-Aversions-Konflikts.

8.2 Bedürfnisse und Konflikte im Krankenhausalltag

8.2.1 Die Maslow-Bedürfnispyramide im Krankenhaus

Anhand der Bedürfnishierarchie sollen im folgenden Pflegetätigkeiten auf ihre Bedeutung für den Patienten hin analysiert werden.

Physiologische Bedürfnisse

Für Essen und Trinken wird im Krankenhaus selbstverständlich gesorgt. Dabei ist es die Aufgabe der Pflegekräfte, darauf zu achten, dass jeder Patient das richtige Essen, die richtige Schonkost oder Diät erhält und die Mahlzeiten den Fähigkeiten des Patienten entsprechend angerichtet werden. Es bedarf großen Fingerspitzengefühls, dem Patienten einerseits das Essen zu erleichtern und ihm andererseits nicht zu viel von seiner Selbstständigkeit zu nehmen. Auch für Ruhe in der Nacht, für ausreichende Belüftung der Zimmer und für die Wärmeregulierung sind – besonders bei bettlägerigen oder frisch operierten Patienten – die Pflegefachkräfte zuständig. Der Bereich der Sexualität muss im Krankenhaus im Allgemeinen zurückgestellt werden und macht sich höchstens indirekt durch anzügliche Bemerkungen oder durch Patientenfreundschaften bemerkbar.

Sicherheitsbedürfnis

Ein Stück Sicherheit erfahren viele Patienten durch die wachsende Vertrautheit mit ihrem Zimmer, der Station und den Mitarbeitern. Besonders bei Verlegungen in ein anderes Zimmer oder auf eine andere Station wird bei vielen Patienten diese Sicherheit erschüttert, was einfühlsame Hilfestellung durch die verlegenden oder aufnehmenden Schwestern oder Pfleger notwendig macht. Auch Wechsel oder Urlaubsvertretung des Stationsarztes/der Stationsärztin, neue Medikamente, unbekannte Untersuchungsmethoden oder Therapien verunsichern Patienten häufig. Hier sind die Erklärung oder die Begleitung durch vertraute Personen (evtl. auch das Hinzuziehen von Angehörigen) hilfreich.

Zuwendungsbedürfnis

Die Bedeutung eines freundlichen Wortes oder einer hilfreichen Geste durch Schwestern oder Pfleger wird häufig unterschätzt. Viele Patienten meinen, sich stark und tapfer zeigen zu müssen und gehen durch den Krankenhausablauf „ohne mit der Wimper zu zucken". Und doch ist es die tröstende Hand vor dem Operationssaal oder das ermutigende Wort vor einem Eingriff, was viele Patienten brauchen. Hier sind Einfühlungsvermögen und Verständnis der pflegenden Mitarbeiter von besonderer Bedeutung, da sie es meistens sind, die die Patienten an solche kritischen Orte begleiten.

Bedürfnis nach Anerkennung

Lob und Ermutigung werden meistens erst im Verlauf der Behandlung bedeutsam. So brauchen viele Patienten Unterstützung bei der Genesung, bei anstrengenden und mühsamen Rehabilitationsschritten, bei Rückschlägen und Schmerzen. Hier hilft die Erfahrung der Schwestern und Pfleger, um Patienten angemessen zu loben und zu ermutigen.

Bedürfnis nach Selbstverwirklichung und Transzendenz

Diese Bedürfnisse leben Patienten oft stärker mit sich alleine, mit Angehörigen und Freunden oder in Gesprächen und geheimen Rivalitäten mit Mitpatienten aus. Hier werden ehrgeizige Ziele gesteckt („Ich bin erst vor drei Tagen operiert worden und laufe schon viel besser als Herr X.") oder Fragen nach Schuld und Strafe gestellt („Warum musste gerade mir dieser Unfall passieren?"). Schwestern und Pfleger sind eher selten Ansprechpartner für diese Themen; wahrscheinlich, weil sie sehr persönlich und intim sind und der Krankenhausaufenthalt für das dazu benötigte Vertrauensverhältnis zu kurz ist.

8.2.2 Umfrage bezüglich der Berufsmotivation von Pflegefachkräften

Da es für Berufsanfänger immer wieder schwierig erscheint, ihre Motivation zum Erlernen der Krankenpflege zu reflektieren, soll im Folgenden über die Ergebnisse von zwei (nicht repräsentativen) Befragungen berichtet werden. Die eine Gruppe (A) sind Pflegefachkräfte im Alter zwischen 30 und 60 Jahren, von denen einige in der Krankenpflege tätig sind, andere den direkten Bereich der Pflege durch Aus- und Weiterbildungen verlassen haben und wieder andere ihre Berufstätigkeit zugunsten von Familienaufgaben zurückstellen. Die zweite Gruppe (B) ist ein Kurs Auszubildender nach sechs Wochen theoretischer und sechs Wochen praktischer Erfahrung im Krankenhaus.

Die befragten Pflegefachkräfte der *Gruppe A* beantworteten folgende Fragen:
1. Was hat mich damals bewogen, die Ausbildung zur Krankenschwester/ zum Krankenpfleger zu machen?
2. Warum arbeite ich heute noch/z. Z. nicht/nicht mehr in diesem Beruf?

Die Antworten auf die erste Frage zeigen, dass eigene Erfahrungen als Mitarbeiter oder Patient und die Berichte von Freunden und Verwandten für viele ein starker Anstoß waren, eine Ausbildung in der Krankenpflege zu beginnen. An zweiter Stelle standen der Umgang mit dem Menschen und das Bedürfnis, Menschen helfen zu wollen. Wie einige Pflegefachkräfte ganz offen berichteten, befriedige dies das eigene Bedürfnis nach Beziehungen und Bestätigung und gäbe dem eigenen Leben einen Sinn. Weitere Gründe, die vereinzelt genannt wurden, waren der Wunsch, Gott durch die Pflege kranker Menschen dienen zu können, medizinisches Interesse und das Verlangen nach praktischer Arbeit. Selten war die Ausbildung eine Verlegenheitslösung oder die schlechtere Alternative zu einem Traumberuf (Krankengymnast/in, Mediziner/in).

Die zweite Frage wurde von denjenigen, die nicht mehr in der Krankenpflege arbeiten, besonders mit den Schwachpunkten in der Krankenhausorganistation begründet: zu starke Hierarchie, starre Berufsstrukturen, ungünstige Arbeitszeiten, schlechte Bezahlung und mangelhafte Aufstiegsmöglichkeiten. Weiterhin hatten einige ein ganzheitlicheres Interesse an zwischenmenschlichen Themen gewonnen und versucht, durch weiterführende Ausbildungen stärker mit Menschen arbeiten zu können. Ihnen war die Erfahrung aus dem Krankenhaus eine hilfreiche und sinnvolle Ergänzung, die sie nicht missen wollten. Auch körperliche Beschwerden (Rückenschmerzen) wurden als Grund angeführt, die Arbeit in der Krankenpflege zu beenden.

In der Gruppe, die angab, zur Zeit nicht in der Krankenpflege beschäftigt zu sein, waren einige Mütter, die sich aus dem Beruf ganz zurückgezogen hatten und damit zu der Gruppe „nicht mehr in der Krankenpflege tätig" gehörten; andere versuchten, durch Aushilfstätigkeiten Anerkennung und Zusammenarbeit zu erleben und auf dem „neu-

8.2 Bedürfnisse und Konflikte im Krankenhausalltag

esten Stand" zu bleiben und sind somit der Gruppe der „noch in der Krankenpflege tätigen" zuzurechnen.

Bei den Pflegefachkräften, die nach vielen Jahren Krankenpflege noch Freude am Beruf hatten, den Umgang mit Menschen weiterhin schätzten, in der Teamarbeit Chancen und Grenzen sahen und gern Verantwortung übernahmen, wurde deutlich, dass sie sich – je nach Neigung – verschiedene Nischen gesucht hatten. Einige arbeiteten in der Psychotherapie, andere in der ambulanten Pflege oder Rehabilitation und wieder andere in der Ausbildung. Sie alle hatten ihre Fähigkeiten und Interessen in den Mittelpunkt einer befriedigenden Berufstätigkeit gestellt.

Gruppe B beantwortete folgende Fragen:
1. Welche Gründe hatten Sie für die Wahl Ihrer Ausbildung als Pflegefachkräfte?
2. Sind Sie (nach 2 1/2 Monaten Ausbildung) eher enttäuscht bzw. in Ihrer Wahl bestätigt, oder ist es für einen Rückblick noch zu früh?

Die für das Erlernen der Krankenpflege relevante Motive, nämlich der Umgang mit Menschen und das Lindern ihrer Not, stehen auch hier ganz oben. Auch der Aspekt, für das eigene Leben einen Sinn zu gewinnen, findet sich heute wie „damals". Die Empfehlung durch Freunde und Bekannte scheint z. Z. keine Rolle für die Ausbildungswahl zu spielen; hingegen zählt eher das Argument, einen sicheren Arbeitsplatz mit Weiterbildungsmöglichkeiten zu haben. Auch das Interesse an medizinischem Wissen ist geblieben und vereinzelt ist diese Berufswahl auch eine „Verlegenheitslösung".

Für einen umfassenden Rückblick waren die ersten Wochen natürlich noch zu früh, insgesamt fühlten sich die Schüler und Schülerinnen in ihrer Ausbildungswahl aber eher bestätigt. Als Mangel wurde ein Auseinanderklaffen von Theorie und Praxis empfunden, die guten Kontakte zu den Patienten und den Mitarbeitern waren hingegen Bestärkung und Ermutigung.

Zusammenfassend kann festgehalten werden, dass sowohl die Auszubildenden als auch die langjährig tätigen Pflegefachkräfte ein starkes Interesse am Menschen, am Menschen in Not haben und für sich und ihr eigenes Leben ein Stück Bestätigung in dieser Arbeit finden.

9 Schlafforschung und Traumdeutung

9.1 Untersuchungen und Ergebnisse der Schlafforschung

9.1.1 Träumendes und traumloses Schlafen

> Sammeln Sie Vorstellungen und Erfahrungen aus dem Umgang und Erleben von Schlaf und Traum bei sich selbst und anderen (z. B. Patienten).

Schon von jeher bewegt es den Menschen, den Schlaf zu verstehen. Ungefähr 8 Stunden am Tag, durchschnittlich 25 Jahre oder 1/3 des Lebens, verbringt der Mensch mit Schlafen. Nachdem die Bedeutung des Träumens über Jahrhunderte hinweg ignoriert worden war, wandte S. Freud sich diesem Phänomen gegen Ende des 19. Jahrhunderts erneut zu. Heute versuchen Wissenschaftler und Forscher in Schlaflabors mit Hilfe von Elektroden und Gehirnstrommessungen die Physiologie von Schlaf und Traum zu erkunden.

Dabei wurde im Wesentlichen festgestellt, dass es zwei voneinander unterscheidbare Schlafstadien gibt, die REM- und die NREM-Phase. Der REM-Schlaf zeichnet sich besonders durch rasche Bewegungen der Augäpfel aus (daher auch der Name: REM = „rapid eye movement"), aber auch durch Blutdruck- und Pulsschwankungen, unregelmäßige Atmung und eine stärkere Durchblutung der Geschlechtsteile. Eine einzelne REM-Phase kann zwischen 10 und 60 min dauern; in ihr erlebt der Schläfer die aufregendsten Abenteuer, verarbeitet am Tag Erlebtes in Bildern und Geschichten, kurz gesagt, er träumt und kann sich beim Erwachen an das Geträumte erinnern.

Der im Laufe der Nacht immer wieder im Wechsel mit der REM-Phase auftretende NREM (non-REM)-Schlaf unterscheidet sich zum einen vom REM-Schlaf dadurch, dass die charakteristischen Augenbewegungen fehlen, zum anderen laufen dort aber auch keine Träume, sondern allenfalls halluzinatorisch-bizarre Gedanken ab. Im EEG können außerdem noch vier Stadien des NREM-Schlafs unterschieden werden. Eine Schlafeinheit, die aus beiden Phasen besteht, dauert ungefähr 90 min und wiederholt sich vierbis sechsmal pro Nacht. Dabei werden zum Morgen hin die Traumphasen (REM) länger und die Tiefschlafphasen (NREM) kürzer. Außerdem lassen sich altersbedingte Unterschiede in der Länge der Traum- bzw. Tiefschlafphasen feststellen (Abb. 9-1).

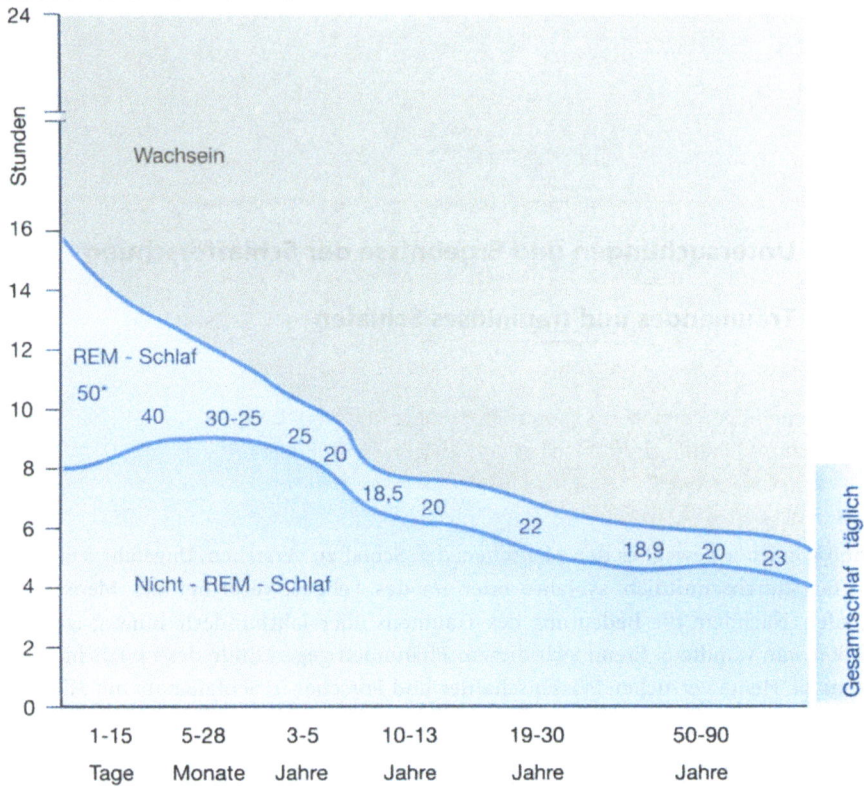

Abb. 9-1.
Altersmäßige Verteilung des Gesamtschlafs mit und ohne REM-Phase.
(Nach Oerter u. Montada 1987)

* Prozentualer Anteil REM am Gesamtschlaf

Zu Beginn der Nachtruhe, in deren Verlauf und am Morgen werden weiterhin so genannte Dämmerstadien beobachtet, die kürzer und oberflächlicher als die anderen Schlafstadien sind.

Das Geträumte lässt sich nach S. Freud in drei voneinander unterscheidbare Einheiten unterteilen. Zum einen gibt es den **manifesten Trauminhalt,** wobei es sich um *den* Teil des Traumes handelt, der vom Träumer erinnert wird und über den berichtet werden kann. Das sind Bilder, die beschrieben, Geschichten, die erzählt oder Gespräche, die wiedergegeben werden können. Der **latente Trauminhalt,** der dem Geträumten zugrunde liegt, besteht aus drei verschiedenen Elementen. Da gibt es die nächlichen Sinneseindrücke wie Geräusche, eine volle Blase, Schmerzen, Hitze oder Kälte, die im Traum wiederkehren. Oder Eindrücke des vergangenen Tages wie aktuelle Tätigkeiten oder Erlebnisse, Sorgen, Termine oder Begegnungen, die am Tag zuvor geschehen sind oder den Schläfer beschäftigt haben. Drittens gehören Es-Impulse zum latenten Trauminhalt, d. h. unbewusste Wünsche oder Ängste, Peinliches oder Ärgerliches. Die **Traumarbeit** ist das, was der Träumer macht, indem er den latenten Trauminhalt in den manifesten, d. h. in eine Geschichte verwandelt. Offen bleibt allerdings, wozu das alles geschieht. Warum schläft der Mensch? Welcher Teil seines Körpers oder seiner Seele braucht den Schlaf?

9.1.2 Gründe für den Schlaf

Natürlich dient der Schlaf der körperlichen Erholung und Entspannung. Allerdings kann man nicht beobachten, dass Personen nach anstrengender Arbeit wesentlich mehr Schlaf brauchen, als Menschen, die sich weniger verausgabt haben. Auch sind nicht alle physiologischen Prozesse während der Nacht gedrosselt, im Gegenteil: Der Verbrauch von Glukose während der REM-Schlaf-Phasen ist 12% höher als im Wachzustand.

Eine andere These beschreibt den Schlaf als eine natürliche Regression im Dienste des Ichs. Verantwortung abgeben, Probleme ruhen lassen, Konflikte überschlafen und eine Weile nicht grübeln und denken, sorgen für eine neue Ausgangsposition am kommenden Tag.

Außerdem besteht die Ansicht, dass in den Träumen Wünsche befriedigt werden, die im realen Erleben Tag für Tag zurücktreten müssen. Dabei kann es entweder um eine direkte Wunscherfüllung gehen oder – bei unerlaubten Wünschen – zu verzerrten oder getarnten Befriedigungen.

9.2 Den Schlaf umgebende Faktoren

9.2.1 Schlafstörungen und Ursachen

Neben der Persönlichkeit – es gibt Menschen, die wenig Schlaf brauchen und andere, die jede Nacht 10 Stunden schlafen – tragen verschiedene Faktoren zu gutem Einschlaf- bzw. Durchschlafvermögen bei:

- Der Schlafbereich als solcher muss eine Reihe von Kriterien erfüllen, die sich nach Bedarf und Gewohnheit z. T. erheblich voneinander unterscheiden. So braucht der eine ein Bett mit bestimmter Breite, der andere eine weiche oder harte Matratze. Auch Temperatur, Geräuschkulisse und Dunkelheit des Schlafraums spielen für viele Menschen eine bedeutende Rolle.
- Unterschiedliche Lebensgewohnheiten führen zu großen Unterschieden. In einigen Kulturen ist es üblich, spät abends die Hauptmahlzeit einzunehmen, in anderen hält man es eher mit einem Glas Wein oder einer Flasche Bier. Manche Menschen sind um 22.00 Uhr müde, andere schlafen vor Mitternacht nicht ein (Kap. 2.3.2).
- Allen ist es aber sicherlich gemein, dass Spannungen, Stress, Probleme und große Nöte das Schlafen erschweren. Bei manchen Menschen und manchen Erkrankungen führt dies zu erheblichen Einschlafstörungen, bei anderen eher zu Durchschlafstörungen. So können die einen nicht abschalten und sich in den Schlaf fallen lassen, die anderen werden nach ein bis zwei Stunden wieder wach und grübeln weiter.

- Besondere Schwierigkeiten bringen unregelmäßige Lebensgewohnheiten mit sich, wie sie z. B. bei Dauernachtdiensten oder Schichtdiensten auftreten. Die ständige Umstellung des Körpers auf einen neuen Rhythmus kostet viele Menschen Stunden ihres Schlafes (Kap. 15.1.1).

> Welche Schlafgewohnheiten haben Sie? Welche Schlafgewohnheiten haben Sie bereits bei Patienten erlebt?

9.2.2 Dauerschlaf

Untersuchungen zwischen 1950 und 1960 beschäftigten sich ausführlich damit, was passiert, wenn Menschen sich über lange Zeit in einer völlig reizarmen Umgebung aufhalten. So verbrachten freiwillige Versuchspersonen viele Stunden in speziell eingerichteten schalldichten Räumen, in denen sie nur auf einem bequemen Bett liegen konnten. Sie hatten dunkle Brillen auf, konnten keinerlei Gegenstände anfassen und unterbrachen diese Position nur durch Mahlzeiten und Toilettenpausen.

Die Probanden schliefen anfangs die meiste Zeit, doch nach zwei bis drei Tagen brachen viele den Versuch ab, weil sie die Langeweile und motorische Ruhelosigkeit nicht länger ertragen konnten. Häufig stellten sich Tagträume ein, die sich bis zu Halluzinationen steigern konnten. Zum Abschluss der Untersuchung durchgeführte Intelligenztests zeigten schlechtere Ergebnisse als vorher absolvierte.

Solche Untersuchungen über die Auswirkungen reizarmer Lebensräume (sensorische Deprivation) zeigen die Bedeutung des Wechsels von Schlafen und Wachen.

9.3 Hilfen für das Verständnis von Schlaf und Traum

9.3.1 Das Schlafbedürfnis von Patienten

Wie bereits in Kap. 9.2.1 erwähnt, tragen viele unterschiedliche Faktoren zu einer ruhigen Nacht und einem entspannten Schlaf bei. Im Krankenhaus werden Schwestern und Pfleger mit Menschen konfrontiert, die aus verschiedenen Gründen Schwierigkeiten haben, einzuschlafen. Deshalb sind die Krankenhausmitarbeiter in besonderer Weise daran beteiligt, für Ruhe und Schlaf zu sorgen. Möglichkeiten und Hilfestellungen sollen dazu im Folgenden beschrieben werden:
- Es ist wichtig und hilfreich, Patienten bei der Gestaltung des Stationsablaufs regelmäßige Schlafenszeiten zu ermöglichen. So sollte es nachts auf der Station ruhig sein, die Zimmer so weit wie möglich abgedunkelt und nur zu notwendigen Verrichtungen betreten werden.
- Während des Tages hingegen sollten – besonders alte und gebrechliche Patienten – nicht viele Stunden vor sich hindösen, sondern verstärkt am Leben und Geschehen der Station Anteil nehmen. So z. B. indem ihnen geholfen wird, das Bett zu verlassen und sie zu einem kleinen Spaziergang oder einfachen Tätigkeiten ermutigt

und begleitet werden. Lediglich eine kurze Mittagspause sollte im Bett verbracht werden.
- Stress, Ängste und Spannungen können Patienten natürlich nur zum Teil genommen werden. Dafür bietet es sich aber besonders am Abend an, ein wenig Ruhe und Zeit zu kurzen informativen Gesprächen zu nutzen.
- Schnarchende oder unruhige Mitpatienten sind häufig Ursache für die Schlafstörungen anderer. Da können Watte für die Ohren, Verlegungen oder notfalls auch nächtliche Einzellegungen etwas Hilfe bieten. Das Gespräch mit und zwischen den Patienten ist hierbei sehr wichtig, damit sich Spannungen nicht noch verstärken.
- Die Vergabe von Schlaf- und Beruhigungsmitteln sollte auch im Krankenhaus eher die Ausnahme als die Regel sein, da manche Patienten diese Gewohnheit sonst mit nach Hause nehmen.

9.3.2 Traumdeutung

Menschen haben schon zu biblischen Zeiten versucht, Träume zu deuten und wer es verstand, war häufig sehr angesehen. Dann gab es gesellschaftliche und wissenschaftliche Strömungen, die Träume lediglich für physiologische Gewitterschläge im Gehirn hielten, für Energieentladungen ohne Bedeutung. Weiterhin gibt es Literatur, die verspricht, die Rätsel der Träume zu lösen, wobei Übersetzungstabellen Symbole und Muster entschlüsseln sollen. Einen Mittelweg stellt das Nachdenken und das Gespräch über Träume anhand der in Kap. 9.1.1 beschriebenen Bestandteile im Zusammenhang mit der eigenen Biographie und der momentanen Lebenssituation dar.

Praxisbeispiel

> Als Beispiel soll ein Traum der 24-jährigen Schwester Sabine genauer betrachtet werden: Nach Beendigung der Ausbildung wechselte Schwester Sabine in ein anderes Krankenhaus, womit auch ein Umzug verbunden war. Ihre neue Wohnung lag im Dachgeschoss eines 4-Parteien-Hauses, und die Nachbarn hatten zwei Kinder, wobei das jüngste ein drei Monate altes Mädchen war, das oft schrie. Als Schwester Sabine ungefähr zwei Wochen an ihrer neuen Stelle im Operationssaal gearbeitet hatte und abends ganz erschöpft in ihre Wohnung kam, legte sie sich bald ins Bett. Da träumte sie, dass das kleine Mädchen ihrer Nachbarn im Krankenhaus eine neue Stimme eingesetzt bekommen sollte. Und zwar so, wie Puppen oder Teddybären sie haben, damit sie „Mama" sagen oder brummen, wenn man sie auf den Rücken legt oder sie umdreht. Das Baby sollte so nur noch weinen, wenn man es umdrehte. Der chirurgische Chefarzt, mit dem Schwester Sabine tags zuvor das erste Mal zusammen gearbeitet hatte, wollte die Stimme einpflanzen. Auf dem Bestecktablett lagen viele verschiedene Dosen, u. a. auch mit Tierstimmen. Schwester Sabine träumte nun, dass der Operateur dem kleinen Mädchen eine Kuhstimme einsetzte, das Kind aber laut schrie und sie gerade noch rief: „Halt! Das geht doch nicht." Da erwachte sie vom Weinen ihrer kleinen Nachbarin.

Nun konnte sie nicht gleich wieder einschlafen und dachte deshalb ein wenig über ihren Traum nach. Den manifesten Trauminhalt hatte sie noch ganz lebendig vor Augen. Welche latenten Botschaften waren da aber eingeflossen? Welche Arbeit hatte sie geleistet, um aus verschiedenen Elementen diese Geschichte zu träumen?

- Das Weinen des Kindes war ein zentrales Thema. In ihrem Traum sollte es durch eine Operation in den Griff bekommen werden.
- Der Chefarzt, den sie gerade erst kennen gelernt hatte, wollte die Operation durchführen. Er gehörte sicher zu den Tagesresten, die in den Traum eingeflossen sind.
- Dass er dem kleinen Mädchen beinahe eine Kuhstimme einsetzte, könnte seine Macht über Menschen während der Operation oder die Gefahr von Fehlern widerspiegeln.
- Schwester Sabine fühlte sich für das kleine Mädchen verantwortlich und wollte das Schlimmste verhüten, indem sie laut „Halt!" rief.
- Vielleicht hatte ihre kleine Nachbarin schon länger geweint und damit überhaupt erst den Traum ausgelöst. Vielleicht hatte Schwester Sabine das Weinen erst gegen Ende des Traumes gehört und dann eingebaut, bevor sie davon erwachte.

Manche Punkte scheinen leicht verständlich, andere können nur Vermutungen bleiben. Zwei Möglichkeiten der Interpretation bieten sich an. Einmal kann Schwester Sabine sich Gedanken machen, welcher Aspekt des Traumes mit ihren Gefühlen wohl am besten übereinstimmt. Möchte sie das Weinen des Kindes manipulieren und beenden oder hat sie Angst, dass andere es tun könnten? Fühlt sie sich gestört oder möchte sie das kleine Mädchen schützen, weil sie selbst in ihrer Kindheit viel Schweres erlebt hat? Oder streiten gar beide Gefühle in ihr und versuchen, im Traum einen Kompromiss zu bilden? Diese Fragen kann nur Schwester Sabine beantworten und sich dadurch ein wenig besser verstehen. Eine weitere Möglichkeit, diesen Traum zu interpretieren, besteht darin, dass Schwester Sabine selbst alle Personen zugleich verkörpert. Sie ist das weinende Mädchen, das von anderen verändert werden soll. Sie ist gleichzeitig der Chefarzt, der Herr über Leben und Tod – ein Mensch, der anderen Gutes oder Schlechtes tun kann und in diesem Fall schaden wird. Außerdem ist sie die Schwester Sabine, die „Halt!" ruft und sich für das Kind verantwortlich fühlt. Alle drei Seiten gehören zu ihr, das Weinen, das Manipulieren und das Beschützen. In diesem Traum konnte sie die verschiedenen Gefühle zugleich leben.

Nach S. Freud ist der Traum die „via regia", der Königsweg zum Unbewussten, d. h., dass Träume besonders deutlich zeigen, was einen Menschen bewegt und beschäftigt.

10 Arbeit und Freizeit

10.1 Ansichten zur Arbeit

10.1.1 Arbeitsbedingungen und ihre Bedeutung

In Kap. 4.3 wurden bereits unterschiedliche Führungsstile und Arbeitsformen vorgestellt. Sie bestimmen zusammen mit den Bedingungen des Arbeitsplatzes und der gesellschaftlichen Bedeutung der Arbeit die Zufriedenheit und Motivation der Arbeitnehmer. Zugleich unterliegen alle diese Faktoren einem steten Wandel, der sowohl durch die gesellschaftlichen Entwicklungen, als auch durch die Arbeitsmarktsituation mitbestimmt wird. So waren Anfang der 70er-Jahre des 20. Jahrhunderts Werte wie „hohes Einkommen", „gute Aufstiegsmöglichkeiten" und „längere Arbeitszeiten mit Lohnanpassung" noch begehrt, sind aber dann in den 80er-Jahren durch Werte wie „mehr Freizeit", „Kreativität" und „Kontaktmöglichkeiten" zurückgedrängt worden. Die Schwierigkeiten, Anfang der 80er-Jahre einen Ausbildungsplatz im Bereich der Krankenpflege zu erhalten, sind Anfang der 90er-Jahre von der Schwierigkeit, Auszubildende zu finden, abgelöst worden.

Bei einer Befragung (1989) bezüglich der Pflegeversorgungskrise in Krankenhäusern ergab sich folgende **Rangfolge negativer Arbeitsplatzmerkmale**:

1. Unzureichende Personalbesetzung,
2. ungünstige Dienstzeiten,
3. Ausführung pflegefremder Arbeiten,
4. zu starke Hierarchien,
5. organisatorische Probleme im Pflegebereich,
6. niedriger Stellenwert der Pflege in der Gesellschaft,
7. mangelnde Aufstiegsmöglichkeiten,
8. zu wenig Möglichkeiten, Fortbildung in Anspruch zu nehmen.

Dieser subjektive und objektive Notstand führte dazu, dass die „Deutsche Krankenhausgesellschaft" 1991/92 eine groß angelegte Werbeaktion mit dem Titel „Berufe fürs Leben" durchführte, um junge Frauen und Männer für den Beruf der Krankenschwester und des Krankenpflegers zu gewinnen. Die erwarteten Voraussetzungen für eine Ausbildung im Krankenpflegebereich waren neben den formellen Schulabschlüssen, *Teamgeist, die Bereitschaft, Verantwortung zu übernehmen, Einfühlungsvermögen, Hilfsbereitschaft und Fürsorge.* Im Gegenzug wurden ein Beruf mit fundierter theoretischer und praktischer Ausbildung, Fort- und Weiterbildungsmöglichkeiten für leitende Aufgaben und Funktionsdienste und die Unersetzbarkeit durch Maschinen geboten. Außerdem wurden verstärkt Modelle mit flexiblen Arbeitszeiten erprobt, besonders, um Frauen nach der Familienpause zurückzugewinnen, und tarifliche Eingruppierungen verbessert. Vereinzelt wurden auch Unterstützungen durch Supvision (Kap. 13) und Schulungen mit psychologischen Inhalten zur Stärkung und Stützung der Persönlichkeit durchgeführt.

Alle diese Maßnahmen sollten die Zufriedenheit der Schwestern und Pfleger steigern und neue Mitarbeiter für diesen Bereich gewinnen.

Besprechen Sie in drei Gruppen folgende Fragen:
1. Wie würde eine Liste negativer Arbeitsplatzmerkmale bei Ihnen heute aussehen?
2. Welche Verbesserungen der Berufssituation für Krankenschwestern/-pfleger haben sich bewährt und welche sollten noch hinzukommen?
3. Wieso kommt es immer wieder zu Engpässen bei der Besetzung von Mitarbeiterstellen im Bereich der Krankenpflege?

10.1.2 Rollenverteilung im Arbeitsfeld

Da die Krankenpflege aus ihrer Tradition heraus ein typischer Frauenberuf ist, werden hier rollenspezifische Probleme deutlich. Aufschlussreich ist die Verteilung von Frauen und Männern in Berufen mit unterschiedlicher Qualifikation (Abb. 10-1).

Im Bereich hoch qualifizierter Berufe finden sich wesentlich mehr Männer als Frauen. Auch bei den mittleren Berufen wird der Unterschied noch sehr deutlich, bei den einfachen Berufen hingegen ist der Frauenanteil dem Männeranteil nahezu gleich. Dabei arbeiten wahrscheinlich viele Frauen (besonders nach der Familienpause) in Berufen, die ihrem Ausbildungsstand von einst nicht entsprechen, da sie Fortbildungsmaßnahmen der vergangenen Jahre nicht wahrnehmen konnten und auf Teilzeitarbeitsplätze angewiesen sind.

Frauen- und Männerberufe unterscheiden sich im weiteren durch typische Merkmale. So wird von **Männern** verstärkt
- „berechnendes Denken",
- „Durchsetzungsfähigkeit",
- „Härte gegenüber anderen und sich selbst" und

Abb. 10-1.
Verteilung von Männern und Frauen in Berufen mit unterschiedlicher Qualifikation

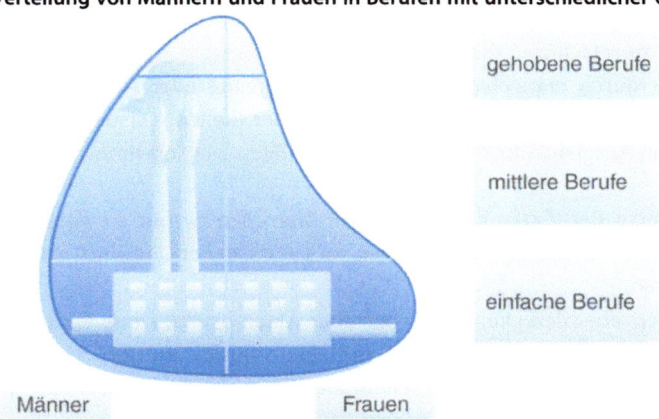

- „Unterdrückung von Gefühlen" gefordert, wohingegen **Frauen** häufig
- „Einfühlungs- und Anpassungsvermögen",
- „persönliche Wärme" und
- „Schönheitssinn"

aufweisen sollten. Diese „typischen Fraueneigenschaften" werden im Bereich der Krankenpflege noch durch die Erwartungen, selbstlos und aufopferungsbereit zu sein und nur für „Gotteslohn" zu dienen, ergänzt. Das erklärt, warum auch heute noch wenige Männer den Beruf des Krankenpflegers ergreifen.

Da durch die Veränderung der Bevölkerungsstruktur – es gibt immer mehr alte und immer weniger junge Menschen – in den nächsten Jahren und Jahrzehnten vermehrt Krankenschwestern und -pfleger gebraucht werden, liegt es im Interesse aller, die Berufs- und Arbeitssituation der Pflegekräfte zu verbessern und verstärkt auch Männer für diese Tätigkeit zu gewinnen. Damit müssen Schwierigkeiten im Bereich der Autonomie am Arbeitsplatz, der hohen Beanspruchung ohne entsprechende Bezahlung und der begrenzten Aufstiegsmöglichkeiten abgebaut werden.

Hierzu soll auch die Akademisierung der Krankenpflege beitragen. Sie soll der anstehenden Veränderung in der Pflege Rechnung tragen, dass die sekundären Dienstleistungen wie z. B. betreuen, beraten, planen, organisieren, leiten, forschen und entwickeln zunehmen, hingegen die primären Dienstleistungen wie z. B. reinigen, bewirten, transportieren und verwalten, zurückgehen werden.

10.2 Freizeit als Ausgleich

Die gestiegenen Anforderungen und Anspannungen und die Einseitigkeit in vielen Berufen bewirken ein großes Bedürfnis nach Abwechslung und Erholung. Dabei ist häufig zu beobachten, dass gerade *die* Aspekte der Freizeitbetätigungen im Vordergrund stehen, die im Berufsalltag selten sind:

- Wenn es sich um einen *körperlich anstrengenden Beruf* handelt, besteht oft das Bedürfnis, sich nach der Arbeit erst einmal hinzulegen oder entspannt in einen gemütlichen Stuhl zu setzen und die Beine hochzulegen.
- Ist der Beruf aber durch *mangelnde körperliche Betätigung* oder *stark einseitige Belastungen* gekennzeichnet wie z. B. langes Sitzen oder Stehen, entsteht eher der Wunsch nach einem Ausgleich durch sportliche Aktivitäten wie Schwimmen, Joggen oder Tennis.
- Hat jemand in seinem Beruf ständig und *viel mit Menschen zu tun*, so wünscht er sich in seiner Freizeit oft einmal alleine zu sein, zu handarbeiten, ein Buch zu lesen oder Musik zu hören.
- Wenn jemand anders aber den ganzen Tag nur über Akten brütet, *kaum Kontakt* zu Menschen hat oder größtenteils mit Kindern arbeitet, dann entsteht u. U. das Bedürfnis, nach Feierabend unter (erwachsenen) Menschen zu sein, einen Gesprächskreis zu besuchen, einkaufen zu gehen oder eine Diskothek aufzusuchen.
- Eine Berufstätigkeit, die damit verbunden ist, dass man sich den ganzen Tag *im Freien aufhält*, fördert eher Freizeitbeschäftigungen, die zu Hause oder überhaupt in Räumen stattfinden, wie fernsehen, in eine Kneipe gehen oder Haushaltstätigkeiten ausführen.
- Wer hingegen *den ganzen Tag in Räumen,* womöglich noch bei künstlicher Beleuchtung, arbeitet, genießt es dann, im Garten zu sein, spazieren zu gehen oder sportliche Aktivitäten im Freien auszuüben.
- Zum anderen besteht der Ausgleich bei stark *intellektuellen Tätigkeiten* und Aufgaben mit viel *Verantwortung* häufig darin, kreative Hobbies zu pflegen, mit Kindern zu spielen oder fernzusehen.
- Bei *einseitigen, stark routinemäßigen Arbeiten* wie sie z. B. gerade Hausarbeit mit sich bringt, besteht oft der Bedarf nach intellektuellem Ausgleich durch Beschäftigung mit Kunst und Literatur und das Besuchen von Diskussionen und Vorträgen.

Wenn Freizeit aber aktiv gestaltet und ein gelungener Ausgleich zu der Einseitigkeit vieler Berufe gefunden werden soll, verlangt dies von dem Einzelnen, sich und seine Situation gut einschätzen zu können und entsprechende Hobbies und Kontakte zu pflegen.

Welche Freizeitaktivitäten kommen bei Ihnen vor? Welche beruflichen Faktoren liegen diesen zugrunde?

10.3 Arbeit und Freizeit im Krankenpflegebereich

10.3.1 Wertewandel im humanitären Auftrag der Krankenpflege
Immer wieder treffen unterschiedliche Interessen und Vorstellungen in der Krankenpflege heftig aufeinander.

10.3 Arbeit und Freizeit im Krankenpflegebereich

Praxisbeispiel

> Da ist Schwester Bärbel, die gern ihr Abitur in Abendkursen nachmachen möchte und täglich nur bis 15.00 Uhr arbeiten will. Schwester Claudia will nur halbtags arbeiten, weil sie nach der Familienpause wieder in ihren Beruf zurückkehrt und ihre zwei Kinder vormittags in Kindergarten und Schule sind. Pfleger Phillip hingegen würde am liebsten soviel wie möglich arbeiten, dafür aber nach sechs Monaten für drei Monate Urlaub machen.
> Ein anderes Problem stellt sich für Schwester Britta. Sie wurde an ihrer bisherigen Stelle immer mit ihrem Nachnamen angesprochen und würde das auch gern bei ihrem neuen Arbeitgeber wieder so einführen.

Alle vier stoßen aber bei ihren Stationsschwestern und den leitenden Mitarbeitern des Krankenhauses auf Widerstand. Diese befürchten, dass die Versorgung der Patienten zu kurz kommt, wenn jeder nur so arbeitet, wie es seinem Privatleben entspricht oder dass bei den Patienten das Vertrauen in die immer präsente, hilfsbereite Schwester verloren geht, wenn es bzgl. der Anrede keinen Unterschied mehr zwischen Laborantinnen, Ärztinnen, Krankengymnastinnen, Küchenpersonal und Schwestern gibt.

So werden an manchen Stellen Engpässe im Krankenhaus provoziert, weil Mitarbeiter nicht beschäftigt werden, da sie die entsprechenden Vorstellungen von Stations- oder Krankenhausleitung nicht erfüllen. Für Schwestern, Pfleger, Ärzte und Ärztinnen, die ihr ganzes Leben in den Dienst der Kranken gestellt haben und oft unter großen Entbehrungen und mit starkem körperlichen Einsatz gelernt und gearbeitet haben, ist es natürlich häufig schwer verständlich, dass Hobbies, Urlaub oder Fortbildungen die Bereitschaft zu Pflege und Hilfeleistungen zurückdrängen. In ihren Augen löst das eine schlechtere Versorgung der Patienten aus und lässt die großartige Aufgabe, ganz für den Menschen da zu sein, zu einem schlichten „Job" werden.

Aus Gründen, die die Biographie dieser Mitarbeiter und den Verzicht, den diese üben, betreffen, wird es verständlich, dass sie die Veränderungen, die gerade jüngere Mitarbeiter ins Stationsgeschehen mitbringen, für bedrohlich halten. Hinzu kommt, dass ein intensiver Zusammenhalt des Stationsteams durch häufigen Personalwechsel und viele Teilzeitkräfte schwer herzustellen ist und auch Kommunikationsschwierigkeiten auftreten, wenn z. B. nicht alle Mitarbeiter bei der Übergabebesprechung anwesend sind.

Auf der anderen Seite sind unzufriedene Pflegefachkräfte die sich durch die Anrede in ihrer Rolle unwohl fühlen, die keinen gesunden Ausgleich zu ihrer Arbeit finden oder ohne innere Bereitschaft immer wieder auf die Verwirklichung ihrer Interessen verzichten müssen, weder gern auf Station, noch engagiert im Umgang mit Patienten und Kollegen.

Deshalb ist es wichtig, in solchen Konfliktsituationen konstruktive Gespräche miteinander zu führen, die es ermöglichen, dass die Interessen aller Beteiligten genügend berücksichtigt werden.

Erstellen Sie Listen mit „pro" und „contra" von Werten und Bedürfnissen der Patienten, der Langzeitmitarbeiter und der neuen Kollegen mit ihren Wünschen.
1. Was spricht für/gegen die Anrede „Schwester"?
2. Was spricht für/gegen Teilzeitarbeitsplätze?
3. Was spricht für/gegen Dienst „rund um die Uhr"?

10.3.2 Hierarchie im Krankenhaus

Am Beispiel eines Patienten sollen Schwierigkeiten zwischen den Mitarbeitern der verschiedenen Arbeitsbereiche im Krankenhaus deutlich gemacht werden:

Praxisbeispiel

Herr B. war schon seit zwei Wochen zum Abklären seiner Beinschmerzen im Krankenhaus. Bisher hatten die beiden Stationsärzte ihm nicht entscheidend weiterhelfen können. Immer wieder nutzte er die Gelegenheit, wenn eine Schwester oder ein Pfleger in seinem Zimmer war, um auf seine Beschwerden aufmerksam zu machen. Das Stehen fiele ihm so schwer und auch nach langem Sitzen habe er ein taubes Gefühl in den Beinen. Ob es denn auf der Station schon einmal einen solchen Fall gegeben hätte? Bei den Visiten war er eher schweigsam und wartete die neuen Medikamente und Behandlungen, die ihm verordnet wurden, geduldig ab. Mit der Zeit wurden der Oberarzt und der Chefarzt hinzugezogen und es wurde überlegt, ob man Herrn B. nicht vielleicht in die chirurgische Abteilung verlegen sollte. Die dortigen Belegärzte waren aber schwer zu erreichen, in erster Linie für ihre eigenen Patienten zuständig und hatten verschiedene Gründe, warum sie Herrn B. zunächst nicht übernehmen konnten. Frau B., die täglich zu Besuch kam und die die Klagen und Leiden ihres Mannes mit der Zeit nicht mehr ertrug, fing ihrerseits an, mit den Schwestern und Pflegern nach einer Lösung zu suchen. Wenn diese dann wiederum die behandelnden Ärzte ansprachen, war häufig zu viel zu tun oder es hieß, Herr B. müsse halt noch etwas Geduld haben. Irgendwann nach mehreren Wochen bestand Herr B. auf eine Verlegung, die dann aber in die nächste Universitätsklinik erfolgte, weil sie innerhalb des Hauses nicht möglich war. Pfleger Gerd, der einen intensiven Kontakt zu Herrn B. hatte, begleitete ihn bei dem Klinikwechsel. Umso überraschter war er, als er zwei Wochen später Herrn B. in der Eingangshalle seines Krankenhauses wieder sah. Er saß im Rollstuhl, denn beide Beine waren amputiert. Nach der Operation in der Universitätsklinik sollte Herr B. nun wieder zurückverlegt werden. Nun kam er auf die chirurgische Station und Pfleger Gerd hörte von Kollegen, dass Herr B. wenige Tage später verstorben sei.
Viele Fragen quälten ihn. Hätte man Herrn B. früher und besser helfen können? Wer war Schuld an dieser schnellen, tragischen Entwicklung? Hätte Pfleger Gerd

> **Praxisbeispiel (Fortsetzung)**
>
> die Beschwerden von Herrn B. ernster nehmen sollen und sich stärker darum kümmern sollen, dass die Stationsärzte etwas unternehmen oder eine Verlegung schneller möglich machen sollen?

Der Leidtragende bei schwierigen und missverständlichen Situationen im Krankenhaus ist häufig der Patient, weil er als das schwächste Glied in einer starken Hierarchie seine Wünsche und Bedürfnisse nicht ausdrücken und durchsetzen kann. Auch Schwestern und Pfleger sind manchmal den Stationsärzten, diese wiederum den leitenden Ärzten und diese den Krankenhausträgern und Krankenkassen verpflichtet. Die einzige Möglichkeit, diese starren Ordnungen für alle Beteiligte erträglicher zu gestalten, entsteht dadurch, dass das gegenseitige Verständnis durch offene Gespräche größer wird und Eigenverantwortlichkeit und Autonomie positiv gesehen und unterstützt werden. Kritische, selbständige und selbstverantwortliche Mitarbeiter können helfen, Missstände im Krankenhaus zu beheben.

11 Die Bedeutung von Geschlechtlichkeit

11.1 Phasenlehre

11.1.1 Die klassische Phasenlehre der Psychoanalyse

Von Anbeginn seines Lebens ist der Mensch ein sexuelles Wesen. Schon durch den liebenden, intimen Kontakt seiner Eltern wird er gezeugt, er entwickelt sich unter dem Einfluss von Geschlechtshormonen und kommt als Junge oder Mädchen zur Welt. Auch im weiteren Leben und Erleben wirken geschlechtsspezifische Erwartungen und Prägungen fort. Umso erstaunlicher ist es, dass kleinen Kindern um die Jahrhundertwende jegliche sexuelle Regungen abgesprochen wurden.

Es war die einschneidende Entdeckung S. Freuds, dass Lustgefühle bezüglich der eigenen Person und Rivalität gegenüber den Eltern wesentliche Impulse für die seelische Entwicklung eines Menschen sind. Durch Beobachtung seiner eigenen Kinder und aus Gesprächen mit Patienten über deren Kindheit entwickelte er ein Phasenmodell für die so genannte psychosexuelle Entwicklung des Menschen, womit gemeint ist, dass sexuelle Regungen maßgeblich an der Entwicklung und Ausprägung der Persönlichkeit eines Menschen beteiligt sind. Es werden fünf Lebensabschnitte voneinander unterschieden, nämlich

- die *orale Phase*,
- die *anale Phase*,
- die *ödipale Phase*,
- die *Latenzzeit* und
- die *Pubertät*.

Im Folgenden sollen diese Entwicklungsstufen genauer beschrieben werden.

Die orale Phase

Von os (lat. = Mund) kommt der Name der ersten Phase. Sie beschreibt das Verhalten und Erleben von Kindern bis zu einem Jahr, die Sättigung, Beruhigung und Trost durch das Nuckeln und Saugen an der Mutterbrust, an der Flasche, an Schnullern oder Deckenzipfeln als erste Lust erfahren (Kap. 3.1.2). Das Verhalten, alles in den Mund zu nehmen, um damit die Welt zu erkunden und Sicherheit zu empfinden, entstammt wahrscheinlich der Empfindung des kleinen Babys, dass es keine Trennung zwischen ihm und den anderen, zwischen innen und außen gibt. Alles ist eins, alles kann man sich einverleiben.

Die anale Phase
Erst in der zweiten Entwicklungsphase, zwischen einem und drei Jahren, in der die Sauberkeitserziehung des Kindes zum Thema wird (lat. anus = After), beginnt die bewusste Trennung zwischen Ich und du. Hier stoßen Regeln, Ge- und Verbote der Eltern auf die Wünsche und Bedürfnisse des Kindes und konfrontieren es mit dem Anderen. Da das kleine Kind häufig selbst noch nicht weiß, was es kann und will, spielen sich in diesem Alter viele Machtkämpfe ab, und es gibt Verunsicherungen auf beiden Seiten, die von den Eltern einfühlsames und konsequentes Verhalten erfordern.

Die ödipale Phase
Der Name dieser Entwicklungsstufe leitet sich aus einer Sage der griechischen Mythologie ab, in der der Held Ödipus unwissentlich seinen Vater erschlägt und seine Mutter heiratet. Freud beschrieb die Entwicklung der Kinder von drei bis sechs Jahren unter dem Blickwinkel dieser Erzählung. In diesem Alter findet die Entdeckung der eigenen Geschlechtsmerkmale und das bewusste Unterscheiden von Jungen und Mädchen statt. Somit beginnen auch Identifizierung und Abgrenzung bezüglich der Erwachsenen. Das kleine Mädchen neigt dazu, die Mutter als Rivalin zu empfinden und den Vater zu bewundern und um seine Zuneigung zu ringen. Der kleine Junge hingegen bewundert und liebt seine Mutter und fürchtet den Vater mit seiner Kraft und Stärke. Gleichzeitig wird dem bedrohlich erlebten Elternteil auch nachgeeifert, und das kleine Mädchen will die häuslichen Aufgaben der Mutter nach- und mitmachen, und der kleine Junge versucht so stark wie sein Vater zu sein, indem er z. B. beim Einkaufen die Tasche tragen will oder andere anstrengende Aufgaben im Haushalt verrichtet. Ob und inwieweit dieses Verhalten den Kindern „angeboren" ist oder durch Erziehung erworben wird, soll später genauer betrachtet werden (Kap. 11.2).

Die Latenzzeit
Zwischen dem siebten und zwölften Lebensjahr ruhen die stark emotionalen Entwicklungen zugunsten einer stärker intellektuellen Phase. Die Schulzeit fördert Denken und Wissen bei den Kindern, Bewegung und Kreativität werden in Kursen, bei Hobbies und im spielerischen Umgang miteinander gelebt und erprobt. Hierbei handelt es sich um eine Ruhezeit (lat. latere = verborgen sein) zwischen der stürmischen Entwicklung der ersten Jahre und der Pubertät.

Die Pubertät
In der Pubertät beginnen durch hormonelle Veränderungen die Ausprägungen der primären Geschlechtsmerkmale und damit auch ein Interesse am anderen Geschlecht als Partner. Allerdings ist eine Zeitspanne von mehreren Jahren (12. bis 18. Lebensjahr) notwendig, um die Unsicherheiten und gefühlsmäßigen Spannungen dieser Phase zu durchleben, die Entwicklung der eigenen Identität und Persönlichkeit zuzulassen und zu einem reifen, partnerschaftsfähigen Gegenüber zu werden.

11.1.2 Die Entwicklung sozialer Beziehungen
Eine weitere Einteilung in verschiedene Lebensstufen beschreibt die Entwicklung sozialer Beziehungen zwischen den Geschlechtern. Es erfolgt eine Einteilung in sieben Stufen, vom Säuglingsalter bis zur Volljährigkeit.

- Säuglingsalter:
  Mädchen und Jungen interessieren sich nicht für andere, sondern nur für sich selbst.
- Frühe Kindheit:
  Kinder gehen leicht auf andere Kinder zu, unabhängig von deren Geschlecht.
- Um das 8. Lebensjahr:
  Jungen spielen eher mit Jungen, Mädchen lieber mit anderen Mädchen.
- 10 bis 12 Jahre:
  Jungen spielen in Jungengruppen, Mädchen in Mädchengruppen; die Gruppen lehnen einander ab.
- 13 bis 14 Jahre:
  Mädchen beginnen sich für Jungen zu interessieren, Jungen sind eher zurückhaltend.
- 14 bis 16 Jahre:
  Inzwischen interessieren sich die Jungen auch für Mädchen, erste Paarkontakte beginnen.
- Vom 16. Lebensjahr an:
  Es werden häufig Unternehmungen in Paaren durchgeführt.

Nachdem diese sieben Stufen der Entwicklung abgeschlossen sind, folgen bis ins Alter unterschiedliche Phasen von Bindungen und Single-Dasein. Ob und wann es zu einer festen Partnerschaft kommt, hängt von Vorbildern, der persönlichen Entwicklung und Reife, der Ausbildung und dem Lebensrahmen ab. Insgesamt ist es eher so, dass junge Erwachsene, die bald nach ihrem 20. Geburtstag mit der Ausbildung fertig sind, früher eine feste Beziehung eingehen als solche, die erst mit ca. 30 Jahren ihr Studium oder ihre Ausbildung beenden.

Traum und Ideal der meisten Menschen ist es auch heute noch, den einen Partner für's Leben zu finden. Verunsicherungen, Probleme, starke Persönlichkeitsentwicklungen und vieles andere mehr führen allerdings verstärkt dazu, dass auch ernst gemeinte Beziehungen oft wenige Jahre nicht überdauern und die Literatur bereits von „Lebensabschnittspartnern" spricht. Wenn in einer Beziehung aber Kinder hinzukommen, bleiben Partner trotz Schwierigkeiten eher zusammen, heiraten und beginnen sesshaft zu werden, indem ein Haus gebaut wird und die Frau ihre Berufstätigkeit aufgibt. Da dies zum großen Teil zu neuen Spannungen und Konflikten führt und Bedürfnisse bei allen Beteiligten – der Mutter, dem Vater und den Kindern – unbefriedigt bleiben, sind auch Kinder in einer Ehe keine Garantie für anhaltende Stabilität. So werden in Deutschland ca. 1/3 aller Ehen geschieden und in vielen weiteren finden starke innere Auseinanderentwicklungen statt.

Nachdem die traditionelle, lebenslange Form der Ehe seltener geworden ist, leben das selbstgewählte bzw. aus einer Scheidung oder Trennung folgende Single-Dasein inzwischen teilweise mehr als 50% der Bewohner großer Städte. Dabei ist die Vielfalt, Beziehungen zu leben sehr groß. Ob jemand wechselnde gegengeschlechtliche Partnerschaften lebt, intensive Beziehungen zu gleich- oder gegengeschlechtlichen Freunden oder eine stärkere Anbindung an die Primärfamilie wählt oder ganz vereinsamt, hat vielfältige Gründe. Das Leben und Erleben von Sexualität ist z. Z. im Alter zwischen 60 und 80 Jahren eher unüblich; entweder, weil der Partner oder die Partnerin bereits verstorben sind oder auch weil alternative Formen von Zärtlichkeit wenig erprobt und gelebt wurden. Welche Bedeutung diese neuen, vielfältigen Lebensformen haben, ist noch nicht abzusehen.

In Altersheimen, in denen wesentlich mehr weibliche als männliche Personen betreut werden, sind Fragen nach Sexualität eher selten. Erst wenn viele Männer in einer solchen Einrichtung leben, stellt sich für das Pflegepersonal die Frage nach dem Umgang mit sexuellen Bedürfnissen.

Ganz wesentlich bleibt, über die gesamte Lebensentwicklung hinweg festzuhalten, dass Sexualität nicht nur und ausschließlich der genitale Geschlechtsverkehr zwischen gegengeschlechtlichen Partnern ist, sondern eine weite Bandbreite von Annäherungen zwischen zwei Menschen umfasst, gleichgültig ob es sich dabei um ganz kleine Kinder oder alte Menschen handelt.

11.2 Anthropologische Grundlagen der Erziehung

Um der Frage, inwieweit geschlechtsspezifisches Verhalten angeboren ist oder erlernt wird, nachzugehen, wurden zwischen 1980 und 1990 vielfältige Untersuchungen vorgenommen.

So ließ man Kindergartenkinder zum Teil unter Anleitung von Kindergärtnerinnen, z. T. alleine für sich spielen, wobei sie während des Spiels durch einen Einwegspiegel beobachtet wurden (Abb. 11-1). Diese Glaswand zwischen zwei Räumen ermöglichte die Beobachtung nur von einer Seite, wobei die Kinder dies nicht merkten.

Abb. 11-1.
Versuchsanordnung mit Einwegspiegel

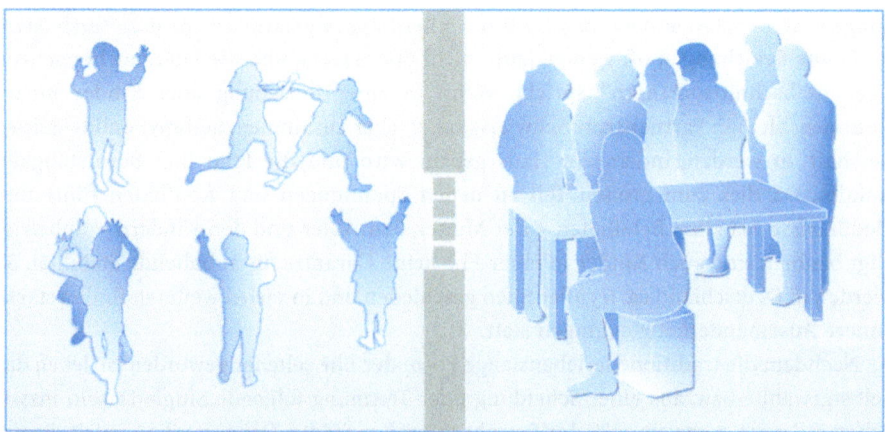

Es wurde deutlich, dass die Kinder sich unter Anleitung darauf einließen, gemeinsam zu basteln, zu spielen und zu toben. Wenn sie aber alleine gelassen wurden, bildeten sich schnell Jungen- und Mädchengruppen, in denen unterschiedliches Sozialverhalten deutlich wurde.

Die Jungen spielten in *Dreier- oder Vierergruppen*, und ihr Spiel war oft *rang- und statusorientiert*. Es gab einen Anführer und andere, die ihm folgten. Außerdem waren ihre Spiele *aktiv aggressiv*, d. h., es gab Streit und Auseinandersetzungen, Rivalität und Konkurrenz.

Bei den Mädchen hingegen fand das Spiel verstärkt in *Zweiergruppen* ohne deutliche Hierarchie statt. Sie waren in der Wahl ihrer Spielpartner *mitleids- und sozialorientiert* und lebten Aggressionen eher reaktiv, d. h. als Reaktion auf Kränkung oder Verletzung. Dazu wählten sie dann *verdeckte Aggressionen* wie Trotz, Sticheleien oder Verweigerung.

Im weiteren wurde beobachtet, inwieweit Eltern oder Kinder untereinander geschlechtsspezifisches Verhalten belohnen oder bestrafen. Dabei wurde Folgendes festgestellt:

Praxisbeispiel

> Viele Mütter belohnen „richtiges" Verhalten von Mädchen. Diese werden für helfende und haushalterische Tätigkeiten gelobt. Jungen werden weder in mädchenhaften noch in jungenhaften Verhaltensweisen eindeutig bestärkt.
> Die meisten Väter hingegen belohnen „richtiges" Verhalten sowohl bei Mädchen, als auch bei Jungen und kritisieren „falsches" Verhalten bei Töchtern und Söhnen, d. h., dass Väter geschlechtsspezifisches Verhalten bei ihren Kindern stärker fördern.
> Unter Gleichaltrigen ist es üblich, Kinder für „falsches" Verhalten zu bestrafen. So werden Jungen ausgelacht, die mit der Puppenküche spielen oder Mädchen, die Jungensachen tragen. Kinder im Kindergartenalter achten verstärkt auf die Einhaltung von Normen.

Nun geben auch diese Untersuchungen keine letzte Antwort auf die Frage nach Anlage und Umwelt bei geschlechtsspezifischem Verhalten, sie zeigen allerdings, dass es ein starkes Ineinandergreifen und Zusammenwirken beider Faktoren gibt. So wählen Kinder ohne Anleitung unterschiedliches Spielverhalten, werden für geschlechtstypisches oder -untypisches Verhalten aber auch belohnt bzw. bestraft.

Tauschen Sie Erfahrungen über unterschiedliches oder gleiches Verhalten von Jungen und Mädchen aus, dass ihrem eigenen Erleben oder dem Umgang mit eigenen Kindern, Kindern von Freunden oder Verwandten oder weiteren Erfahrungen entstammt.

11.3 Normale und außergewöhnliche Formen der Sexualität

Was im weiten Bereich der Sexualität normal oder anormal ist, unterliegt einem starken gesellschaftlichen Einfluss und Wandel. Und je nach eigenen Erfahrungen, Bedürfnissen und Werten empfindet und beurteilt der Einzelne das Verhalten anderer sehr unterschiedlich. Außerdem gibt es rechtliche und gerichtliche Kategorien, nach denen bestimmte Formen sexuellen Verhaltens verurteilt werden können und psychiatrische Kategorien, die manche Formen als krankhaft und behandlungswürdig verstehen.

Einigkeit besteht inzwischen häufig darin, dass sexuelles Verhalten zwischen zwei erwachsenen Menschen in jeder Form gelebt und toleriert werden kann, solange sich beide darüber einig sind und die Sexualität in Liebe und Achtung eingebettet ist.

Weiterhin besteht im allgemeinen Einigkeit darüber, dass sexuelles Verhalten dann behandelt oder bestraft werden muss, wenn der Betreffende selbst darunter leidet bzw. andere zu sexuellen Handlungen zwingt (oder verführt), die diese nicht wollen.

Folgende Thesen bzgl. unterschiedlicher Formen von Sexualität sollten in Kleingruppen diskutiert und die Ergebnisse im Plenum zusammengetragen werden:
1. Homosexualität ist eine private Angelegenheit, in die sich weder Gesellschaft noch Staat oder Kirche einmischen sollten.
2. Gegen ungewollte Kinderlosigkeit müsste jede Form der künstlichen Befruchtung oder genetischen Beeinflussung zugelassen sein.
3. An Kindern begangene sexuelle Handlungen sollten ohne mildernde Umstände bestraft werden.
4. Sexualität muss von jedem Menschen zu jeder Zeit gelebt werden können.
5. Chronisch psychisch Kranke sollten am Kinderkriegen, notfalls durch Sterilisation, gehindert werden.

11.4 Sexualität im Krankenhaus

11.4.1 Der Umgang mit Patienten

Über Hemmungen bei der Pflege von Patienten wird im Allgemeinen nicht gesprochen. Pflegefachkräfte erwarten von sich, diesen Bereich ohne Skrupel zu bewältigen, und für viele Patienten ist es gleichfalls ein nötiges „Muss", sich im Krankenhaus vor jedermann zu entkleiden.

Natürlich ist es nicht ganz einfach in einem derart großen Betrieb, wie es ein Krankenhaus nun einmal ist, die individuellen Schamgrenzen sowohl beim Pflegepersonal als auch bei den Patienten ausreichend zu berücksichtigen.

Zwei Beispiele sollen allerdings veranschaulichen, dass es doch möglich ist, durch offene Gespräche intime Probleme zu lösen.

11.4 Sexualität im Krankenhaus

Praxisbeispiel

In einer Abteilung für Psychotherapie, wo es üblich war, dass die Pflegefachkräfte nahezu keine Grund- und Körperpflege an Patienten zu verrichten hatten, kam es immer wieder vor, dass ein Patient oder eine Patientin splitternackt vor dem Waschbecken standen, wenn das Pflegepersonal nach kurzem Anklopfen das Zimmer betrat. Schwester Ute empfand dieses Verhalten bei der 55-jährigen Frau B. als unpassend, da sie ansonsten mit der Patientin sehr persönliche Gespräche führte und den Eindruck hatte, dass diese Form der Intimität gerade wegen der Nähe im Gespräch ausgegrenzt werden sollte. So fragte Schwester Ute Frau B. eines Tages im Gespräch, wie es denn dazu käme, dass immer wenn sie morgens gegen 7.00 Uhr das Zimmer der Patientin beträte, diese sich gerade waschen würde. Frau B. war überrascht und erleichtert über diese Frage, denn wenn es ihr auch nichts ausmachte, nackt dazustehen, wenn eine Schwester das Zimmer betrat, so war es ihr doch etwas unangenehm, wenn einmal ein Pfleger Frühdienst hatte und in ihr Zimmer kam.

Nach einer Weile wurde deutlich, dass es sich um ein ungeschicktes Zusammentreffen handelte, da Frau B. morgens um 7.00 Uhr nach dem Frühsport das Bedürfnis hatte, sich gründlich zu waschen, zu dieser Zeit aber auch täglich die Medikamente vom Pflegepersonal verteilt wurden. Frau B. sah keine Möglichkeit, irgendetwas daran zu verändern, da sie nicht abwarten konnte bis die Schwester oder der Pfleger auf jeden Fall bei ihr gewesen waren, weil sie sonst zu spät zum Frühstück gekommen wäre. Schwester Ute versuchte nun mit der Patientin gemeinsam eine Lösung zu finden und bot dieser an, dass sie doch während des morgendlichen Waschens ihr Zimmer verschließen und nachher ihr Medikament selbst im Dienstzimmer abholen könne.

Diese Idee war Frau B. bisher nicht gekommen, weil sie davon ausgegangen war, dass die Pflegefachkräfte es ja gewöhnt wären, mit nackten Leuten umzugehen und die Routine im Tagesablauf nicht zu ändern wäre. Auch Schwester Ute war erleichtert, das Thema angesprochen zu haben, da sie Frau B. nun unbefangen begegnen konnte.

In einer anderen Situation geht es um Frau G., die sich immer schon mit gynäkologischen Untersuchungen schwer tat. Zu ihrer Frauenärztin hatte sie inzwischen Vertrauen gefasst, es verunsicherte sie aber, im Krankenhaus mit vielen neuen Ärzten und Ärztinnen konfrontiert zu werden. Da weitere Untersuchungen zum Abklären ihrer Beschwerden unumgänglich waren, war Frau G. bereit, sie vornehmen zu lassen. Als sie aber hörte, dass es üblich sei, am Tag nach der Aufnahme nochmals von dem Professor im Beisein aller Assistenzärzte/innen untersucht zu werden, war Frau G. dies sehr unangenehm. Sie grübelte lange, ob sie die Behandlung abbrechen oder das Krankenhaus wechseln sollte, bis sie sich schließlich ins Stationszimmer begab, um dort mit einer Schwester über ihre Bedenken zu sprechen. Schwester Corinna wollte Frau G. gern helfen, hatte es aber noch nie erlebt, dass eine Patientin nicht zu der routinemäßigen Untersu-

> **Praxisbeispiel (Fortsetzung)**
>
> chung musste. Aber sie engagierte sich, die behandelnde Stationsärztin für einen weiteren Gesprächstermin mit Frau G. zu gewinnen und es stellte sich heraus, dass bei Frau G's Erkrankung auf die Untersuchung durch den Professor völlig verzichtet werden konnte. So konnte Frau G. sich entlasteter auf den Krankenhausaufenthalt einlassen, denn sie hatte erfahren, dass ihre Bedenken ernst genommen wurden.

11.4.2 Gleichgeschlechtliche oder gegengeschlechtliche Pflege

Die Frage, ob es für Patienten leichter ist, sich von Pflegern grundversorgen zu lassen und für Patientinnen von Krankenschwestern, ist sicherlich nicht einheitlich zu klären. So gibt es vielfältige Varianten, die berücksichtigt werden wollen. Manche alte Frau auf einer Station für innere Medizin, die sich selbst nicht mehr gut helfen kann, genießt es, wenn ein Pfleger ihr Bett macht, ihr beim Sitzen aufhilft oder sie in die Badewanne hebt. Die starken Arme eines jungen Mannes geben der älteren Patientin ein Gefühl von Sicherheit. Andere Frauen möchten lieber von Krankenschwestern gewaschen oder auf die Bettpfanne gehoben werden. Bei männlichen Patienten beobachtet man ebenfalls beides. Ist es den einen – eher jüngeren Männern – lieber, von einem Pfleger Hilfe bei intimen Verrichtungen zu bekommen, so ist es gerade älteren Männern oft lieber, wenn eine Schwester sie pflegt.

Andererseits erleben Krankenschwestern auch immer wieder anzügliche Bemerkungen oder Berührungen von männlichen Patienten, die die Beziehung belasten und die Pflege unangenehm werden lassen. Oft trägt eine Schwester das mit sich herum und versucht nach Möglichkeit das Zimmer dieses Patienten zu meiden. Ist es dann doch einmal unumgänglich, dass sie in sein Zimmer muss, ist sie kühl und abweisend und versucht so schnell wie möglich ihre Arbeit zu beenden. An dieser Stelle wäre es hilfreich, wenn im Team das offene Gespräch über solche Fragen zugelassen würde und die Krankenschwester bei ihren Kollegen und Kolleginnen Unterstützung fände. Dann könnte geklärt werden, ob das Verhalten des Patienten mit seiner Erkrankung oder seinem Alter in Beziehung gebracht werden sollte und ob er dieses Verhalten auch anderen Pflegefachkräften gegenüber zeigt. Zusammen würden sicher Lösungen für den Umgang mit solchen Situationen gefunden werden, die ansonsten den Einzelnen überfordern.

Haben Sie bereits schwierige Situationen im Umgang mit Sexualität bei der Pflege und Betreuung von Patienten erlebt?

III Vertiefung

12 Tod und Sterben: Verstehen und Helfen lernen

12.1 Erleben und Verhalten bei Sterben und Tod

12.1.1 Erfahrungen im Krankenhaus

Obwohl man davon spricht, dass Sterben und Tod in unserer Gesellschaft stark verdrängt werden, wird doch jeder Mensch während seines Lebens damit konfrontiert. Ob es das erste geliebte Meerschweinchen oder der Wellensittich sind, die ein Kind eines Tages so unvermutet verlassen, ob es der Tod von Großeltern oder Eltern ist, ob unter Freunden und Bekannten jemand stirbt oder ob die Massenmedien uns mit Krieg, Verwundeten und Toten konfrontieren – der Tod findet mitten im Leben statt.

Wie stark jemand aber von solchen Erlebnissen und Erfahrungen angerührt und geprägt wird, hängt von der Persönlichkeitsstruktur des einzelnen ab, von der Beziehung zu dem Verstorbenen und von der Situation und den Umständen des Todes. Dabei gilt es Sterben und Tod voneinander zu unterscheiden.

Das Sterben

Sterben ist ein Prozess, der z. B. bei einem Unfall sehr kurz sein kann, sich aber auch mit vielen Höhen und Tiefen über Monate oder Jahre erstrecken kann. Außerdem prägt die Erfahrung von Sterben jegliches Abschiednehmen, sei es, weil enge Beziehungen auseinander brechen, eine vertraute Umgebung verlassen werden muss oder körperliche und psychische Kräfte abnehmen.

Der Tod

Er ist hingegen das Ende des Sterbens. Er ist unwiderruflich, bietet keine Möglichkeit mehr, irgendwo anzuknüpfen, lässt Ohnmacht spüren. Hier brechen Fragen nach Sinn und Ziel des Lebens, nach Schuld und Sühne und nach Endlichkeit und Ewigkeit auf.

Sterben und Tod sind Erfahrungen, die jeder mitmacht, die jeder durchmachen muss, und Sterbeforscher betonen, dass Menschen, die in der Lage sind ihr Leben zu meistern, auch mit ihrem Sterben besser zurechtkommen.

Krankenschwestern und Krankenpfleger haben sich mit ihrem Beruf in die besondere Nähe von Sterben und Tod begeben. Wenn auch vielfach das Motiv, „helfen zu wollen" und „Not zu lindern" Grundlage für die Berufswahl waren (Kap. 8.2.2), so sind sie bei ihrer Arbeit doch ständig mit Menschen konfrontiert, für die die Angst vorm Sterben und die Bedrohung durch den Tod Realität geworden sind.

Dabei handelt es sich entweder um Patienten, die aufgrund der vorgenommenen Behandlung oder der erwarteten Diagnose befürchten, dass eine Operation, eine Narkose oder Medikamente sie beeinträchtigen oder ihr Leben bedrohen. Andere sind durch ihre Erkrankung dem Sterben und dem Tod nahe und sterben während des Krankenhausaufenthaltes. Sie fordern zur aktiven Sterbebegleitung heraus (Kap. 3.3.1). Bei diesen Patienten werden medizinische und pflegerische Maßnahmen notwendig, die das Sterben erleichtern; hier werden Pflegekräfte mit trauernden und auch mit dem Fehlen von Angehörigen konfrontiert, mit den eigenen Gefühlen von Ohnmacht, Angst und Hilflosigkeit und mit den Gefühlen der Patienten. Und letztlich natürlich auch mit dem Tod selbst.

Klassengespräch: Erfahrungen mit Sterben und Tod in der Klinik oder im Bekannten- und Freundeskreis.

12.1.2 Phasen des Sterbens

Ebenso wie es viele Arten gibt, das Leben zu gestalten, so sterben Menschen auch ganz unterschiedlich. Und trotzdem können regelmäßig auftretende Gefühle und Verhaltensformen beobachtet und beschrieben werden. Die amerikanische Sterbeforscherin E. Kübler-Ross (1977) hat durch den Umgang und durch Gespräche mit vielen Sterbenden fünf Phasen herausgearbeitet, die Menschen im Umgang mit ihrem eigenen Sterben und Tod durchleben (Abb. 12-1).

1. Phase: Nicht-Wahrhaben-Wollen und Isolierung

Da ist als Erstes die Phase des *Nicht-Wahrhaben-Wollens* und der *Isolierung*. In ihr versucht der Kranke nach der Eröffnung der Schwere seines Leidens, die Diagnose zu verdrängen (Kap. 7.2), Anzeichen, die für seinen bevorstehenden Tod sprechen zu ignorieren und zu übersehen und so weiterzuleben, als ob nichts geschehen wäre. Mancher plant in dieser Phase eine große Reise, schafft sich neue Kleidung oder Möbel an und gestaltet aktiv seine Zukunft. Gleichzeitig zieht sich der Betroffene aber auch von Freunden und Bekannten zurück, meidet Kontakte und Gespräche und wirkt oft schroff und abweisend.

2. Phase: Zorn und „Warum ich?"

Diese Phase ist von *Zorn* und der Frage *Warum ich?* geprägt. Hier versucht der Sterbende, sich gegen sein Schicksal aufzulehnen, klagt andere an, ist unzufrieden und ungeduldig. Offene Aggressivität oder ständiges Nörgeln können Ausdruck seiner Verzweiflung sein.

Abb. 12-1.
Phasen des Sterbens

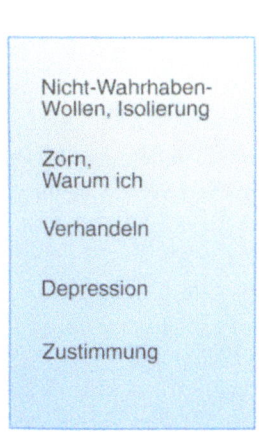
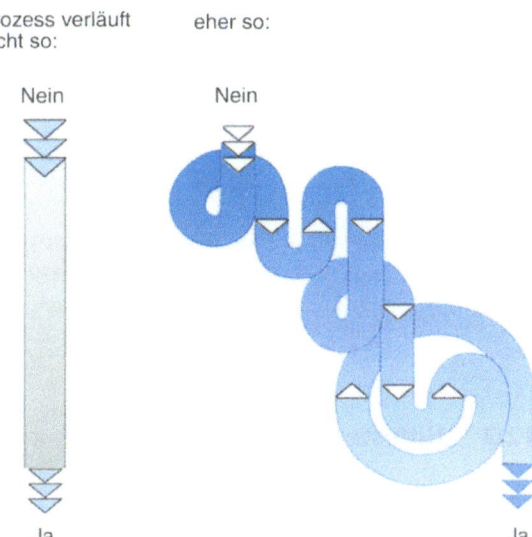

3. Phase: Verhandeln
In dieser Phase wird versucht, das Unausweichliche durch *Verhandeln* aufzuschieben. Sowohl das Handeln mit Gott oder dem Schicksal, das Erproben verschiedener alternativer medizinischer Maßnahmen, die Hoffnung auf ein Wundermittel oder auf ein Vertauschen der Personaldaten können als Ausdruck des Hinauszögerns verstanden werden.

4. Phase: Depression
Als Nächstes schließt sich die Phase der *Depression* an, in der Ausflüchte, Hoffnungen und Abwehrmechanismen nicht mehr greifen. Hier werden Angst und Trauer erlebt, der Rückblick auf das bisherige Leben gewagt und der bevorstehende Abschied von Freunden und Angehörigen empfunden. Die Auseinandersetzung mit Schuld und Versäumnissen, Fehlern und Versagen wird aufgenommen und führt u. U. zu Niedergeschlagenheit und Rückzug. Hierbei handelt es sich um eine „normale" oder angemessene Form der Depression, die aus der Konfrontation mit dem eigenen Leben resultiert.

5. Phase: Zustimmung
Sie schließt sich nach der gelungenen Verarbeitung von Abschied, Trauer und Versagen an. Der Sterbende bejaht seinen bevorstehenden Tod und sieht ihm relativ emotionslos entgegen.

Die heftigen Gefühle der vorangegangenen Phasen sind abgeklungen und geben der psychischen und häufig auch der physischen Erschöpfung Raum. Das Lösen von Beziehungen entspricht der langsamen Vorbereitung auf den Tod. In dieser Phase entwickelt der Sterbende oft ein Höchstmaß an Sensibilität gegenüber seiner Umwelt.

Nicht bei jedem Menschen sind in der Zeit seines Sterbens alle Phasen deutlich zu beobachten, auch sind nicht alle gleich lang oder gleich intensiv. Sie können in einer anderen Reihenfolge auftreten, sich verschieben oder wiederholen. Den außenstehenden Angehörigen oder Pflegenden kann es aber eine Hilfe sein, anhand dieser Phasen ein besseres Verständnis für aggressive oder depressive Gefühle des Sterbenden zu entwickeln.

Erarbeiten Sie in fünf Gruppen angemessenes Verhalten, womit Pflegefachkräfte Patienten in jeder der fünf Phasen des Sterbens begleiten können. Stellen Sie ihr Ergebnis vor – oder spielen Sie es in kleinen Szenen.

12.2 Hilfestellungen

12.2.1 Körperliche Hilfen

Wenn Krankenschwestern und -pfleger Sterben und Tod auch nicht verhindern können, so können sie doch für Sterbende wichtige und hilfreiche Handreichungen tun. Gerade im körperlichen Bereich sollten Schmerzen, Beschwerden und Missempfinden so gut wie möglich behoben werden. Eine individuelle, auf das Bedürfnis des Patienten abgestellte *Schmerzbehandlung* ist eine wesentliche Voraussetzung für die Betreuung Sterbender. Dabei ist es wichtig, den Patienten gut zu kennen, sich Zeit für ihn zu nehmen, um abzuschätzen, wie stark die Schmerzen sind, ob sie eher stärker werden oder in ihrer Intensität wieder abnehmen und den Bewusstheitsgrad des Patienten im Blick zu behalten, sodass dieser nicht durch unnötige oder zu starke Medikation in einen dauernden Dämmerzustand abgleitet.

Ebenso ist es von großer Bedeutung, dass Pflegekräfte sterbende Patienten bei der Bewältigung *grundlegender Körperfunktionen* unterstützen. So löst Atemnot oft große Ängste aus und sollte durch Gabe von Medikamenten, Sauerstoff und Lagerung so gering wie möglich gehalten werden. Schwierigkeiten mit der Verdauung können zu großen Qualen führen und sollten gleichfalls vom Pflegepersonal beachtet werden.

Wenn Patienten nicht mehr in der Lage sind, sich zu bewegen, ist natürlich Hilfe beim Verändern der Position nicht nur zur Vermeidung von Dekubitus sondern auch für das Wohlbefinden des Patienten wichtig. Getränke sollten sterbenden Patienten immer wieder angeboten werden, da sie häufig selbst kein Gefühl mehr für ihren Flüssigkeitsbedarf haben oder nicht in der Lage sind, mehr als ein paar Schlückchen auf einmal zu trinken. Auch die Regulation der Körpertemperatur ist oft durch die Krankheit beeinträchtigt, sodass Hilfe nötig ist, damit Patienten, die Schwitzen, entsprechend Kühlung erfahren und andere, denen ständig kalt ist, durch Wärmflaschen, Heizung u. a. genügend Wärme erhalten.

12.2.2 Psychische Hilfe

Wie bereits erwähnt (Kap. 12.1.2) können sterbende Patienten eine hohe Sensibilität für ihre Situation und Umgebung entwickeln. Deshalb sind Offenheit und Wahrhaftigkeit entscheidende Haltungen im Umgang mit Sterbenden. So ist es von besonderer Bedeutung, bei ihrer Pflege Routine und Alltagstrott zurückzustellen und den Menschen als ein einzigartiges Individuum zu begreifen und zu betreuen.

Problematisch ist in vielen Situationen die Frage nach dem Umgang mit der Wahrheit. Soll ein Patient alles über seine Erkrankung und deren Verlauf wissen, oder sollte man ihm die zum Leben notwendigen Hoffnungen lassen? Schwestern und Pfleger sind rechtlich nicht autorisiert, dem Patienten Diagnose und Lebensdauer mitzuteilen und trotzdem sind sie es, die z. B. mit folgenden Fragen konfrontiert werden: „Schwester, wie lange lebe ich noch?", „Herr G., bekomme ich das gute Essen, weil es nun zu Ende geht?"

Eine Patentantwort auf diese und andere Fragen gibt es nicht. Hier sind Einfühlungsvermögen und Zuwendung nötig, um dem Patienten zu begegnen. Letztlich weiß niemand, wann ein anderer wirklich stirbt und sowohl die Liebe zum Leben als auch die Angst vor dem Tod können die Sterbestunde verzögern. Daher ist es hilfreich, in das Gespräch mit dem Patienten einzutreten, ihn zu fragen, welche Ängste und Befürchtungen er hegt und welche Reaktion er erwartet. Erst dann kann es gelingen, eine ehrliche Antwort zu geben, in der auch die Ungewissheit und die Gefühle der Pflegenden Raum haben.

Praxisbeispiel

> Eine Schwester könnte z. B. auf die erste Frage eingehen, indem sie sagt: „Herr K., ich sehe auch, dass es Ihnen heute viel schlechter als an den vergangenen Tagen geht und Ihre Schmerzen scheinen heute stärker als sonst zu sein. Wir können Ihnen dabei helfen, die Beschwerden zu lindern – aber wann Sie sterben, kann ich Ihnen natürlich nicht sagen. Das weiß niemand." Oder der Pfleger, Herr G., könnte antworten: „Frau P., Sie haben in der vergangenen Woche sehr viel Gewicht verloren, damit Sie aber mehr Widerstandskräfte haben und Ihrer Krankheit besser begegnen können, bekommen Sie z. Z. Mahlzeiten mit vielen Vitaminen und Aufbaustoffen. Das heißt also nicht, dass dies jetzt Ihr letztes Essen wäre."

Ein weiteres Thema ist die Frage, wie viel Reden und wie viel Schweigen ein Sterbender braucht. Auch hier gibt es keine Maßeinheiten. Allgemein kann man aber sagen, dass der Patient eher eine ruhige, verständnisvolle Begleitung wünscht. Eine Hand auf dem Arm, ein feuchter Waschlappen auf der Stirn oder eine angenehme Beleuchtung können oft stärker Verständnis und Einfühlung ausdrücken als große Reden. Es sei denn, der Patient befindet sich in eine Phase der Verdrängung und Abwehr und möchte mit den Krankenschwestern und -pflegern über allerlei reden. Dann ist es auch möglich, längere Gespräche miteinander zu führen, dem Patienten zunächst seine Träume und

Ausflüchte zu lassen, aber auch die eigenen Gefühle ernst zu nehmen und auszusprechen, wenn man befürchtet, der Patient überfordert sich selbst.

Praxisbeispiel

> So könnte eine Schwester, nachdem sie dem Patienten aufmerksam zugehört hat, sagen: „Herr L., Sie haben mir viel von Ihren Zukunftsplänen erzählt, aber ich denke, dass es für Sie zu anstrengend wird, wenn wir uns jetzt noch länger unterhalten. Außerdem müsste ich noch zu einer anderen Patientin, die mich vorhin um Hilfe bat. Heute Nachmittag ist es auf der Station wahrscheinlich etwas ruhiger, dann können wir unser Gespräch fortsetzen."

Erfahrungen, die Zusammenarbeit in einem gesprächsbereiten Team und das Wissen um eigene Todesvorstellungen und Todesängste erhöhen die Fähigkeit, mit Sterbenden umgehen zu können.

12.2.3 Umgang mit Angehörigen

Schwestern und Pfleger müssen immer wieder Angehörigen die Todesnachricht mitteilen, sie bei der ersten Begegnung mit dem Verstorbenen begleiten und Verzweiflung, Trauer und Hilflosigkeit miterleben. Hier ist es – ähnlich wie beim Umgang mit Sterbenden – wichtig, dem Anderen zur Seite zu stehen, durch erklärende und informierende Worte die Unsicherheit zu mildern und oft durch die bloße Anwesenheit Beistand zu leisten. Offenheit und Wahrhaftigkeit, Einfühlungsvermögen und Zuwendung sind wesentliche Eigenschaften, die von Krankenpflegemitarbeitern erwartet werden.

12.3 Die Pflegenden im Umgang mit Sterben und Tod

12.3.1 Gefühle bei den Pflegenden

Ebenso wie Sterbende unterschiedliche Gefühle erleben, so ergeht es auch den Pflegenden in der Begegnung und Betreuung todkranker Patienten. Auf einige Empfindungen soll genauer eingegangen werden:

Angst

Die Angst vor der eigenen Vergänglichkeit, vor dem eigenen Tod, können im Umgang mit Sterbenden aufleben. Besonders leicht geschieht dies, wenn die Möglichkeit zur Identifikation hoch ist, d. h. der Sterbende das gleiche Geschlecht, ungefähr das gleiche Alter oder ähnliche Lebensumstände aufweist. Außerdem treten Ängste vor dem eigenen Versagen und der eigenen Unzulänglichkeit auf. Hat man alles getan, wurden alle medizinischen und pflegerischen Maßnahmen optimal verrichtet, hätte man an irgendeiner Stelle anders handeln können? Ängste sollten weder wegdiskutiert noch verharmlost werden. Eine intensive Auseinandersetzung mit ihnen ist sehr wichtig.

Aggressivität

Auch dieses Gefühl tritt häufig im Umgang mit Tod und Sterben auf. Wut auf unterlassene oder zu späte Behandlung, auf uneinsichtige Patienten, zu langsame Ärzte, Pflegefehler, anklagende Angehörige oder das unverständliche Schicksal. Gerade wenn es sich bei den Sterbenden um Kinder, junge Menschen oder Unfallopfer handelt, stehen Wut und Zorn häufig im Vordergrund der Gefühle.

Depression

Sterbende Patienten hinterlassen auf einer Station häufig eine gedrückte Stimmung und das Gefühl von Hilflosigkeit und Ohnmacht. Trotz intensiver Bemühungen, trotz Einsatz von Zeit und Geld, trotz immer weiter verbesserter medizinischer Möglichkeiten sind Sterben und Tod unabwendbar. Krankenschwestern und -pfleger haben sich eigentlich dem Lindern von Leid und Not verschrieben und werden nun besonders häufig mit Sterben und Tod konfrontiert. Ein Umstand, der Depression und Bedrückung auslösen kann.

Ebensowenig wie die Angst sollten die Aggressivität und die Depressivität von Pflegefachkräften geleugnet werden. Auch sie sind wichtige Gefühle in der Auseinandersetzung mit dem Beruf. Wo in unserer Gesellschaft – außer im medizinischen Bereich – wird man so intensiv mit Anfang und Ende des Lebens, mit Heilung und Unheilbarkeit konfrontiert? Es ist eher ein Ausdruck von starker Abwehr, wenn dies keine Gefühle hervorruft.

Schuldgefühle

Ein besonderer Bereich von Sterben und Tod ist die Selbsttötung. Sie konfrontiert in besonderem Maße mit Hilflosigkeit und Auswegslosigkeit. Wenn Schwestern und Pfleger in psychiatrischen Abteilungen oder auf Intensivstationen arbeiten, erleben sie immer wieder Menschen mit versuchtem oder gelungenem Suizid. Hier werden Fragen nach dem eigenen Versagen, das Ringen um Worte dem überlebenden Suizidanten und den Angehörigen gegenüber in besonderer Weise akut. Und doch sind sowohl hier als auch im Umgang mit möglicherweise suizidgefährdeten Patienten eine größtmögliche Offenheit und Zuwendung geboten.

Hat eine Krankenschwester oder ein Krankenpfleger den Eindruck, dass ein Patient sich mit Selbstmordabsichten beschäftigt, ist es wichtig, den Betroffenen nicht alleine zu lassen. Ein Gespräch in ruhiger Atmosphäre ermöglicht es oft, die Verzweiflung und Ängste des Patienten anzusprechen und ihn nach seinen Gedanken und Suizidplänen zu befragen. Falls er mit einem Arzt seines Vertrauens sprechen möchte, sollte dies ermöglicht werden und auf jeden Fall ein Wiedersehen und ein nächster Termin vereinbart werden, da dies die Schwere der Situation und die Einsamkeit überbrücken hilft. Nimmt sich ein Patient dennoch das Leben, fragt sich jeder, der mit ihm zu tun hatte: Warum hat man nicht besser helfen können? Was hat man versäumt und übersehen? Weshalb hat man nicht dieses oder jenes unternommen? Auf solche Fragen gibt es häufig keine Antworten, und sie konfrontieren die Mitarbeiter mit ihrer eigenen Begrenztheit, Hilflosigkeit und Schuld. Dies kann nur in einem guten Miteinander auf einer Station verarbeitet werden (Kap. 13.2.3).

12.3.2 Lyrik zum Thema Tod

Da viele Fragen und Gefühle zum Thema Tod und Sterben oft gar nicht recht in Worte gefasst werden können, sollen zum Abschluss dieses Kapitels Dichter zu Wort kommen, die unterschiedliche Aspekte dieses weiten Themas bearbeitet haben. Manchmal mag es hilfreich sein, sich angesichts der eigenen Betroffenheit an einen vorgegebenen Text anzulehnen.

Gedanken zu physischen und psychischen Schmerzen des Sterbens:

Ich möchte hingehn wie das Abendrot
und wie der Tag in seinen letzten Gluten –
o leichter, sanfter, ungefühlter Tod!
Mich in den Schoß des Ewigen verbluten.
Ich möchte hingehn wie der heitre Stern,
im vollsten Glanz, in ungeschwächtem Blinken;
so stille und so schmerzlos möchte gern
ich in des Himmels blaue Tiefe sinken.
Du wirst nicht hingehn wie das Abendrot,
du wirst nicht stille wie der Stern versinken,
du stirbst nicht einer Blume leichten Tod,
kein Morgenstrahl wird deine Seele trinken.
Wohl wirst du hingehn, hingehn ohne Spur,
doch wird das Elend deine Kraft erst schwächen,
sanft stirbt es einzig sich in der Natur,
das arme Menschenherz muss stückweis brechen.

Georg Herwegh

Gedanken zu Abschied und Trauer:

Die erste Nacht

Jetzt kommt die Nacht, die erste Nacht im Grab.
O, wo ist aller Glanz, der dich umgab?
In kalter Erde ist dein Bett gemacht.
Wie wirst du schlummern diese Nacht?
Vom letzten Regen ist dein Kissen feucht,
Nachtvögel schrein, vom Wind emporgescheucht,
kein Lämpchen brennt dir mehr, nur kalt und fahl
spielt auf der Schlummerstatt der Mondenstrahl.
Die Stunden schleichen – schläfst du bis zum Tag?
Horchst du wie ich auf jeden Glockenschlag?
Wie kann ich ruhn und schlummern kurze Frist,
wenn du, mein Lieb, so schlecht gebettet bist?

Isolde Kurz

*Über alle Gräber wächst zuletzt das Gras,
alle Wunden heilt die Zeit, ein Trost ist das,
wohl der schlechteste, den man dir kann erteilen;
armes Herz, du willst nicht, dass die Wunden heilen.
Etwas hast du noch, solang es schmerzlich brennt;
das Verschmerzte nur ist tot und abgetrennt.*

Friedrich Rückert

Gedanken zu Hilfe und Trost:

Herbst

*Die Blätter fallen,
fallen wie von weit
als welkten in den Himmeln
ferne Gärten;
sie fallen mit verneinender Gebärde
und in den Nächten fällt die schwere Erde
aus allen Sternen in die Einsamkeit.
Wir alle fallen,
diese Hand da fällt
und sieh dir andre an,
es ist in allen;
und doch ist einer, welcher dieses Fallen
unendlich sanft in seinen Händen hält.*

Rainer Maria Rilke

Das Pferdchen

*Damals, ach! – die Ärzte kamen,
fühlten Puls ihm und Gesicht,
nannten viel gelehrte Namen,
und mein Ohr verstand sie nicht.
Doch im Aug' gelehrter Toren
las ich mehr als die Gefahr,
las ich, dass mein Kind verloren
und der Tag sein Würger war.
„Ruhe, ruh, mein süßes Leben!"
Und er sah mich bettelnd an:
„Willst du mir mein Pferdchen geben
Mutter, dass ich's streicheln kann?"*

Soll er einmal noch sich kräft'gen,
– heut ist schon der neunte Tag –
gebt ihm nichts, was ihn beschäft'gen,
nichts, was ihn erregen mag."
Also hat der Arzt gesprochen
eh' er wandte sich zu gehn...
wild ans Mutterherz mir pochen
fühlt' ich meines Kindes Flehn.
Und ich kann's nach Jahren heute,
kann es nimmermehr bereun,
dass ich vor der letzten Freude
wagte nicht zurückzuscheun.
Dass mit heißem, stillen Danke
für den Wunsch, der ihn noch hält,
ich sein Pferdchen sucht' im Schranke,
wo er's selbst noch hingestellt.
Und ich gab's und schaute bange,
wie er's fiebernd griff und fest
an die feuchte, heiße Wange
hielt das kleine Pferd gepresst.
Stürmisch unter müden Rippen
flog sein Herzchen – fieberrot
glüht' die Stirn... mit trocknen Lippen
küsst' ers leise – und war tot...
Für mein Sehnen, für mein Lieben,
das ihn Tag und Nacht umfing,
ist er blond und klein geblieben,
wie er damals von mir ging.
Und im blauen Himmelsgarten,
wo die Sterne Blumen sind,
träum' ich, müsst' er mich erwarten
als mein einzig liebes Kind.
Wenn nach bangen Erdentagen
er mir dort entgegentritt,
ach, ich weiß, er wird mich fragen:
„Bringst du mir mein Pferdchen mit?"

Rudolf Presber

13 Kommunikation: Gesprächsführung in ausgewählten Situationen

13.1 Gespräche mit Patienten

13.1.1 Die Bedeutung von Gesprächen in der Krankenpflege I

Krankenpflege besteht zu einem wesentlichen Teil aus Gesprächen mit Patienten. Dies wurde bereits in vielen Kapiteln deutlich und soll im Folgenden vertieft werden. Im Rahmen der Ausbildung hat es sich als hilfreich erwiesen, ein spezielles Kommunikationsseminar zu veranstalten. Hier werden Gesprächssequenzen, wie sie in den nachfolgenden Abschnitten dargestellt sind, parallel in Gruppen erarbeitet und die Ergebnisse werden im Plenum vorgetragen.

13.1.2 Gespräch mit der verwirrten Patientin Frau F.

Praxisbeispiel

> Frau F. lebte trotz ihrer 86 Jahre ohne Hilfe in einer kleinen ebenerdigen Zweizimmerwohnung. Zu ihren Nachbarn hatte sie guten Kontakt, hin und wieder halfen sie Frau F. bei größeren Besorgungen. Ansonsten kaufte Frau F. für sich alleine ein, kochte und versorgte sich selbstständig. Als Diabetikerin achtete sie auf eine ausgewogene Ernährung und war in ihrer Lebensführung sehr diszipliniert.
> Eines Tages stürzte sie in ihrer Wohnung, brach sich den Oberschenkel und lag stundenlang in ihrem Wohnzimmer, da sie sich aufgrund der Schmerzen nicht bewegen konnte und auf ihr Rufen niemand reagierte. Erst am Abend, als eine Nachbarin bei ihr schellte, Frau F. aber nicht öffnete und sich durch erneutes Rufen bemerkbar machte, öffneten die Nachbarn die Wohnung und sahen Frau F.'s Not. Sie benachrichtigten sofort einen Krankenwagen, der Frau F. in die nächste Klinik brachte.
> Hier sollte auf der chirurgischen Station eigentlich Feierabend sein, aber Frau F. musste noch ordnungsgemäß aufgenommen werden, und es sollten noch einige

Praxisbeispiel (Fortsetzung)

> Untersuchungen stattfinden, um abzuklären, ob eine sofortige Operation notwendig wäre oder man bis zum nächsten Tag warten könnte.
> Schwester Susette, Schülerin im zweiten Ausbildungsjahr, wurde mit der Betreuung von Frau F. beauftragt. Sie half der alten Dame aus den Kleidern, zog ihr ein Krankenhaushemd an, packte Frau F.'s Wäsche in den Kleiderschrank und den Nachttisch und begleitete sie zu den Untersuchungen. Der Stationsarzt Dr. P. war gerade noch im Dienst. Er nahm Frau F. Blut ab, ordnete die entsprechenden Untersuchungen an und verabschiedete sich dann bis zum nächsten Tag.
> Frau F. war sehr verängstigt. In den letzten 25 Jahren war sie lediglich als Besucherin im Krankenhaus gewesen, sie selbst wurde von ihrem Hausarzt betreut. Sie befürchtete, nicht mehr in ihre Wohnung zurück zu können, in ein Altersheim zu müssen und vielleicht die Operation nicht zu überleben. Hinzu kam, dass sie einen halben Tag lang nichts gegessen hatte, ihre Nachbarn sie nicht weiter begleiten konnten, da sie anderweitig beschäftigt waren, und Frau F. nun von einer fremden Schwester durch die leeren Gänge des Krankenhauses zu verschiedenen Untersuchungen gefahren wurde. Türen öffneten sich automatisch, überall begegneten ihr Apparate und Maschinen, die sie nie zuvor gesehen hatte; ständig wechselten die Personen um sie herum.
> Frau F. verlor die Beherrschung und fing an zu weinen und zu jammern, wo sie denn hier hingeraten sei und was das alles solle. „Helfen Sie mir Schwester, helfen Sie mir. Was soll denn mit mir gemacht werden? Lassen sie mich nach Hause!" So klagte sie, wollte das Bett verlassen und sich auf den Heimweg machen. Schwester Susette fühlte sich hilflos und versuchte Frau F. gut zuzureden.

An dieser Stelle soll die Darstellung abgebrochen werden.

Zwei oder drei Schüler/innen können die Situation und das Gespräch zwischen Frau F. und Schwester Susette weiterspielen. Dabei kann es
1. darum gehen, dass Schwester Susette die Patientin beruhigt, ihr notwendige Informationen und Zuwendung gibt.
2. darum gehen, dass Schwester Susette aus der Tatsache heraus, dass sie sich hilflos fühlt und gern Feierabend hätte, Frau F. hektisch und oberflächlich begegnet.
3. sein, dass eine weitere Person (Schwester, Pfleger, Laborantin,...) hinzukommt und beide Mitarbeiter heftig auf Frau F. einreden, sie beruhigen und beschwichtigen wollen.
4. sein, dass Frau F. so unruhig wird, dass der Dienst habende Arzt geholt werden muss, Frau F. ein Bettgitter bekommt und ihr ein Beruhigungsmittel gespritzt wird.

Die Vorgeschichte und die Fortführung sollen unter folgenden Gesichtspunkten analysiert werden:
- Welche Bedeutung spielen das Alter und die Erfahrungen der Patientin?
- Welche Brüche in Beziehungen sind geschehen und haben Frau F. verunsichert?
- Welche äußeren Faktoren begünstigen die Entwicklung?
- Welche Möglichkeiten und Grenzen hat Schwester Susette im Umgang mit der Patientin?
- Was hätte anders und besser gemacht werden können?

13.1.3 Gespräch mit der depressiven Patientin Frau G.

Praxisbeispiel

Die 54-jährige Frau G. wird von ihrem Mann und ihrer 20-jährigen Tochter zur Aufnahme in die psychotherapeutische Abteilung gebracht. Die Patientin geht gebückt, weint die ganze Zeit und klammert sich an ihre Angehörigen. Nachdem Pfleger Christian Frau G. ihr Zimmer gezeigt hat, bringt ihr Mann das Gepäck dorthin und hilft seiner Frau beim Einräumen, während diese sich an ihre Tochter klammert und ganz verängstigt auf der Bettkante sitzt: Als sich die Familie von Frau G. verabschiedet, bricht diese neuerlich in heftiges Weinen aus, sodass ihr Mann mit ihr zusammen zum Dienstzimmer kommt und Pfleger Christian bittet, sich seiner Frau anzunehmen. Zwischen beiden findet folgendes Gespräch statt:
- Pfleger Christian: Frau G., nachdem ihr Mann und ihre Tochter nun fort sind, brauchen Sie doch nicht alleine zu sein. Hier sind eine Menge Patienten in ihrem Alter.
- Frau G.: (schluchzt)
- Pfleger Christian: Und heute Nachmittag haben sie ein Gespräch mit ihrem Therapeuten. Die genaue Uhrzeit erfahren Sie nach dem Mittagessen.
- Frau G.: Ich möchte gern wieder nach Hause. Was soll ich denn hier? Hier sind alle so fröhlich.
- Pfleger Christian: Das mag ja so scheinen, dass es den anderen Patienten besser geht, aber jeder, der hier ist, hat seine speziellen Probleme und manches wird mit der Zeit auch besser.
- Frau G.: Meinen Sie, dass Sie mir helfen können?
- Pfleger Christian: Ich kenne Ihre Probleme nicht im Einzelnen. Aber wenn Sie sich ein Stück weit öffnen, kann der Therapeut ihnen sicherlich helfen.

Praxisbeispiel (Fortsetzung)

- *Frau G.:* Aber warum bin ich dann in einer Klinik? Könnte ich nicht nur zu den Gesprächen kommen? Meine Tochter hat seit einem halben Jahr den Führerschein, sie könnte mich jeden Tag herfahren!
- *Pfleger Christian:* Natürlich besteht auch die Möglichkeit, ambulante Gespräche in Anspruch zu nehmen; aber nicht in unserer Klinik. Das müssten Sie dann bei einem niedergelassenen Arzt oder Psychologen tun. – Nun sind sie aber hier und ich würde ihnen raten, den Therapeuten, die Klinik und die Mitpatienten erst einmal kennen zu lernen. Nach dem Aufenthalt hier können Sie ja immer noch einzelne Gespräche mit einem niedergelassenen Therapeuten führen.
- *Frau G.:* Wie lange muss ich denn hier bleiben?
- *Pfleger Christian:* Da Sie freiwillig hier sind, können Sie theoretisch jederzeit wieder gehen. Hierbleiben müssen Sie gar nicht. Üblicherweise sind die Patienten bei uns ungefähr sechs Wochen.
- *Frau G.:* So lange? Das halte ich nicht aus. Ich hab solches Heimweh! (schluchzt)
- *Pfleger Christian:* Nun warten Sie doch erst mal ein paar Tage ab und entscheiden Sie Sich dann. Gleich ist es 12 Uhr und Sie müssten zum Mittagessen. Gehen Sie doch mit den anderen Patienten zusammen. Nach der Mahlzeit kommen Sie dann noch einmal zu mir, und ich teile Ihnen den genauen Termin für das Gespräch mit Ihrem Therapeuten mit. Auf Wiedersehen, Frau G.
- *Frau G.:* Auf Wiedersehen, Herr....?
- *Pfleger Christian:* Herr Scholz
- *Frau G.:* Dankeschön und auf Wiedersehen, Herr Scholz.

Welchen Eindruck haben Sie von dem Gespräch? Geht es Frau G. besser? Konnte Pfleger Christian auf die Patientin angemessen eingehen? Analysieren Sie die Unterhaltung der beiden nach folgenden Gesichtspunkten:
- An welchen Stellen und wie geht Pfleger Christian auf Frau G. ein?
- Wo spricht er über Dinge, die für Frau G. unbedeutend oder uninteressant sind?
- Was sagt Pfleger Christian über sich selbst aus (indirekt, unbewusst)?
- Welche Schwierigkeiten von Frau G. fallen Ihnen auf?

13.1.4 Gespräch mit Herrn S., dessen vierjährige Tochter Janine Leukämie hat

Praxisbeispiel

Janine ist auf der Kinderstation schon lange gut bekannt. Das kleine Mädchen ist trotz ihrer schweren Krankheit, den vielen Krankenhausaufenthalten in den letzten zwei Jahren und obwohl sie anstrengende medikamentöse Therapien über sich ergehen lassen muss, immer sehr fröhlich. Die Kinderkrankenschwestern haben einen guten Kontakt zu Janine, und auch ihre Eltern sind oft auf der Station. Seit drei Wochen ist Herr S. arbeitslos und kommt nun jeden Tag für mehrere Stunden zu Besuch. Er spielt mit Janine, liest ihr lange Geschichten vor und verwöhnt sie mit mancherlei Leckereien. Den Mitarbeitern gegenüber ist Herr S. sehr zurückhaltend. Er fragt nur nach dem Nötigsten. Als eines nachmittags aber Schwester Erika mit der Schülerin Anneliese zum Bettenmachen ins Zimmer kommt, ist Herr S. sehr gereizt. Er fragt die Schwestern, ob es denn immer so weitergehen müsste und ob sie seiner Tochter nicht wirklich helfen könnten. Die Nebenwirkungen der Medikamente würden sein Kind so sehr belasten, und er könne es jetzt nicht mehr mit ansehen, wie seine Tochter gequält würde. Er wolle sie mit nach Hause nehmen und die Therapie abbrechen. Schwester Erika ist etwas unglücklich, dass sich dieses Gespräch im Beisein der kleinen Janine entwickelt hat und versucht einzulenken, indem sie Herrn S. bittet, doch einmal mit ins Dienstzimmer zu kommen, während Schwester Anneliese bei der kleinen Patientin bleiben könne, um mit ihr ein wenig zu spielen. Herr S. lässt sich darauf ein, klagt im Dienstzimmer erneut über seine Not und schimpft auf die Ärzte, die seiner Tochter doch nicht helfen würden. Warum muss sein einziges Kind so krank sein, warum gibt es kein Medikament, das wirklich hilft? Es gelingt Schwester Erika durch aufmerksames Zuhören herauszuhören, dass die Arbeitslosigkeit von Herrn S. ihn völlig neu und intensiv mit der Krankheit seiner Tochter konfrontiert. Bisher war es wesentlich häufiger so gewesen, dass Frau S. Janine pflegte und versorgte. In der letzten Zeit war sie aber vermehrt unterwegs und stattdessen Herr S. für die Betreuung von Janine zuständig. Fragen nach dem Sinn seines Lebens, wo er nun seine Arbeit verloren hat und ständig mit dem Leid seines Kindes konfrontiert wird, lassen ihn ungeduldig werden und verzweifeln. Wenn er doch schon so viel Zeit hat, dann will er sie lieber zuhause mit seinem Kind verbringen!
Während des Gesprächs beruhigt sich Herr S. etwas und Schwester Erika versucht ihm Möglichkeiten aufzuzeigen, die helfen könnten. Zum einen seien da die zweimal wöchentlich stattfindenden Sprechstunden des Stationsarztes, die Herr S. alleine oder mit seiner Frau wahrnehmen könne. Dort solle er sich immer wieder über den neuesten Stand der Therapie informieren. Außerdem gäbe es vielleicht auch die Möglichkeit, dass Janine zwischendurch länger nach Hause könne. Dies bedürfe allerdings der genauen Absprache mit den Ärzten und der Station und

> **Praxisbeispiel (Fortsetzung)**
>
> evtl. auch mit der zuständigen Krankenkasse. Zum Dritten empfiehlt Schwester Erika Herrn S., sich mit einer Selbsthilfegruppe von Eltern leukämiekranker Kinder in Verbindung zu setzen, um dort mit ebenfalls Betroffenen über die Krankheit der Kinder und die eigenen Gefühle und Ängste zu sprechen. Herr S. ist nach diesem Gespräch sichtlich gefasster und bereit, die Angebote zu überdenken.

Die geschilderte Szene, ein Gespräch in einer Selbsthilfegruppe oder die Situation der kleinen Janine und Schwester Anneliese im Krankenzimmer könnten von Schüler/innen nachgespielt werden.
Anhand folgender Fragen sollte eine Analyse des Gesprächs erfolgen:
- Welche Gefühle werden deutlich?
- Wie gehen die Gesprächspartner aufeinander ein?
- Welche Hilfen und Veränderungen werden gegeben und vorgeschlagen?

13.1.5 Theoretische Ergänzungen

In allen drei Gesprächen (Kap. 13.1.2 bis 13.1.4) wird in unterschiedlicher Weise das Eingehen der Schwestern und Pfleger auf Patienten und Angehörige dargestellt. Folgende Punkte gehören zu einem gelungenen Gespräch:
- *Richtig zuhören.* Dazu bedarf es viel Zeit und eigener Ruhe. Erst wenn ein Patient die Möglichkeit hat, zu erzählen, was ihn wirklich bewegt, können die Mitarbeiter auf ihn eingehen und ihm helfen.
- *Keine Antworten auf ungestellte Fragen geben.* Gerade in schwierigen Situationen hat es sich nicht bewährt, zu schnell Tipps und Ratschläge zu geben oder eigene Erfahrungen mitzuteilen. Der Patient ist besonders am Anfang eines Gesprächs nicht fähig, darauf zu hören und einzugehen.
- *Eigene Bedürfnisse im Blick haben.* Der Wunsch nach Feierabend, das eigene Gefühl von Überforderung o. Ä. sollten von den Mitarbeitern wahrgenommen und – wenn möglich – dem Patienten mitgeteilt werden. Wahrhaftigkeit ist wichtig, damit Vertrauen entstehen und wachsen kann. Wenn man den Eindruck hat, dass ein Patient solche Eingeständnisse nicht verkraften würde, sollte man trotzdem rechtzeitig die Situation beeinflussen oder ändern, denn gerade Patienten in Krisensituationen reagieren hochsensibel auf ungeduldige und routinierte Antworten.

13.2 Gespräche unter Mitarbeitern

13.2.1 Die Bedeutung von Gesprächen in der Krankenpflege II

Wie wichtig es ist, Probleme und Schwierigkeiten im Team zu besprechen, wurde bereits in mehreren Kapiteln betont. Die Arbeit an und mit dem Menschen erfordert es in besonderer Weise, gesprächsbereit und gesprächsfähig zu sein – und das zeigt sich zunächst einmal an einem guten Verhältnis der Kollegen untereinander. Deshalb sollen im folgenden Mitarbeitergespräche dargestellt werden, die wiederum durch eigene Erfahrungen ergänzt werden können.

13.2.2 Schwester Ingrid und der neue Stationsarzt

Praxisbeispiel

Obwohl Schwester Ingrid noch in der Ausbildung war, wusste sie schon eine Menge und war mit dem Ablauf „ihrer" Station bestens vertraut. Eine Woche bevor ihr Einsatz in der Chirurgie zu Ende war, kam der neue Arzt, Dr. A., als Stationsarzt auf die Station. Da es seine erste Stelle war, war er sehr bemüht, die Patienten gründlich zu versorgen, und oft schaute er nach Feierabend noch bei dem einen oder anderen hinein und überzeugte sich, dass es ihnen gut ging und der Heilungsprozess der Wunden ordentlich verlief. Dr. A. tat dies, ohne die Schwestern auf der Station zu informieren oder um Assistenz zu bitten. So kam es öfter vor, dass Patienten nach seiner „Spätvisite" nicht ordentlich verbunden und gelagert waren. Schwester Ingrid beobachtete dies schon seit zwei oder drei Tagen und ärgerte sich darüber, dass Dr. A. so wenig Wert auf Information und Zusammenarbeit legte und die Patienten oft plötzlich am Abend noch einmal neu versorgt werden mussten. Die schichtleitende Schwester Jane hatte diese Episode noch gar nicht bemerkt, und Schwester Ingrid wollte nicht petzen. Sie war unsicher, ob sie einfach die letzten Tage ihres Stationseinsatzes vorübergehen lassen sollte, ob sie mit Kollegen, der Schichtleitung oder mit Dr. A. direkt sprechen sollte.

In Gedanken malte sie sich alle Möglichkeiten aus und entschied sich dann, Schwester Jane von ihrer Beobachtung zu berichten. Diese ermutigte Schwester Ingrid, Dr A. persönlich anzusprechen, da sie selbst dessen Verhalten nicht beobachtet habe und sich deshalb nicht dafür zuständig fühle. Am nächsten Abend fasste sich Schwester Ingrid ein Herz und paßte Dr. A. ab. Sie bat ihn, als er aus dem Zimmer kam, ins Dienstzimmer. Dort war gerade niemand anders anwesend, und Schwester Ingrid klagte Dr. A. ihr Leid, dass die späten Besuche bei den Patienten oft noch neue Verbände oder neues Lagern notwendig machten und sie als Schwestern und Pfleger das oft nur zufällig sähen. Dr. A. war sichtlich betroffen. Er hatte schon manchmal überlegt, einen der pflegerischen Mitarbeiter zu bitten, ihn zu begleiten, war aber immer wieder davor zurückgeschreckt, weil er keine unnötige Arbeit verursachen wollte. Er entschuldigte sich und erklärte

> **Praxisbeispiel (Fortsetzung)**
>
> sein Verhalten damit, dass für ihn die Arbeit auch noch neu sei und er deshalb einige Patienten gern noch einmal am Abend sähe. Schwester Ingrid war erleichtert, dass Dr. A. so offen mit sich reden ließ, und bot ihm an, ihn die letzten Tage ihres Stationsdienstes zu begleiten, um zu schauen, inwieweit es sinnvoll sei, wenn eine Schwester oder ein Pfleger zur abendlichen „Visite" mitkommen, und inwieweit es ausreichen würde, wenn Dr. A. lediglich im Dienstzimmer Bescheid geben würde, wen er besuchte.
> An den folgenden Abenden schauten Dr. A. und Schwester Ingrid gemeinsam nach den frisch operierten Patienten.

Das Gespräch zwischen Schwester Ingrid und Dr. A. oder die gemeinsamen Visiten der beiden können nachgespielt werden – sie könnten auch einen anderen Ausgang finden.
Außerdem sollte die Begebenheit zwischen Schwester Ingrid und Dr. A. nach folgenden Punkten analysiert werden:
- Welches Selbstbild hat Schwester Ingrid von sich als Mensch und als Krankenschwester?
- Welches Selbstbild hat Dr. A. von sich als Mensch und als neuer Stationsarzt?
- Was behindert zunächst das Gespräch zwischen beiden?
- Wodurch verläuft das Gespräch wie beschrieben?

13.2.3 Teamrunde nach einem Suizid

> **Praxisbeispiel**
>
> Anwesend sind Schwester Beate (Schülerin), Pfleger Marius Huber (seit 1 1/2 Jahren in der Psychiatrie tätig), Schwester Gudrun (seit fünf Jahren auf dieser Station, davor drei Jahre auf einer anderen psychiatrischen Station beschäftigt) und Schwester Helga (Stationsleitung). Außerdem Dr. B. (Stationsarzt seit neun Monaten), Herr V. (Diplom-Psychologe, seit drei Jahren im Team), Dr. G. (Oberarzt) und Frau L. (Beschäftigungstherapeutin).
> Der Sitzung vorausgegangen war, dass Pfleger Marius bei der Patientin, Frau E., vor verschlossener Zimmertür stand. Obwohl er laut klopfte und rief, öffnete Frau E. ihr Zimmer nicht. Pfleger Marius erklärte von außen, dass er dann aufsperren müsse und als auch darauf keine Antwort kam, verschaffte er sich Zugang zu Frau E's Zimmer. Frau E. war tot. Sie hatte sich die Pulsadern durchgeschnitten und lag auf dem Boden ihres Zimmers. Pfleger Marius machte sich schnell einen Eindruck

Praxisbeispiel (Fortsetzung)

von der Patientin, ob und wie ihr vielleicht geholfen werden könnte, aber der Vorfall lag wohl schon ein paar Stunden zurück. So holte Pfleger Marius zunächst seine Kolleginnen herbei und rief Dr. B. an, der diese Patientin betreut hatte. Nachdem die notwendigen Schritte zur Benachrichtigung der Angehörigen und der Kriminalpolizei sowie Gespräche mit betroffenen Mitpatienten geführt worden waren, beschlossen die Mitarbeiter der Station, den Vorfall zu besprechen. Dabei entwickelte sich folgendes Gespräch:

- *Dr. B.:* Herr Huber, wie kam es eigentlich, dass Sie Frau E. nicht früher vermisst haben?
- *Pfleger Marius:* Wir hatten den ganzen Vormittag Therapieangebote für die Patienten, da weiß man nie so genau, wer in welcher Gruppe ist, und nach dem Mittagessen war Mittagsruhe – so kam ich erst gegen 15.00 Uhr zu Frau E.
- *Dr. B.:* Aber das ist doch unmöglich, dass es nicht auffällt, wenn man einen Patienten sechs oder sieben Stunden nicht sieht. Dafür sind wir doch eine Klinik.
- *Dr. G.:* (einlenkend) Wie kommt es denn, dass die Therapeuten nicht wissen, wer in ihre Gruppe gehört?
- *Schwester Helga:* Es kommt immer wieder vor, dass sich bei den Patienten Termine überschneiden und dann tauschen sie schon einmal untereinander.
- *Herr V.:* (an Schwester Helga) Wäre es nicht sinnvoll, die Patienten würden Sie über einen solchen Tausch informieren?
- *Frau L.:* Ja, das wäre mir auch sehr lieb. Oft kommen nur drei oder vier Patienten zu mir in die Beschäftigungstherapie und ein andermal sind es dann zwölf. Ich kann mich oft nicht richtig auf die Gruppen einstellen.
- *Pfleger Marius:* Manchmal geht das aber auch ganz schnell. Da sieht ein Patient erst, dass sich die Termine überschneiden, wenn er einen wahrnimmt. Und dann ist vielleicht gerade keine Schwester oder kein Pfleger im Dienstzimmer.
- *Dr. G.:* Dann müsste vielleicht eine Pinnwand angebracht werden, damit die Patienten eine Nachricht hinterlassen können.
- *Schwester Gudrun:* (heftig) Ich kann es gar nicht mehr mit anhören, dass wir hier die ganze Zeit über so äußerliche Dinge wie abmelden und Pinnwand reden. Ich finde es schrecklich, dass wir nicht gemerkt haben, wie schlecht es Frau E. ging. Hatte denn niemand einen guten Kontakt zu ihr? Dr. B., haben Sie nicht gemerkt, dass die Patientin selbstmordgefährdet war?
- *Schwester Beate:* (schluchzt)

Praxisbeispiel (Fortsetzung)

• Dr. B.:	Ich habe bei der Aufnahme und auch einmal zwischendurch mit Frau E. über Selbstmordgedanken gesprochen. Das war vor fünf Tagen, wie ich hier in der Akte sehe. Aber sie sagte, es ginge ihr in der Klinik besser als zu Hause und sie wolle sich noch eine Chance geben.
• Schwester Helga:	Aber das hätten sie uns doch sagen können, das mit der einen Chance. Wir hätten dann eher auf die Patientin geachtet.
• Herr V.:	Dr. B. hat das sicherlich gar nicht so verstanden. Das sieht man ja oft erst im Nachhinein.
• Dr. B.:	Richtig. Ich dachte, Frau E. meinte, sie wolle erst einmal den Klinikaufenthalt abwarten.
• Schwester Gudrun:	Das ist es ja vielleicht. Frau E. war in den letzten Tagen immer mit Herrn P. zusammen, einem Patienten, der heute Morgen entlassen wurde. Vielleicht hat ihr das so viel ausgemacht, oder es hat sie mit ihrer eigenen Entlassung konfrontiert.
• Dr. B.:	Das haben Sie mir aber auch nicht gesagt.
• Schwester Gudrun:	Wir haben ja auch oft nicht genug Zeit, um miteinander zu reden. Dazu muss dann erst ein Suizid passieren.

Das Gespräch kann direkt im Spiel fortgesetzt werden, oder es können einzelne Weiterentwicklungen diskutiert werden. Die Teamrunde sollte nach folgenden Punkten analysiert werden:
- Welche unterschiedlichen Positionen nehmen die einzelnen Mitarbeiter ein?
- Welche Formen der Abwehr (Kap. 5.2) können Sie beobachten?
- Was könnte auf der Station verbessert werden?

13.2.4 Gespräche in Konfliktsituationen

Ein Konflikt entsteht immer, wenn ein Mitarbeiter oder eine Mitarbeiterin Lehrinhalte aus der Schule oder einer Fortbildung auf der Station einführen will. Ob es sich dabei um die Grundregeln der Pflege handelt, ob neue Formen der Dokumentation eingeführt werden sollen oder sich ein ganzes Pflegesystem (Funktionspflege/Bezugspflege) ändert – immer wieder sind Spannungen und Widerstände bei dem gesamten Stationsteam zu beseitigen.

Es sollen Szenen entwickelt werden, die folgende Grundstruktur aufweisen:
- Eine Schwester/ein Pfleger hat in der Schule ein anderes Pflegemodell gelernt und geübt als das auf der Station übliche.
- Sie/Er versucht zunächst, einfach gegen den Strom zu schwimmen und ihr/sein neues Modell zu praktizieren.
- Sie/Er stößt auf Widerstände bei Kollegen und Vorgesetzten.
- Nachdem der Konflikt eskaliert ist, die Pflegefachkräfte ihr Verhalten ändern oder gehen soll, werden die Schulleitung und der unterrichtende Pfleger hinzugezogen.
- Diese erklären den neuen Pflegeansatz und versuchen mit der Stationsleitung einen Kompromiss zu finden.
- Die Pflegefachkräfte wechselt in eine andere Abteilung, und es soll eine systematische Schulung auch für die langjährigen Mitarbeiter angeboten werden.

Nachdem Sie die Situation (evtl. durch eigene Erfahrungen) vertieft haben, diskutieren Sie folgende Fragen:
- Welche Widerstände werden häufig genannt, welche spielen auch unausgesprochen eine Rolle?
- Wie kann eine Veränderung langsam und sachlich eingebracht und umgesetzt werden?
- Welche Übergangsformen und Kompromisse sind denkbar?

13.3 Psychotherapie: Hilfe für Probleme und zwischenmenschliche Begegnungen

13.3.1 Die Bedeutung von Gesprächen in der Krankenpflege III

Krankenschwestern und Krankenpfleger werden auf vielfache Weise mit unterschiedlichen Formen der Psychotherapie, mit Gesprächstechniken und Gruppengesprächen konfrontiert.

Zum einen werden sie im Umgang mit Patienten auf psychiatrischen und psychotherapeutischen Stationen herausgefordert, die Arbeit der Ärzte/innen und Psychologen/innen cotherapeutisch zu begleiten. Zum anderen bieten manche Krankenhäuser berufsbegleitend Supervision oder andere arbeitsbezogene Gesprächsgruppen an. Weiterhin fordern die engen zwischenmenschlichen Begegnungen manchen Mitarbeiter im Krankenhaus dazu auf, sich mit eigenen Konflikten und Problemen in psychotherapeutische Behandlung zu begeben. Dass dies nicht als Ausdruck von Unfähigkeit oder einer persönlichen Niederlage verstanden werden muss, sondern im Gegenteil als ein mutiges Bekenntnis zu eigenen Schwächen und Grenzen, soll an dieser Stelle explizit betont werden.

Psychotherapie ist also zunächst einmal eine Behandlung für Menschen mit seelischen Nöten. Dabei unterscheidet man zwei große Richtungen:
- die Verhaltenstherapie und
- die Psychoanalyse.

Viele andere Methoden haben sich Bausteine dieser beiden Schulen zu Eigen gemacht und diese mit weiteren Erfahrungen ergänzt. Gruppentherapie gibt es inzwischen bei allen Formen der Psychotherapie, obwohl sich die meisten ursprünglich in Einzelsitzungen entwickelt haben.

Mit der Zeit bekommen Psychotherapien nicht erst bei der Behandlung Bedeutung, sondern bereits vorbeugend. So haben viele Arten in veränderter Gestalt Eingang in die Ausbildung und Begleitung sozial tätiger Mitarbeiter/innen gefunden, und neuerdings öffnen sich auch Türen im Bereich der Wirtschaft, wo psychotherapeutische Methoden bei der Personalauswahl, Mitarbeiterschulung und Besetzung von Stellen zu Rate gezogen werden. Dabei spielen sowohl Ansätze aus der Psychoanalyse eine Rolle, die Verständnis für unbewusste Zusammenhänge wecken sollen, als auch Aspekte der Verhaltenstherapie, die neues Verhalten einüben helfen oder bewährtes Verhalten verstärken.

Im Folgenden werden einige der gängigen Methoden vorgestellt, wobei aus Gründen der Übersichtlichkeit auf die Doppelnennung der männlichen und weiblichen Form verzichtet wird.

13.3.2 Verhaltenstherapie

Die Verhaltenstherapie hat ihre theoretischen Wurzeln in den Untersuchungen über das klassische und operante Konditionieren (Kap. 1) und in wissenschaftstheoretischen Überlegungen. Ihr liegt die Vorstellung zugrunde, dass falsches, störendes oder belastendes Verhalten gelernt wurde und im Rahmen einer Therapie gelöscht und neues Verhalten gelernt werden kann.

Auch innerhalb der Verhaltenstherapie stehen dem Therapeuten verschiedene Methoden zur Wahl, je nachdem, welche Beschwerden der Klient aufweist.

Gegenkonditionierung

Bei dieser Methode muss der Patient berichten, welche Situation ihn belastet oder ängstigt. Dann wird er in Gedanken, durch Bilder oder durch persönlichen Kontakt, mit dem ängstigenden Gegenstand konfrontiert und setzt in dieser Phase der Begegnung vorher eingeübte Entspannungsverfahren (autogenes Training, progressive Relaxation nach Jacobsen) ein. So versucht jemand, der z. B. Angst vor geschlossenen Räumen hat, in einem engen Raum gleichmäßig und tief durchzuatmen, die Augen zu schließen und den ganzen Körper zu entspannen. Die Idee der Verhaltenstherapie ist, dass Entspannung und Angst sich nicht miteinander vertragen und der Patient so seine Angst verliert.

Systematische Desensibilisierung und Überflutungstherapie

Weiterhin lassen sich die langsame oder auch systematische Desensibilisierung und die Überflutungstherapie unterscheiden. Bei der ersten Form werden Entspannung und Konfrontation mit dem ängstigenden Gegenstand langsam aufgebaut – d. h. der Patient, der Angst vor geschlossenen Räumen hat, wäre erst einmal nur eine Minute in dem geschlossenen Raum, dann zwei Minuten und dann immer etwas länger, wohingegen bei der zweiten Form der Patient gleich mit dem intensivsten Angstreiz konfrontiert wird. Diesen soll er so lange aushalten, bis die Angst nachlässt. Außer bei Angst vor geschlossenen Räumen werden diese Methoden z. B. bei Ängsten vor Schlangen oder Hunden, vor extremen Höhen oder bei Prüfungsangst und Lampenfieber eingesetzt.

Operantes Konditionieren
Diese Methode wird besonders bei Kindern oder Klienten mit begrenzten intellektuellen Fähigkeiten eingesetzt, wobei das richtige Verhalten mit Bonbons oder Münzen belohnt wird. So werden z. B. langzeit hospitalisierte Patienten zu Körperpflege und kleinen Hausarbeiten ermutigt, und Kinder verlernen Bettnässen, Daumenlutschen, extreme Aggressivität oder unsoziales Verhalten.

Modellernen
Dieses bereits beschriebene Verfahren (Kap. 1.2.3) kann als therapeutisches Instrument zielgerichtet verwendet werden. Kinder sehen z. B. Filme zur Behebung von Ängsten vor Ärzten oder Zahnärzten.

Kognitive Umstrukturierung
Bei dieser Methode geht es weniger um systematisches Üben, sondern stärker darum, falsche Gedanken durch andere, bessere, zu ersetzen. So behindern verinnerlichte Sätze wie „Keiner hat mich lieb" oder „Ich kann das alles nicht" Menschen oft in weiten Teilen ihres Lebens. Im Laufe der Therapie soll ein solches Motto verändert werden und ein neues den Patienten begleiten. Dieser Ansatz ist auch unter dem Namen „rational-emotive therapy" von A. Ellis bekannt. Der Forscher D. Beck hat sich gleichfalls der kognitiven Struktur von Patienten angenommen und behauptet, dass es vielfach unlogische Strukturen sind, die falsches Verhalten auslösen. Gerade bei depressiven Patienten finden Methoden der kognitiven Umstrukturierung Anwendung.

Entscheidend bei allen Methoden der Verhaltenstherapie – aber auch anderer therapeutischer Verfahren – ist eine gute und offene Beziehung zwischen Patient und Therapeut. Nur so können Patienten den Mut aufbringen, sich ihren stärksten Ängsten und Problemen zu stellen und sich ohne Furcht vor Manipulation auf neue Denk- und Verhaltensformen einlassen.

13.3.3 Psychoanalyse
Die Psychoanalyse ist das klassische Psychotherapieverfahren, das durch S. Freud eingeführt und von vielen Therapeuten in den vergangenen 100 Jahren weiterentwickelt wurde. Methodisch geht es bei den tiefenpsychologischen Schulen darum, Zusammenhänge zwischen dem Unbewussten, der frühen Kindheit und der heutigen Störung herzustellen. Dabei liegt der Patient auf einer Couch (Kap. 1.1.2), spricht über seine Probleme, und der Therapeut erarbeitet unter Berücksichtigung der folgenden Techniken die Ursachen der Schwierigkeiten:

Die freie Assoziation

Hierbei berichtet der Patient frei von allen Normen und Zwängen, was ihm durch den Sinn geht. Dabei soll er weder Unwichtiges noch Peinliches verschweigen und somit unbewusstes Material sichtbar machen.

Der Traum

Er bringt in besonderer Weise unbewusste Gefühle und Wünsche zu Tage, weshalb Träume im Rahmen einer Analyse ausführlich besprochen werden.

Die Deutung

Sie nennt man das Formulieren einer These, die der Therapeut durch aufmerksames Zuhören entwickelt hat und dem Patienten mitteilt. Er kann z. B. sagen: „Frau N., ich habe den Eindruck, dass Sie immer noch „Papas liebes Töchterlein" sein möchten und es deshalb allen Menschen in ihrer Umgebung recht machen wollen."

Der Widerstand

So heißt eine Sperre, die sich von Zeit zu Zeit einstellt, weil der Patient nicht bereit ist, wirklich alles zu berichten oder die passende Deutung des Therapeuten ablehnt. Innerhalb der Therapie werden solche Widerstände besprochen und nicht einfach übergangen.

Die Übertragung

Darunter versteht man ein wichtiges Instrument der Psychoanalyse, nämlich die Tatsache, dass der Patient auf den relativ neutralen und distanzierten Therapeuten Gefühle, Wünsche und Gedanken überträgt, die er eigentlich seinen Eltern, Kindern oder seinem Lebenspartner gegenüber hegt. Anhand des Lebendigwerdens solcher Anteile können sie in der Therapie besprochen werden.

Die Gegenübertragung

Das sind Gefühle des Therapeuten dem Patienten gegenüber, die gleichfalls als wichtige Information darüber verstanden werden, was in dem Klienten vor sich geht. Damit ein Therapeut sich selber besser kennen lernt und versteht, macht er vor und während seiner Tätigkeit selbst eine so genannte Lehranalyse.

Die Psychoanalyse legt besonderen Wert auf die Persönlichkeitsentwicklung in den ersten Lebensjahren und leitet Konflikte und neurotisches Verhalten aus Störungen in dieser Zeit ab. So kann bei allen Formen von Ängsten, Zwängen und Depressionen, bei Arbeitsstörungen, Suchtverhalten und Partnerschaftskonflikten eingesetzt werden. Veränderungen im Leben des Patienten werden dadurch erreicht, dass ihm die unbewussten Anteile des Es und die Rolle des Über-ich deutlich werden und die Stärkung seines Ich bewirkt wird.

Obwohl die klassische Psychoanalyse davon ausgeht, dass allein die Kenntnis über die Zusammenhänge innerer Konflikte den Patienten freier macht, neue Lebensformen zu erproben, werden heute Patienten auch teilweise für veränderte Verhaltensmuster gelobt. Genauso wie die Verhaltenstherapie es Patienten auch nicht verbietet, über Zusammenhänge nachzudenken.

13.3.4 Weitere therapeutische Verfahren

Gängige Therapien, die sich aus den bisher genannten Grundformen entwickelt haben, sind z. B. die in Kap. 4.2.2 genannte Transaktionsanalyse oder die weithin bekannte Gesprächspsychotherapie von C. R. Rogers.

Gesprächspsychotherapie

Dieser liegen die drei Grundbausteine Echtheit, positive Wertschätzung und Empathie als wesentliche Eigenschaften des Therapeuten zugrunde. Außerdem hilft der Therapeut dabei, dass der Patient sich und seine Probleme besser versteht, indem das vom Patienten Gesagte mit neuen Worten formuliert und „zurückgespiegelt" wird. Veränderungen werden weder durch Übungen erprobt noch durch Deutungen angeboten, sondern sollen vom Patienten selbst entwickelt werden. Die Selbstheilungskräfte im Patienten erhalten eine große Bedeutung, weshalb im Allgemeinen auch weniger vom Patienten als vom Klienten gesprochen wird und die Methoden seltener bei schweren psychischen Störungen, sondern verstärkt bei Selbstwertproblemen, Minderwertigkeitsgefühlen und punktuellen Lebens- und Entwicklungskrisen eingesetzt werden.

Gestalttherapie

Im weiteren ist die Gestalttherapie von F. Perls recht bekannt, ein Verfahren, das gestaltende Methoden wie z. B. die Technik des leeren Stuhls verwendet. Dabei sitzt der Patient vor einem leeren Stuhl und phantasiert auf den Platz gegenüber den Vater, die Mutter, den Chef oder mit wem er sich sonst auseinandersetzen will. Das Gespräch verläuft, als ob der andere anwesend wäre, wobei der unbewusste Konflikt durch diese Darstellung deutlich werden soll. Diese Verfahren findet verstärkt in Gruppen statt und behandelt nur Probleme der Gegenwart. Unabgeschlossene Handlungen sollen zu Ende geführt und die Verantwortung des Patienten gestärkt werden.

13.3.5 Gruppentherapie

Die Notwendigkeit für Gruppentherapien entstand während und nach dem zweiten Weltkrieg, als viele Menschen zugleich therapeutische Hilfe in Anspruch nehmen wollten, es aber kaum Therapeuten gab und diese durch Einzelsitzungen nur für wenige Klienten tätig werden konnten. So entwickelte jede therapeutische Schule Formen und Modelle für Gruppensitzungen.

Außerdem können manche Fragen und Probleme besser in Gruppen bzw. mit weiteren Patienten erarbeitet werden. Ein typisches Beispiel für Gruppentherapie ist das *Psychodrama* von J. L. Moreno; hier werden die Techniken des Theaters und der Bühne dazu verwendet, dass Patienten ihre Gefühle und Gedanken darstellen können.

Auch *Familien- und Ehetherapie* muss notwendigerweise in Gruppen stattfinden und soll – je nach theoretischer Ausrichtung – persönliche Schwierigkeiten und Konflikte bewusst machen, Beziehungen untereinander klären oder neues Verhalten miteinander einüben lernen.

Weiterhin haben sich als Gruppentherapie solche Verfahren entwickelt, die Mitarbeitern im sozialen Bereich helfen, Konflikte, die im Umgang mit den Klienten oder untereinander bestehen, zu besprechen und zu lösen. Eine Form ist die *Themenzen-*

trierte Interaktion (TZI), eine andere die **Gruppensupervision**. Beide Verfahren werden im weiteren etwas ausführlicher dargestellt, da sie auch unter Krankenschwestern und -pflegern häufig Anwendung finden bzw. finden könnten.

Themenzentrierte Interaktion

Die Themenzentrierte Interaktion wurde von R. Cohn (1975) begründet und ins Leben gerufen und bietet eine Anleitung wie man miteinander ins Gespräch kommen kann. Einige Regeln sind für alle Gruppenteilnehmer verbindlich:
- *Es gilt absolute Schweigepflicht.*
- Was in der Gruppe besprochen wird und wie sich Mitarbeiter verhalten (weinen, schreien, Kritik üben) kann und darf nur in der Gruppe besprochen werden. Durch diesen Schutzraum soll größtmögliche Offenheit hergestellt werden.
- *Es spricht immer nur einer.*
- In einer Gruppe von 8 bis 15 Personen ergibt es sich häufig, dass sich zwei oder drei Untergruppen bilden, in denen verschiedene Themen besprochen werden. Dies soll im Rahmen einer geplanten Gruppensitzung vermieden werden, damit alle mit ihren Gedanken und Gefühlen an dem vorgetragenen Problem mitarbeiten.
- *Jeder der spricht, spricht nur von sich.*
- Allgemeinheiten, „man-Aussagen", Ratschläge und Unpersönliches sollen nach Möglichkeit vermieden werden. Jeder sollte nur erzählen, was ihm selbst auffällt und bewegt. Die Regel, immer in der „Ich-Form" zu sprechen, erleichtert dies.
- *Störungen haben Vorrang.*
- Wichtig ist bei einem solchen Gruppengespräch, dass Mitglieder, die sich plötzlich langweilen, ärgern, enttäuscht sind oder etwas als unpassend oder ungerecht empfinden, mit diesen Gefühlen nicht bis zum Abschluss eines Themas warten müssen, sondern jederzeit den Gesprächsverlauf dafür unterbrechen dürfen. So wird Raum für Offenheit und Spontanität geschaffen.

Um einer solchen Gruppe den Anfang zu erleichtern, besteht die Möglichkeit – nach erfolgter Abstimmung über ein anstehendes Thema – mit einem so genannten „Blitzlicht" zu beginnen. Dabei sagt reihum jeder Teilnehmer eine kurze Bemerkung zu dem Thema, wobei jeder mitteilen kann, was ihn bewegt, kränkt, ärgert oder sonst wie betroffen macht. Zum Schluss der meist 11/2-stündigen Sitzung kann in einer weiteren „Blitzlichtrunde" die momentane Betroffenheit festgehalten werden.

Themen für ein Gruppengespräch nach den Regeln der TZI könnten sein:
- Umgang mit Patienten in der Psychiatrie,
- Konflikte zwischen Mitarbeitern und Vorgesetzten,
- Soziale oder gesellschaftliche Themen wie:
Ausländerfeindlichkeit, Umweltzerstörung, politische Tagesthemen.
Außerdem sollte eine solche Gruppe im Rahmen der Ausbildung auf der Ebene der Metakommunikation analysiert werden, d. h. dass sich alle Teilnehmer nach Abschluss der Sitzung über deren Verlauf unterhalten.

Supervision

Supervision ist die zweite Form der üblichen psychologischen Hilfe für Mitarbeiter in sozialen Berufen. Man unterscheidet Einzel- und Gruppensupervision, wobei im Folgenden nur die Gruppenform vorgestellt wird. Eine Definition für Supervision (wörtlich: besonderer Blick, Überblick) von W. Schmidtbauer lautet:

> Supervision ist der Versuch, die Fähigkeit zur Einfühlung unter schwierigen Bedingungen aufrecht zu erhalten.

So soll ein von außen kommender, d. h. nicht zum Team gehörender Supervisor den Teilnehmern einer Gruppensitzung (Supervisanden) helfen, weiterhin einfühlsam und offen zu bleiben, auch wenn die Schwierigkeiten am Arbeitsplatz sowohl mit den Klienten als auch mit den Mitarbeitern zu eskalieren drohen. Eigene Anteile, Wünsche und Erwartungen sollen reflektiert und bewusst gemacht werden, Verhalten, um sich abzugrenzen und für sich selbst zu sorgen, geübt werden. Nur so können Mitarbeiter im sozialen Bereich vor dem Ausbrennen (Burnout-Syndrom) geschützt werden und sich schützen.

Der Supervisor ist im allgemeinen Sozialarbeiter, Krankenpflegemitarbeiter, Lehrer oder Diplompsychologe und hat durch eine spezielle Zusatzausbildung die nötigen Qualifikationen zum Leiten einer Gruppe erlernt. Er sollte folgende Fähigkeiten mitbringen:

- *Unparteilichkeit:* Der Supervisor soll sich weder auf die Seite der Arbeitgeber noch auf die der Mitarbeiter oder der Patienten schlagen, sondern neutral die Positionen aller beachten.
- *Verantwortung für den Supervisanden:* Ein Supervisor muss eingreifen, wenn er das Gefühl hat, dass ein Supervisand den Boden unter den Füßen verliert, von anderen in die Ecke gedrängt wird oder zum Sündenbock erklärt werden soll.
- *Wachsamkeit und Sensibilität gegenüber ethischen Fragestellungen:* Gerade im engen Miteinander von Menschen werden immer wieder persönliche Grenzen überschritten. Patienten werden bevormundet, Mitarbeiter gemobbt, Schamgrenzen überschritten oder „Unnormales" verurteilt. Die Mitarbeiter auf solche Schwierigkeiten hinzuweisen, ist Aufgabe des Supervisors.
- *Lehrer/Leiter:* Außerdem soll er aufgrund seiner Erfahrungen Hilfe und Anleitung für schwierige oder ausweglos erscheinende Situationen anbieten oder entwickeln helfen. Er soll den Gruppenprozess gestalten und Eskalationen verhindern.

Bei den Supervisanden findet man häufig die folgenden Voraussetzungen bzw. Erwartungen und Ängste:

- *Supervision ist freiwillig.* Niemand kann dazu gezwungen werden, in einer Gruppe über sich und seine Nöte zu sprechen, noch nicht einmal die Teilnahme oder Anwesenheit dürfen Pflicht oder Zwang sein. Allerdings ist es für ein Team immer ein Problem und führt zu Spannungen (die evtl. auch in der Gruppe besprochen werden können), wenn sich einzelne Mitarbeiter ohne Erklärung aktiv oder passiv verweigern.

- **Supervision lebt von der Offenheit des Einzelnen.** Der Wunsch nach Hilfe und das Bedürfnis nach Aussprache bewirken bei vielen Supervisanden, dass sie die Sitzungen sehr genießen und zum Besprechen ihrer Schwierigkeiten nutzen. Andere befürchten, unangenehm aufzufallen, wenn sie Probleme mit Patienten oder Kollegen haben und versuchen lieber die Rolle der Ratgeber einzunehmen. Dies ist ein Verhalten, das die Offenheit in der Gruppe oft behindert und besprochen werden sollte.
- **Angst vor Gruppenprozessen.** Diese Angst begleitet viele Supervisanden, da sie befürchten, durch ihre Offenheit von den anderen Kollegen verachtet oder gemieden zu werden oder als Sündenbock für alle Probleme herhalten zu müssen. Hier ist es die Aufgabe des Supervisors, den Supervisanden zu schützen.
- **Angst vor Kontrolle.** Gerade wenn Mitarbeiter und Vorgesetzte gemeinsam an Supervisionssitzungen teilnehmen, besteht die Angst vor Kontrolle von beiden Seiten. Mitarbeiter befürchten, ihre Position, Aufgabe oder Stellung zu verlieren, falls Vorgesetzte ihre Ängste und Schwächen entdecken; Vorgesetzte hingegen befürchten den Verlust ihrer Autorität. Um dem vorzubeugen, entsteht häufig Distanz und Verschlossenheit in Supervisionsgruppen. Hilfe bieten da oft nur getrennte Sitzungen für Mitarbeiter und Leitungspersonen oder Gruppen, die sich aus Mitarbeitern verschiedener Abteilungen oder Einrichtungen zusammensetzen. Das wären z. B.: Supervisionsgruppen für alle neuen Mitarbeiter eines Krankenhauses oder Supervisionsgruppen für Pflegefachkräfte der chirurgischen Abteilungen verschiedener Krankenhäuser.
- **Theoretisches Wissen wird für den Einzelfall vermittelt.** Supervisionen bieten keinen Ersatz für Schule oder Weiterbildung. Hier geht es immer nur darum, eine einzelne Situation zu betrachten und für eine spezielle Schwierigkeit eine Lösung zu finden. Übertragungen auf andere Situationen können nur selten vorgenommen werden.

Der Ablauf einer Supervisionssitzung kann wie folgt aussehen:
1. Vorphase: Organisatorisches, Unverstandenes der letzten Sitzung usw. wird zu Beginn des Treffens besprochen.
2. Aushandlungsphase: Hier wird geklärt, wer welchen Fall einbringen möchte; evtl. werden zwei Fälle für eine Sitzung vereinbart.
3. Falleinbringungsphase: Ein oder mehrere Teilnehmer erzählen die Situation, wie sie sie erlebt haben; evtl. folgen Ergänzungen, die die Position der betroffenen Personen oder die Krankengeschichte des Patienten weiter erläutern.
4. Fallbearbeitungsphase: Die Gruppe und der Supervisor versuchen gemeinsam durch Ideen, Phantasien, Thesen oder Fragen das Problem zu analysieren und versteckte Schwierigkeiten deutlich zu machen.
    - Beispiel: Warum macht gerade diese Patientin alle Mitarbeiter so wütend? Welche Form von Überforderung liegt hier vor? Gibt es Kompetenzstreitigkeiten?
5. Abschlussphase: Hier werden weiterführende Aspekte eingebracht, oder das Thema wird beendet. Damit ist die Sitzung abgeschlossen oder der Start für das zweite Thema gegeben.

Auch Supervisionssitzungen dauern im Allgemeinen 1 1/2 Stunden.

14 Sexualität: Schwangerschaft und Elternschaft

14.1 Schwangerschaftskonflikte

14.1.1 Unterschiedliche Aspekte zum Schwangerschaftsabbruch

Im Zusammenhang mit jedem geplanten oder durchgeführten Schwangerschaftsabbruch stellen sich für die betroffene Frau und die Menschen ihrer Umgebung zahlreiche *juristische, philosophische, ethische, religiöse* und *psychologische* Fragen. An dieser Stelle können und sollen nicht alle Bereiche erschöpfend dargestellt, sondern lediglich genannt und angerissen werden. Eine persönliche Auseinandersetzung mit diesem Thema bleibt keinem erspart.

Juristische Fragen

Juristisch hat sich in unserem Kulturkreis in den vergangenen Jahrzehnten (1970–1990) ein deutlicher Wandel weg von der Bestrafung der Frauen und Ärzte/innen, hin zum legalisierten Abbruch unter bestimmten Bedingungen entwickelt. Dabei standen der Beendigung einer Schwangerschaft, wenn es um das Leben und Überleben der Mutter ging, wohl zu keiner Zeit Barrieren im Weg. Inzwischen ist der Bereich der medizinischen Indikation um die embryopathische (schwere Missbildungen des Embryos), die kriminologische (die Frau wurde vergewaltigt) und die Notlagenindikation (schwere soziale oder persönliche Probleme) erweitert worden. Der Einschnitt zwischen zulässiger und unzulässiger Beendigung einer Schwangerschaft liegt bei 12 Wochen nach der letzten Regelblutung, was allerdings von vielfältigen Fragen begleitet wird. Biologische Gründe liegen für die Wahl des Zeitraumes nämlich nicht vor, sodass man davon ausgehen muss, dass es sich dabei eher um philosopische Aspekte handelt, die die veränderte Beziehung der werdenden Mutter zu ihrem ungeborenen Kind berücksichtigen. Denn deutliche körperliche Veränderungen und das Spüren erster Kindsbewegungen finden im Allgemeinen erst nach den ersten drei Monaten der Schwangerschaft statt und bestimmen dann das Lebensgefühl der betroffenen Frau.

Philosophische Fragen

Diese beschäftigen sich damit, wann und wie die Seele in den neuen Menschen kommt, und ob das Ungeborene Individuum von Anfang an ist oder vielleicht erst 70 Tage nach der Empfängnis, nachdem die Entwicklung des Gehirns abgeschlossen ist. Oder gibt es ein Recht auf Leben erst, wenn das Kind unabhängig von der Mutter lebensfähig ist? Und wann ist das? Im Zuge einer immer besseren medizinischen Versorgung bereits im fünften Schwangerschaftsmonat, im siebten oder erst wenn das Kind drei Jahre alt ist und sich auch mit Fremden problemlos verständigen kann? Denn selbst das Neugeborene ist ohne eine „Betreuung rund um die Uhr" dem sicheren Tod ausgeliefert.

Ethische und religiöse Fragen

Ethische und religiöse Themen, die sich damit auseinandersetzen, ob es verantwortbar ist, einem ungeborenen Menschen sein Lebensrecht abzusprechen, weil dieser die Lebensrechte anderer (der Mutter, der Familie, der Gesellschaft) einschränkt, müssen im Einzelfall von jedem Betroffenen (Ärzte/innen, pflegerischen Mitarbeitern, den Frauen und ihren Partnern) individuell bedacht werden. Hierbei ist es wichtig, auch als Schwester oder Pfleger von der eigenen Gewissensentscheidung Gebrauch zu machen.

Psychologische Fragen

Fragen, die sich damit beschäftigen, ob ein Schwangerschaftsabbruch bei der betroffenen Frau oder bei medizinischen Mitarbeitern psychische Schäden hinterlässt, werden so unterschiedlich beantwortet wie Fragen, ob Kriegserlebnisse, schwere Traumata oder Ähnliches bewältigt werden können. Die einen sprechen von Verdrängung und davon, dass sich das Schwere immer wieder in den Vordergrund schiebt und unbewusst das Leben bestimmt, andere sprechen von gelungener Bewältigung und dem Einordnen schwerer Erlebnisse in die persönliche Biographie.

Trotz des Bedenkens aller theoretischer Fragen ist immer die individuelle Situation der Mutter, ihre körperliche, psychische und soziale Verfassung ausschlaggebend. Es obliegt ihrer Verantwortung, sich für oder gegen das Kind zu entscheiden, und sie muss dabei in Betracht ziehen, dass das Kind ein Wesen mit einem eigenen Recht auf Leben ist. Sicherlich kann kein psychisch gesunder Mensch einen Schwangerschaftsabbruch ohne Gefühle und inneres Abwägen der Situation durchführen oder durchführen lassen. In jedem bleibt eine letzte Unsicherheit!

14.1.2 Ein Schwangerschaftsabbruch unter psychologischen Gesichtspunkten

Die Darstellung eines Einzelschicksals kann niemals alle Aspekte erfassen. Trotzdem soll ein Beispiel (das durch Erfahrungen aus dem Krankenhaus und aus dem persönlichen Umfeld ergänzt werden kann) als Gesprächsgrundlage dienen und psychologische Phänomene deutlich machen.

14.1 Schwangerschaftskonflikte

Praxisbeispiel

Frau B. ist zum dritten Mal schwanger. Ihre beiden ersten Söhne sind 3 1/2 und 1 1/2 Jahre alt. Sie hat ihre Berufstätigkeit als Zahnarzthelferin zunächst aufgegeben und ist für die Kindererziehung zuständig. Ihr Mann arbeitet im EDV-Bereich und hat dort einen geregelten Arbeitstag, sodass beide die Versorgung der Kinder am frühen Abend und am Wochenende miteinander gestalten. Bei der ersten Kontrolluntersuchung zur Bestätigung und Betreuung der erneuten Schwangerschaft stellt der behandelnde Gynäkologe bei Frau B. eine Verhärtung in der Brust fest, die er so schnell wie möglich von weiteren Fachärzten abklären lassen möchte. Er überweist Frau B. zum Radiologen, der aufgrund des Ultraschallergebnisses aber keine eindeutige Diagnose stellen kann und eine Behandlung durch ein Krankenhaus empfiehlt.

So kommt Frau B., inzwischen in der achten Woche schwanger, mit der Fragestellung, ob es sich bei der Verhärtung in der Brust um Brustkrebs handelt, in die Klinik. Ihr Mann hat sich für einige Tage Urlaub genommen, um die beiden Jungen zu versorgen und versucht gleichzeitig, so häufig wie möglich bei seiner Frau im Krankenhaus zu sein. Beide hatten sich ein drittes Kind gewünscht und waren durch die Ratschläge und Warnungen von Ärzten und Angehörigen sehr verunsichert. Sowohl in der Arztpraxis als auch im Krankenhaus wurde Frau B. dringend empfohlen, eine Operation und eine eventuell notwendige Strahlentherapie vornehmen zu lassen, wobei die bestehende Schwangerschaft seitens der Ärzte kaum thematisiert wurde. Die Eltern, Schwiegereltern und Geschwister von Frau B. waren sehr beunruhigt und bangten um Frau B's Leben und Gesundheit. Auch sie rieten offener und direkter, sich einem Schwangerschaftsabbruch nicht zu verschließen, da die Familie doch schon zwei so fröhliche und niedliche Jungen habe und ein drittes Kind ja auch nach der Krankheit noch gezeugt werden könne. Unausgesprochen blieben die Ängste, was passieren würde, wenn Frau B. bald sterben würde und Herr B. mit zwei oder gar drei kleinen Kindern dastünde. Wer sollte sie versorgen? Würde er bald wieder eine Frau finden? Die Telefonate und Besuche im Krankenhaus waren von Unsicherheit und Verschlossenheit geprägt. Keiner wagte, dem möglichen Verlauf offen zu begegnen. Auch die Schwestern der gynäkologischen Station behandelten Frau B. wie eine „normale" Brustkrebspatientin und gingen weder bei der Betreuung noch bei den Operationsvorbereitungen auf die bestehende Schwangerschaft ein.

Die emotionale Belastung der Patientin war sehr groß. Letztlich fühlte sie sich von allen medizinischen Mitarbeitern und von ihren Angehörigen allein gelassen und konnte die Ängste um ihr Leben und den Wunsch nach dem neuen Kind nur mit ihrem Mann teilen.

An dieser Stelle soll die Schilderung enden. Frau B. bewegen viele Gefühle, die im Folgenden etwas genauer betrachtet werden.

Ambivalente Gefühle bezüglich einer Schwangerschaft

Jede Schwangerschaft, ob gewollt oder ungewollt, ob komplikationslos oder von Schwierigkeiten begleitet, ob ausgetragen oder vorzeitig beendet, bringt sehr unterschiedliche Gefühle mit sich. Bei Frau B. stand zunächst die Freude über die dritte Schwangerschaft im Rahmen der gesamten Familienplanung im Vordergrund. Trotzdem hätte sie sich auch ohne die Diagnose „Brustkrebs" sicherlich nicht neun Monate lang nur gefreut, sondern sich um sich selbst, ihre Familie und das werdende Kind mancherlei Gedanken und Sorgen gemacht. Die folgenden widersprüchlichen Gefühle gehören zu fast jeder Schwangerschaft:

- Angst vor einem kranken oder behinderten Kind,
- Gefühl der Hilflosigkeit und Machtlosigkeit,
- eine Aufgabe und einen Sinn im Leben gefunden zu haben,
- Freude über eine funktionierende Partnerschaft,
- Angst vor Einsamkeit und Abhängigkeit von dem Partner,
- Stolz, schwanger werden zu können,
- Selbstbestätigung,
- Angst vor finanziellen Schwierigkeiten und bevorstehenden Überforderungen.

Diskutieren Sie die Bedeutung dieser (und anderer) Gefühle im Zusammenhang mit einer gewollten und einer ungewollten Schwangerschaft.

Sorgen bei einem Schwangerschaftsabbruch

Weiterhin begleiten Frau B. und alle Frauen, die sich – aus welchen Gründen auch immer – mit der Frage nach einem Schwangerschaftsabbruch auseinandersetzen, viele Gedanken. So z. B.:

- Schadet ein Schwangerschaftsabbruch der eigenen Gesundheit?
- Was passiert, wenn es zu starken Blutungen oder Verletzungen kommt?
- Kann man später wieder problemlos schwanger werden?
- Steht der Partner weiterhin zu der Beziehung, oder ist die Beziehung mit diesem Einschnitt beendet?
- Wie wird der Kontakt mit Kindern von Freunden oder Bekannten verkraftet, vor allem, wenn sie im Alter des eigenen, verlorenen Kindes sind?
- Ist es rechtens, das Ungeborene zu töten, auch wenn es um das eigene Leben geht? Wessen Leben zählt mehr?
- Muss man den Abbruch geheim halten oder ist es wichtig, offen darüber zu reden?

Welche Fragen bewegen Sie? Wie könnte man auf eine Patientin mit solchen Gedanken eingehen?

Entlastung durch einen Schwangerschaftsabbruch
In manchen Situationen wird ein Schwangerschaftsabbruch sicherlich auch von Gefühlen der Erleichterung begleitet:
- Man ist die Verantwortung für eine schwierige Situation und für einen anderen Menschen los.
- Freiheit und Ungebundenheit können wieder Raum gewinnen.
- Konflikte in Partnerschaft und Familie werden nicht weiter verstärkt.
- Unzumutbare finanzielle oder persönliche Krisen werden abgewendet.

Das Gefühl der Gleichgültigkeit ist sicherlich eher die Ausnahme.

Sprechen Sie über ihre eigenen Vorstellungen bzgl. der Frage, ob und wie ein Schwangerschaftsabbruch bewältigt werden kann.

14.2 Ungewollte Kinderlosigkeit

14.2.1 Psychologische Aspekte zur Sterilität
Immer mehr Paare in den so genannten Industrieländern bleiben über lange Zeit ungewollt kinderlos (1994: 12%). Außer medizinischer liegen dafür eine Reihe psychologischer Gründe vor, die besonders dann sichtbar werden, wenn in einer „sterilen" Beziehung eine Schwangerschaft eintritt, weil im unmittelbaren Freundes- und Bekanntenkreis Kinder geboren werden oder das Paar sich zu der Adoption eines Kindes entschlossen hat.

Psychologische Gründe, die zur Sterilität führen oder diese begünstigen oder bestärken, können in drei Kategorien unterteilt werden:
1. Gesellschaftliche Situation,
2. Partnerbeziehung und
3. eigenen biographische Traumata oder Ängste.

Alle drei Kategorien können sowohl beim Mann als auch bei der Frau Unsicherheiten und Spannungen hervorrufen, die den Geschlechtsverkehr oder die Fruchtbarkeit einschränken bzw. verhindern.

Gründe für Sterilität in gesellschaftlichem Zusammenhang
- Angst davor, ein Kind in diese Zeit und in diese Welt zu setzen, und Angst vor der damit verbundenen Verantwortung.
- Angst davor, eines Tages mit Vorwürfen der eigenen Kinder konfrontiert zu werden.
- Angst vor der Einschränkung persönlicher Freiheiten und Möglichkeiten.
- Die Sorge, in einer kinderfeindlichen Umgebung immer kämpfen zu müssen.
- Das Gefühl, mit Kindern zu einer sozialen Randgruppe zu gehören und Freunde und Bekannte zu verlieren.

Aspekte für Sterilität, die die Partnerschaft betreffen
- Unsicherheiten, ob die Beziehung so viele Jahre hält, bis man die Kinder gemeinsam großgezogen hat, oder ob man als Mann oder Frau plötzlich ohne Partner/in die gesamte Verantwortung und alle Einschränkungen alleine zu tragen hat.
- Fragen, ob der Mann in einer Schwangerschaft zu seiner sich verändernden Partnerin steht oder sich in dieser Zeit nach einer attraktiveren Gefährtin umsieht, können die Sterilität auslösen.
- Ängste vor Spannungen und Meinungsverschiedenheiten in Fragen der Kindererziehung können belasten.
- Probleme, wie sich bei vorhandenen Kindern die Arbeitsteilung in der Familie klären lässt, ob eine berufliche Weiterentwicklung für die Frau damit beendet ist, und ob die finanziellen Einschränkungen von beiden Partnern getragen werden, beeinflussen viele Beziehungen.

Persönliche Ängste als Grundlage für Sterilität
- Unangenehme Erlebnisse im Zusammenhang mit Sexualität in der eigenen Kindheit oder Jugend und eine prüde Erziehung, die Sexualität als etwas peinliches, anstößiges oder unangenehmes darstellt, können eine vertrauensvolle sexuelle Beziehung behindern.
- Verletzungen der Seele, Enttäuschungen und Angst vor Missbrauch oder Vergewaltigung, die aus dem Miteinander der Partner (oder früherer Partner) stammen, können belasten.
- Weiterhin sind Persönlichkeitsstörungen, Depressivität, die Angst vor Abhängigkeit und die intensive Überzeugung, zur Zeugung, Schwangerschaft oder Kindererziehung unfähig zu sein, Gründe, die Sterilität bewirken können.
- Bestehende Abhängigkeit von den eigenen Eltern oder der Wunsch, selbst nicht erwachsen zu werden, sind weitere Aspekte für Sterilität.

Alle Punkte, die psychologische Ursachen für Sterilität darstellen, können nur im vertrauensvollen Miteinander der Partner und häufig nur mit Hilfe erfahrener Therapeuten/innen besprochen und gelöst werden.

> Diskutieren Sie die oben genannten psychologischen Gründe für ungewollte Kinderlosigkeit (evtl. in drei Gruppen).

14.2.2 Das Problem der Kinderlosigkeit von Frau R.

Auch zu dem Thema Sterilität soll ein Beispiel die Qualen, Gefühle und Gedanken einer jungen Frau darstellen, die über Jahre hinweg ungewollt kinderlos blieb und sich vielfältigen medizinischen und psychologischen Maßnahmen unterzog, um schwanger werden zu können.

14.2 Ungewollte Kinderlosigkeit

Praxisbeispiel

Frau R. war schon als kleines Mädchen ganz glücklich, wenn sie mit jüngeren Kindern zu tun hatte, die sie bemuttern konnte. Ihre neun Jahre jüngere Schwester betreute sie, als ob es ihr eigenes Kind wäre, und eigene Unsicherheiten und Ängste verloren sich in der Gegenwart des kleinen Mädchens völlig. Als sie mit 18 Jahren einen festen Freund hatte, wollte sie gern so schnell wie möglich eigene Kinder haben, aber beide beschlossen, dass Frau R. erst ihre Ausbildung abschließen sollte. Als sie mit ihrer Lehre als Schaufenstergestalterin fertig war, wollte sie gern schwanger werden, aber ihr Mann war dafür, noch etwas zu warten und die Unabhängigkeit zu genießen. So fing Frau R. an, ihn über ihre Verhütungsmethoden und ihre fruchtbaren Zeiten im ungewissen zu lassen, um „zufällig" schwanger zu werden. Als aber eine Schwangerschaft über einen Zeitraum von zwei Jahren ausblieb, machte Frau R. sich Sorgen und befragte ihren Gynäkologen. Dieser konnte nichts feststellen und riet Frau R., sich doch noch etwas Zeit zu lassen, da sie ja noch jung sei. Inzwischen konnte auch ihr Mann sich vorstellen, Kinder zu haben und als sich nach einer Weile immer noch keine Schwangerschaft einstellte, ließ auch er sich untersuchen. Aber das durchgeführte Spermiogramm ergab keine Erklärung für eine biologische Unfruchtbarkeit. Nachdem sich bei Frau R. mit der Zeit zusätzlich doch medizinische Schwierigkeiten einstellten, wurde sie hormonell behandelt und auch bei Herrn R. wurden Veränderungen im Sperma beobachtet, die mit Medikamenten beeinflusst werden sollten. Obwohl beide dies über sich ergehen ließen, wurde ihre Situation nicht besser und sie versuchten, eine Schwangerschaft durch künstliche Befruchtung (Insemination) zu erreichen. Dies war eine große Belastung für beide Partner, da der genaue Zeitpunkt des Eisprungs mit Medikamenten beeinflusst und mit Ultraschalluntersuchungen überwacht wurde, und Herr R. zur rechten Zeit sein Sperma abgeben musste. Diese Behandlung erstreckte sich über Monate hinweg und brachte doch keinen Erfolg.

Als Frau und Herr R. immer wieder versuchten, auf natürliche Weise ein Kind zu zeugen, waren auch ihre intimen Begegnungen von Stress und Anspannung überschattet. Selbst im Urlaub war es nicht mehr möglich, sich unbefangen zu begegnen, weil der Druck, ein Kind zu zeugen, so groß war.

Ein letzter Versuch sollte eine Retortenschwangerschaft sein. Die Belastung durch die Bauchspiegelung, die Entnahme reifer Eizellen und das Wiedereinsetzen der befruchteten Eizellen brachten viele Schmerzen und das Gefühl der Entwürdigung für Frau R. mit sich. Dennoch ließ sie es einige Male über sich ergehen, da ihr Kinderwunsch sehr stark war.

Die Beziehung zu ihrem Mann war schwierig geworden. Frau R. war ständig gereizt und zänkisch, und beide Partner konnten immer weniger miteinander anfangen. Da empfahl eine Ärztin ihr eine Gesprächsgruppe für Frauen in der gleichen Situation und Frau R. ging dorthin. Der Austausch und die Erfahrung, dass es anderen ähnlich ergeht wie ihr, halfen ihr, bewegten sie gleichzeitig aber

> **Praxisbeispiel (Fortsetzung)**
>
> auch sehr. Ihr Mann wollte ganz genau wissen, was in der Gruppe besprochen wurde, wodurch sich auch die Beziehung von Herrn und Frau R. wieder besserte. Nun konnten sie miteinander offen über ihre Gefühle reden und sich ihre Abhängigkeit vom Kinderwunsch eingestehen, der die gesamte Lebensplanung der vergangenen Jahre überschattet hatte und keine anderen Bedürfnisse und Interessen mehr zuließ. Sie fingen an, sich damit abzufinden, dass sie keine Kinder bekommen könnten und planten Fortbildungen, Urlaube und gemeinsame Aktivitäten ohne Kinder. Ob sie nun ihr Leben ohne Kinder bewältigen und gestalten konnten, oder ob sich in dieser entspannten und entzerrten Atmosphäre mit der Zeit doch noch ein Kind einstellte, bleibt offen.

Besprechen Sie die Situation von Frau und Herrn R. und überlegen Sie, wie Sie sich als Schwester/Pfleger verhalten hätten, wenn Sie die Patientin und ihren Mann hätten betreuen müssen.

14.3 Ein Paar wird zu Eltern

14.3.1 Veränderungen in der Beziehung

Viele Fragen, Wünsche und Ängste, die das Thema Schwangerschaft bestimmen, wurden in den Kap. 14.1 und 14.2 dargestellt. Im Folgenden wird auf die Situation einer „normalen" Schwangerschaft mit ihren Konsequenzen für das betroffene Paar eingegangen.

> **Praxisbeispiel**
>
> Frau und Herr P. leben in einer „Bilderbuchehe". Sie hatten sich auf einer Studienfahrt in Griechenland kennen gelernt, teilten ihre Leidenschaft für fremde Kulturen und alte Geschichte, konnten sich stundenlang unterhalten, hatten viele Freunde und Bekannte, eine schöne 3 1/2-Zimmerwohnung und waren wirtschaftlich unabhängig. Was konnte ihr Glück da noch erhöhen, als ein eigenes Kind, das sie versorgen und verwöhnen wollten und das ihre Beziehung noch bereichern sollte? Kurz nachdem sie diesen Entschluss gefasst hatten, wurde Frau P. schwanger. Beide waren ganz „aus dem Häuschen" als der Teststreifen das positive Ergebnis zeigte. Und doch brachte die Zeit der Schwangerschaft viel mehr Veränderungen mit sich, als sie zunächst vermutet hatten.
> Frau P. wandelte sich sehr, und Herr P. war völlig überrascht, statt seiner ausgeglichenen, belastbaren Frau plötzlich eine Partnerin zu haben, die müde und

Praxisbeispiel (Fortsetzung)

schlapp war, keine Lust mehr zum Ausgehen hatte und sich monatelang fast jeden Morgen übergab. Auch Frau P. war mehr und mehr damit beschäftigt, sich über ihre körperlichen Schwächen zu verwundern, sich zurückzuziehen und sich damit zu beschäftigen, dass dieses Kind, das da in ihr wuchs, ihr ganzes Leben bestimmen, prägen und verändern würde. Beide brauchten eine Weile, um Worte zu finden und wieder miteinander reden zu können. Wünsche nach Nähe und Geborgenheit und die gleichzeitige Angst vor sexuellem Kontakt, aus Angst damit dem ungeborenen Kind zu schaden, konnte das Paar erst im Laufe der Zeit miteinander besprechen. Danach war es für Herrn P. allerdings an vielen Stellen leichter, sich auf seine Frau und die neue Situation einzustellen. Entspannung brachte weiterhin die erste Ultraschalluntersuchung, da sie ihr Kind auf dem Bildschirm sehen konnten. So war es nicht nur Frau P. die fühlte und empfand, wie neues Leben in ihr wuchs, sondern auch ihr Mann. Die körperlichen Veränderungen, die sich ab dem vierten Schwangerschaftsmonat deutlich zeigten, waren für beide zunächst ein weiterer Einschnitt. Obwohl Herr P. dies sehr schön fand, weil dadurch das neue Kind für ihn deutlicher und fassbarer wurde, tat Frau P. sich schwer damit, fand sich zunächst unattraktiv, in ihrer normalen Garderobe zu sehr eingeengt und in der typischen Schwangerschaftskleidung wie in einem Sack versenkt. Die offenen Gespräche miteinander halfen beiden, die unterschiedlichen Positionen zu verstehen.
Das mittlere Drittel der Schwangerschaft war, wie für viele Paare, auch für Herrn und Frau P. die schönste Zeit. Die intensiven Veränderungen der ersten Monate waren bewältigt und die Beschwerden der letzten Monate standen noch aus. Jetzt fingen sie an zu planen, wie es nach der Geburt weitergehen sollte, welche Aufgabeneinteilung sie miteinander vornehmen wollten; sie machten noch einmal Urlaub zu zweit und genossen ihre Zweisamkeit in allen Bereichen.
Ein ganz neuer Einbruch war das Spürenkönnen des Ungeborenen. Frau P. fühlte die ersten sanften Regungen, die wie die Flügelschläge eines Schmetterlings waren, schon eine Weile. Jetzt konnte aber auch Herr P. Bewegungen fühlen, Schluckauf und Herztöne des Ungeborenen hören. Sie planten miteinander einen Geburtsvorbereitungskurs zu besuchen, in dem sie wickeln, baden und Babypflege lernen wollten, und beabsichtigten auch gemeinsam zur Schwangerschaftsgymnastik zu gehen, damit Herr P. seiner Frau während der Entbindung mit Rat und Tat (Massage, Atemhilfe) beistehen könne.
Das größte Erlebnis aber war die Geburt. Die letzten Tage wurden mit Spannung erwartet und alle möglichen Engpässe durchgesprochen. Was ist, wenn es mitten in der Nacht passiert oder während Herr P. bei der Arbeit ist und auf der Fahrt nach Hause in einen Stau gerät? Zum Glück dauert die erste Entbindung doch einige Stunden, sodass es die meisten Väter noch pünktlich bis in den Kreißsaal schaffen.

> **Praxisbeispiel (Fortsetzung)**
>
> Bei Frau P. platzte plötzlich – einen Tag nach dem errechneten Geburtstermin – die Fruchtblase. Behutsam brachte Herr P. seine Frau ins Krankenhaus, und wenige Stunden später setzten die Wehen ein. Durch die vom Krankenhaus angebotenen Kurse kannten beide schon zwei der Dienst habenden Hebammen und konnten sich vertrauensvoll mit allen Fragen und Sorgen an sie wenden. Eine Hebamme der Klinik, Frau Z., hatten sie bereits vorher zu Hause kennen gelernt, da sie die Nachbetreuung übernehmen sollte. Herr und Frau P. planten nämlich eine ambulante Entbindung, d. h., dass sie ihr Kind wenige Stunden nach der Geburt mit nach Hause nehmen wollten. 95% der Frauen bleiben zwar einige Tage nach der Entbindung noch in der Klinik, aber das Ehepaar P. erhoffte sich eine Reihe von Vorteilen (Kap. 14.3.3) für ihre Beziehung und die Beziehung zu dem Säugling durch diese alternative Form.
> Nun wurden die Wehen immer heftiger. Herr P. stand seiner Frau mit allen erlernten Möglichkeiten, mit hilfreichen Worten und zärtlichen Berührungen so gut er konnte bei. Dann war es plötzlich so weit. Ihre kleine Tochter Friederike erblickte um 18.17 Uhr das Licht der Welt. 14 Stunden lag der Blasensprung zurück, 11 Stunden der Beginn der Wehen. Eine durchschnittliche Zeit für eine Erstgebärende. Mutter und Kind waren wohlauf, die Mitarbeiter der Abteilung beglückwünschten die stolzen Eltern und für Herrn und Frau P. begann ein neuer Lebensabschnitt.

Analysieren Sie die Bedeutung medizinischer Möglichkeiten und Hilfen, die Krankenhäuser und Beratungsstellen anbieten und Aspekte der Beziehung, die bewirkten, dass das Ehepaar P. seine Schwierigkeiten überwand.

14.3.2 Die stationäre Entbindung

In diesem und dem nächsten Abschnitt werden unterschiedliche Formen und Möglichkeiten der Geburt vorgestellt und erläutert. Der größte Teil aller Frauen geht in das nächstliegende Krankenhaus oder in eine Klinik ihrer Wahl innerhalb der näheren Umgebung, bekommt dort ihr Kind und bleibt gemeinsam mit dem Kind fünf bis zehn Tage auf der Station. Unterschiedliche Stufen des „rooming-in" sorgen dafür, dass die Beziehung von Mutter und Kind von Anfang an möglich ist; großzügige Besuchsregelungen für die Väter und Geschwister unterstützen das Hineinwachsen in die Familie. Einige Frauen und Paare wählen hingegen die ambulante Klinikgeburt, da hierbei Mutter und Kind alle medizinischen Möglichkeiten eines Krankenhauses zur Verfügung stehen, sie dann allerdings einige Stunden nach der Entbindung nach Hause gehen und sich dort von einer Hebamme weiter betreuen lassen können.

Vereinzelt wünschen sich heute (wieder) Paare die Hausgeburt oder eine Entbindung in speziellen Geburtshäusern oder Praxen. Diese Form ist sicherlich nur sinnvoll, wenn keinerlei Komplikationen für Mutter und Kind erwartet werden und im intensiven Kontakt mit den Geburtshelfern bereits vor der Entbindung alle möglichen Schwierigkeiten durchgesprochen werden. Die allgemein übliche stationäre Krankenhausentbindung bringt folgende Konsequenzen mit sich:

Vorteile
- Mutter und Kind werden sowohl während der Entbindung als auch einige Tage danach medizinisch überwacht und betreut.
- Komplikationen werden sofort von geschultem Fachpersonal wahrgenommen und behandelt.
- Bei der Pflege des Kindes und beim Stillen hat die Mutter ständig professionelle Hilfe um sich.
- Der Austausch mit anderen Müttern auf der Station hilft über erste Unsicherheiten hinweg.
- Die noch geschwächte Mutter muss sich einige Tage weder um Kochen noch um Wäsche oder Putzen kümmern.
- Besuche werden durch Besuchszeiten geregelt und u. U. begrenzt.
- Die Mutter bekommt eine Menge Werbegeschenke und Tipps für die Pflege ihres Kindes.

Nachteile
- Die Mutter muss ihren eigenen Rhythmus und ihre Wünsche nach Zeiteinteilung dem Krankenhausablauf unterordnen.
- Die Pflege und Betreuung des Kindes findet unter „künstlichen" Bedingungen statt, so wie sie zu Hause nicht weiter durchgeführt werden können, wie z. B. im Bereich von Sterilität und Hygiene; außerdem muss sich die Mutter mit Mitpatientinnen im Zimmer über Ruhezeiten, Fernsehen u. Ä.. abstimmen.
- Die Mutter muss eigene Bedürfnisse zurückstellen, da sie nicht alle Annehmlichkeiten ihrer häuslichen Umgebung hat, sondern sich auf ein Bett, einen Nachttisch, einen Schrank und ein Bad, das sie meist mit anderen Patientinnen teilt, beschränken muss.
- Ein weiteres Problem besteht darin, dass das Kind manchmal Nahrungs- oder Heilmittel bekommt, ohne dass die Mutter dies genau erfährt.
- Und der Vater des Säuglings bleibt in aller Regel doch ein Stück außerhalb der Beziehung, da er weder die Pflege übernimmt, noch die ersten Nächte nach der Geburt Unpässlichkeiten bei seiner Frau und dem Kind miterlebt.

Wie bewerten und gewichten Sie die genannten Vor- und Nachteile aus der Sicht einer Pflegefachkraft?

14.3.3 Die ambulante Krankenhausentbindung

Da die ambulante Krankenhausentbindung weitaus seltener gewählt wird als die stationäre, werden zunächst einzelne Aspekte genauer ausgeführt:

1. Schon deutlich vor der Entbindung sollte sich das Paar über eine ambulante Geburt einig sein, da es dann rechtzeitig Kontakt mit einer Hebamme aufnehmen kann, die die Familie bereits während der Schwangerschaft betreut. So kann geklärt werden, ob beide Seiten ähnliche Vorstellungen von Geburt und Nachsorge haben, und die werdenden Eltern können rechtzeitig die empfohlenen Pflegeutensilien besorgen.
2. Besonders hilfreich ist es, wenn die ausgewählte Hebamme das zur Entbindung vorgesehene Krankenhaus gut kennt, da sie dann mit den dortigen Mitarbeitern/innen eng zusammenarbeiten kann.
3. Bereits vor dem Geburtstermin des Kindes sollte Kontakt mit einem/r nachher betreuenden Kinderarzt/ärztin aufgenommen werden, da diese/r für die weiteren Untersuchungen zuständig ist und eventuell auch einen Hausbesuch machen müsste.
4. Die Krankenkassen übernehmen die häusliche Nachbetreuung von Mutter und Kind durch eine Hebamme über einen Zeitraum von zehn Tagen, wobei die Hebamme auch später – bei Komplikationen oder Problemen mit dem Stillen – nochmals kommen kann (Stand: 2000).
5. Sollten Mutter und/oder Kind unmittelbar nach der Entbindung nicht in der Lage sein, gleich das Krankenhaus zu verlassen, entstehen keinerlei Schwierigkeiten, wenn die vorgesehene ambulante Entbindung in eine stationäre umgewandelt werden muss.

Die Vor- und Nachteile dieser Form der Entbindung ergeben sich aus der Umkehrung der bei der stationären Geburt aufgezählten Aspekte (Kap. 14.3.2) z. T. von allein. Besonders vorteilhaft ist allerdings die Kombination von guter medizinischer Betreuung und Überwachung während der Entbindung und intensiver fachgerechter Nachsorge im häuslichen Umfeld. So entwickeln beide Partner von Anfang an eine innige Beziehung zu dem Neugeborenen, und das Gefälle zwischen der erfahrenen Mutter und dem unerfahrenen Vater, das leicht durch den Klinikaufenthalt entsteht, entfällt.

Eine ambulante Entbindung ist allerdings nur dann zu empfehlen, wenn beide Partner dies wünschen und der Mann in der Lage und bereit ist, in den ersten Tagen einen Großteil der häuslichen Pflichten zu übernehmen. Außerdem muss gewährleistet sein, dass Besuche von Freunden, Bekannten und Angehörigen auch einmal abgesagt werden, da die junge Familie sonst leicht überfordert wird und sich ein entspannter Rhythmus schwer einstellen kann.

14.4 Probleme bei der Schwangerenbetreuung

14.4.1 Übungen für besondere Situationen auf der Entbindungsstation

Mitarbeiter/innen auf einer Entbindungsstation werden in besonderer Weise herausgefordert, mit anderen Berufsgruppen zusammenzuarbeiten. Hebammen, Kinderkrankenschwestern/-pfleger und Pflegepersonal für die Betreuung der Wöchnerinnen

14.4 Probleme bei der Schwangerenbetreuung

müssen Hand in Hand arbeiten. Da jeder seinen eigenen Arbeitsbereich bestmöglich ausfüllen will, kommt es immer wieder zu leichten Spannungen und Konflikten.

Versetzen Sie sich (einzeln oder in kleinen Gruppen) in die Rolle der Mitarbeiter/innen aus jeder dieser Berufsgruppen und diskutieren Sie die unterschiedlichen Positionen.

Auch der Umgang mit den Patientinnen und deren Angehörigen fordert psychologisches Einfühlungsvermögen und Geschick. So sind die Herausforderungen bei Patientinnen aus anderen Ländern und Kulturen für den Stationsablauf und die individuelle Betreuung oft beträchtlich.

Schildern Sie Erfahrungen aus dem Umgang mit ausländischen Patientinnen, in denen die Rolle der Partner, des neugeborenen Kindes oder der Angehörigen anders waren, als Sie es üblicherweise erwarten oder gewohnt sind. Wie sind Sie damit umgegangen?

Eine weitere sehr schwierige Situation ergibt sich dann, wenn auf einer Station, auf der üblicherweise die Freude über neues Leben vorherrscht, eine Mutter mit einem kranken oder behinderten Kind betreut werden muss.

Welche Möglichkeiten haben Sie als Schwester/Pfleger, um der Patientin zusätzliche Unterstützung zu gewähren? Mit welchen Gefühlen müssen Sie bei der Patientin (und ihren Angehörigen) rechnen?

Bei der Belegung eines Zimmers auf einer gynäkologischen Station muss außer stationsinternen Kriterien die Situation der Patientinnen berücksichtigt werden. Operierte Frauen, Wöchnerinnen, Patientinnen mit Komplikationen während der Schwangerschaft und Frauen, die zur Abklärung von Ursachen für eine vorhandene Sterilität aufgenommen werden, sollten und können nicht ohne weiteres gemeinsam in ein Zimmer gelegt werden.

Wie können starke Konflikte zwischen Patientinnen vermieden werden bzw. welche Möglichkeiten haben Sie als Schwester/Pfleger, wenn es bereits zu Spannungen gekommen ist?

14.4.2 Die Wochenbettdepression

Sehr viele Frauen, die entbunden haben, brauchen ein erhöhtes Maß an Aufmerksamkeit und Zuwendung, da die ersten Tage nach der Geburt des Kindes von hormonellen und psychischen Veränderungen begleitet sind. Der vorgeburtliche Kontakt zwischen Mutter und Kind ist beendet, die Anspannung der letzten Wochen vor der Entbindung fortgefallen, und es beginnt eine Phase, in der eine Neubestimmung der eigenen Rolle und der Beziehung zu dem Neugeborenen gefunden werden müssen. Oft fehlt das erwartete Gefühl intensiver Mutterliebe, Schmerzen, die durch die Entbindung oder durch den Milcheinschuss entstehen, Durchblutungsminderung des Gehirns und das Gefühl der Einsamkeit und Überforderung führen in den ersten Tagen bei vielen Frauen zu Stimmungsschwankungen und Tränen.

Vereinzelt bleibt diese Form der Depression über längere Zeit bestehen und verschlimmert sich sogar, sodass die Patientin psychotherapeutische Hilfe benötigt. Meistens gehen die Symptome aber in dem Maße zurück, in dem die Frau Hilfe, Unterstützung und emotionale Begleitung durch ihren Partner und die Krankenhausmitarbeiter erfährt, im Umgang mit dem Säugling an Sicherheit gewinnt und eine erste intensive Beziehung zwischen Mutter und Kind entsteht.

15 Psychosomatische Medizin: Eine ganzheitliche Krankheitsbetrachtung

15.1 Krankheiten von Körper und Seele

15.1.1 Theorien zur Psychosomatik

Wie es der Ausdruck „psychosomatische Krankheiten" bereits sagt, handelt es sich bei dieser Diagnose um Erkrankungen, die die Seele (griech. psyche) und den Körper (griech. soma) gleichzeitig betreffen. Ob dies bei allen Krankheiten mehr oder weniger der Fall ist, ob man nur bestimmte Krankheiten psychosomatisch nennen kann und andere entweder als psychisch oder somatisch zu verstehen sind – darüber sind sich weder die Fachleute noch die Betroffenen einig. So stehen zahlreiche Theorien zur Erklärung und zum Verständnis von Krankheiten zur Verfügung, von denen im Folgenden einige vorgestellt werden. Sie haben sich aus der Praxis entwickelt und konnten so manchem Patienten weiterhelfen. Alle genannten Konzepte gehen davon aus, dass der Mensch – neben seiner Körperlichkeit – ein emotionales und soziales Wesen und in allen Bereichen für Störungen anfällig ist.

Spezifitätshypothese

Eine bekannte und gängige Theorie, die Spezifitätshypothese von F. Alexander (1971) beschreibt als Ursache für alle psychosomatischen Erkrankungen – wie auch für alle neurotischen Störungen – einen innerpsychischen Konflikt. Häufig handelt es sich dabei um aggressive oder erotische Impulse, Versagen oder Schuldgefühle, die weder verbal geäußert noch in Handlungen ausgedrückt werden können. So bringt der Patient diese ungelebten Gefühle stellvertretend in der Körpersprache durch eine Krankheit zum Ausdruck. Der Hypertoniker „sagt" mit seinem hohen Blutdruck und seinem roten Gesicht: „Ich stehe zwar innerlich unter großer Anspannung, nach außen bin ich aber gefasst und reagiere ganz nüchtern und sachlich." Ein Patient mit einem Magengeschwür gibt sich geduldig, angepasst und zugewandt, obwohl er eigentlich den Wunsch hätte, ein anderer würde nach ihm fragen und sich um ihn sorgen. Bei Asthmatikern kennt man die Ängste vor Trennung und Verlassenwerden von einer wichtigen Bezugsperson, die sich in Atemnot und Panik äußern. Es wird davon ausgegangen, dass kein Konflikt alleine eine Krankheit auslöst, sondern eine länger dauernde Not verbunden mit entsprechenden sozialen Verhältnissen, neuroendokrinen Mechanismen oder genetisch festgelegten Erkrankungsdispositionen ursächlich vorliegen müssen.

Das bio-psycho-sozialen Modell

Nach einer weiteren Theorie, dem bio-psycho-sozialen Modell, das u. a. von dem Psychosomatiker T. v. Uexküll (1979) vertreten wird, liegen psychosomatischen Erkrankungen ein Zusammenspiel verschiedener, angeborener und erlernter Ursachen zugrunde. Es werden biologische, psychologische und soziale Ebenen voneinander unterschieden und Wechselwirkungen von hormonellen Prozessen, Angst, Stress, dem Selbstbild und Selbstwertgefühl des Patienten und der gesellschaftlichen Bewertung einer Krankheit beschrieben. Es entstehen typische Abwehrhaltungen und Abwehrhandlungen (Kap. 7), durch die das Gesundheitsverhalten des Patienten mitbestimmt wird (Einnahme von Medikamenten, Ernährung, Bewegung usw.), die Einfluss auf Verträglichkeiten oder Unverträglichkeiten haben (z. B. eine Narkose) und die den Verlauf der Erkrankung und die Einstellung zu Krankheit und Leben prägen. Damit wird das Entstehen einer psychosomatischen Störung zu einer somatopsychisch-psychosomatischen Entwicklungsreihe.

Unter diesem Blickwinkel können psychosomatische Krankheiten als konstruktive und sinnvolle Ich-Leistungen verstanden werden. Der Mensch bedient sich im Sinne der „Körpersprache" mit der Erkrankung einer Hilfe, um an seelischen Nöten nicht zu zerbrechen, sondern für die nötige Erholung, Entspannung und Veränderung der Lebenssituation zu sorgen. Daher ist die Sicht von der „Flucht in die Krankheit" als negative Bezeichnung für einen körperlichen Zusammenbruch des Kranken nicht angemessen.

Aus dem Gesamtzusammenhang *lerntheoretischer Modelle* (Kap. 1.2) haben sich ebenfalls Aspekte zur Erklärung psychosomatischer Zusammenhänge entwickelt. Zum einen werden kognitive Prozesse beim Patienten beschrieben, die bestimmte Erwartungen, Bewertungen und Symbolisierungen mit der Krankheit verbinden, zum anderen werden die Interaktion zwischen dem Patienten und seiner Umwelt im Sinne des „Lernens am Modell" verstanden.

Weitere Untersuchungsansätze beschäftigen sich mit dem Zusammenhang zwischen psychosomatischen Erkrankungen und *Stress*, größeren *Lebensveränderungen* und sozialpsychologischen Lebensbereichen wie der *Arbeit*.

Stress ist dabei der Oberbegriff für verschiedene Reize und Lebensbedingungen, die auf das Immunsystem und neuroendokrinologische Prozesse einwirken und dadurch den Körper, die Belastbarkeit und die seelische Verfassung des Menschen beeinflussen. Kennzeichnend für Distress (Kap. 6.2.1) ist, dass die Reize
- dauerhaft und intensiv wirken,
- die Stresssituationen durch Unregelmäßigkeit und Unvorhersehbarkeit geprägt sind und
- eigene Verhaltensweisen keine Veränderung oder Vermeidung erzielen.

Auch größere *Lebensveränderungen* (Kap. 6.2.2) können solche belastenden Ereignisse sein. Die Untersuchung der Zusammenhänge ist allerdings von der Schwierigkeit geprägt, dass die Bewertung der „life events" im Nachhinein durch das momentane Geschehen bestimmt wird. Wenn ein Patient z. B. wegen eines Magengeschwürs stationär behandelt wird, gewichtet er u. U. einschneidende Erlebnisse aus den vergangenen Wochen oder Monaten anders, als wenn man ihn vor Ausbruch der Krankheit befragt hätte.

Auch die Belastung durch eine unbefriedigende, unnatürliche oder fehlende *Arbeit* (Kap. 2.4.2) führt häufig zu psychosomatischen Störungen. Dass Erkrankungen durch Nacht- und Schichtdienst entstehen, konnte in vielfältigen Untersuchungen bestätigt werden. So klagen Männer und Frauen, die ständig solchen Arbeitsbedingungen ausgesetzt sind, vermehrt über Schlafstörungen, Kopfschmerzen, Reizbarkeit, eine depressive Stimmungslage, Verdauungsstörungen, Magenschmerzen und Herz-Kreislauf-Beschwerden. Außerdem hat diese Arbeitsform gravierende Auswirkungen auf die sozialen Kontakte des Arbeitnehmers und auf das familiäre Zusammenleben. Auch der Verlust eines Arbeitsplatzes disponiert zu physiologischen Veränderungen, wobei die Verarbeitung entscheidend von der sozialen Unterstützung und von tragfähigen Beziehungen abhängt.

Anhand der dargestellten unterschiedlichen Ansätze wird deutlich, dass die Zusammenhänge von Krankheiten, seelischer Verfassung und sozialer Umgebung vielfältig sind und Untersuchungen nicht ohne weiteres kausale Schlüsse zulassen. Zwei Aspekte tragen in besonderer Weise dazu bei, das Entstehen einer einheitlichen Theorie zu erschweren:

1. Die Gedanken eines einzelnen Patienten, seine Wünsche, Ängste, Phantasien über Krankheit und Gesundheit, seine bewussten und unbewussten Wahrnehmungen, Erinnerungen und Vorstellungen sind *weder objektiv messbar noch von einem Dritten ohne weiteres einsehbar.*
2. Wie ein Mensch eine psychische oder körperliche Krise bewältigt, welchen Stellenwert ein einschneidendes Lebensereignis für ihn hat, ob er sozial eingebunden oder einsam lebt, all dies und mehr beeinflusst ihn, sodass *eine psychosomatische Reaktion nicht vorhersagbar ist.*

Damit gewinnt das Gespräch mit dem Kranken und das Verständnis für seine Lebensgeschichte und Lebenssituation im Kontext der psychosomatischen Medizin einen herausragenden Stellenwert. Dies kann durch körperliche Untersuchungen, Tests und theoretische Überlegungen noch ergänzt, nicht aber ersetzt werden.

Besprechen Sie die Gemeinsamkeiten und die Unterschiede der verschiedenen theoretischen Modelle.
Welche Erfahrungen mit psychosomatischen Erkrankungen haben Sie bei sich, Freunden, Bekannten oder Patienten bisher gemacht?

15.1.2 Die individuelle Bedeutung einer Krankheit

Unabhängig von der theoretischen Position eines/r Arztes/Ärztin oder eines pflegerischen Mitarbeiters, gleichgültig wie aufgeschlossen oder abweisend er/sie sich den verschiedenen Aspekten einer Erkrankung gegenüber zeigt, ist für viele Patienten *ihre* Krankheit nicht nur ein organischer Prozess, der durch Medikamente oder Operationen wieder verschwindet, sondern ein Ereignis, das sie in ihren gesamten Lebensbezügen in Frage stellt. Neben organisatorischen Fragen, wie z. B. die Arbeit in der Firma oder zu Hause nun verteilt wird oder welche Termine geändert oder abgesagt werden müssen, befassen sich Patienten mit Fragen nach dem Sinn ihrer Erkrankung. Die Suche nach der Bedeutung der Krankheit, die Angst vor einer Strafe Gottes, die Auseinandersetzung mit den Ratschlägen oder Verordnungen der Fachleute und die Konsequenzen eines Krankenhausaufenthalts werden intensiv überdacht.

Sinn der Krankheit?

Fast jeder Patient fragt irgendwann einmal nach dem Sinn seiner Krankheit. Es scheint ein tiefes, inneres Bedürfnis des Menschen zu sein, einen unvermuteten Einbruch in den Alltag oder das jahrelange Leiden an einer chronischen Erkrankung in sein Leben, seine Beziehungen und seine Werthaltung zu integrieren. Somit erhält die Krankheit eine psychologische Bedeutung und psychologische Theorien können unter Umständen bei der Sinnfindung helfen.

> Beschreiben Sie Beispiele, inwieweit ein unbewusster Konflikt, eine Überforderung oder Beziehungsprobleme bei der Sinnsuche und -findung für eine Krankheit eine Rolle spielen können (vergleiche Kap. 6.3.1).

Die Strafe Gottes?

Die Frage nach der Strafe Gottes durch eine Krankheit stellt sich besonders dann, wenn ein Patient Schuld oder Mitschuld empfindet. Hat er durch den Gebrauch gesundheitsschädigender Stoffe (Alkohol, Nikotin, Medikamente) oder einen ungesunden Lebensstil (zu viele oder falsche Nahrungsmittel, zu wenig Bewegung) seinen Zustand selbst verschuldet? War er bisher nicht einsichtig oder konsequent genug? Diese Gefühle können durch Angehörige, Ärzte, Geistliche oder gesellschaftliche Normsetzungen unterstützt und verstärkt werden. Sie führen meistens nicht oder nur kurzfristig zu einer Änderung des Lebensstils, häufiger hingegen zu Resignation, Trotz oder Anklagen.

> Wodurch kommt es Ihrer Meinung nach dazu, dass das Bemühen um einen bewussten Lebensstil sowohl beim gesunden als auch beim kranken Menschen oft schon nach kurzer Zeit scheitert?

„Compliance"

Die aktive Mitarbeit an der Genesung, „compliance" genannt, d. h. das Einhalten von Medikamentenverordnungen, das regelmäßige „Trainieren" bestimmter Körperpartien oder Gliedmaßen, das Essen und Zubereiten vorgeschriebener Diäten, all dies wird häufig vor dem Arzt oder den Schwestern/Pflegern beteuert, aber nicht durchgeführt.

Patienten entwickeln oft eine eigene Therapie, die *ihren* Werten und Ängsten entspricht. Zusammenhänge, denen sie keine Bedeutung zumessen, werden deshalb ignoriert oder geleugnet.

> Haben Sie den Eindruck, im Krankenhaus von Patienten belogen zu werden (sie behaupten die Medikamente zu nehmen, obwohl sie es nicht tun, keine Schlaf- oder Verdauungsstörungen zu haben, um möglichen medizinischen Maßnahmen zu entgehen)? Wie verhalten Sie sich bei einem solchen Verdacht?

Bevorstehende Veränderungen des Alltags

Ein weiterer Punkt, der eine bedeutende Rolle bei der Auseinandersetzung mit der Krankheit spielt, ist die Frage nach einer anstehenden Veränderung des Alltags. Führen chronische Schmerzen, Dauermedikation oder Behinderungen zu einer Umschulung, einem Arbeitsplatzwechsel, Frühberentung, Umzug oder einer anderen Lebensgestaltung in Bezug auf Partnerschaft und Familie? Ängste, Unsicherheiten und Hilflosigkeit im Zusammenhang mit diesen Themen beeinflussen die Krankheit unter Umständen stark und nachhaltig.

> Überlegen Sie, ob Sie bei Patienten bisher schon einmal den Eindruck hatten, dass Zukunftsängste den Heilungsprozess oder die Verweildauer im Krankenhaus verlängerten?

Dies alles zeigt, wie wichtig es ist, dass Mitarbeiter/innen im Krankenhaus Einfühlungsvermögen, Zeit und Aufgeschlossenheit für die Fragen und Überlegungen ihrer Patienten mitbringen. Allerdings braucht jeder Kranke bei der Auseinandersetzung mit seinen Problemen und seiner Lebenssituation individuelle Hilfen und Antworten. Deshalb kann die Kenntnis *verschiedener* Theorien hilfreich sein und dem einzelnen Patienten eine Klärung seiner Not und Leiden ermöglichen. Wichtig ist, zu beachten, dass zu schnelle Antworten leicht die Bemühungen um das Verständnis für die Krankheit behindern können.

15.2 Krankheitsbeispiele

15.2.1 Berührungspunkte im Allgemeinkrankenhaus

Obwohl in den meisten Krankenhäusern auf psychosomatische Zusammenhänge nicht ausdrücklich eingegangen wird, werden Schwestern und Pfleger oft mit diesem Thema konfrontiert. Manche Patienten klagen während pflegerischer Verrichtungen über ihre Einsamkeit oder über Ängste, bei anderen nehmen die pflegerischen Mitarbeiter eine gespannte, gereizte oder bevormundende Beziehung zu den Angehörigen wahr, und bei einer dritten Gruppe beeinflussen Begleiterkrankungen den Krankenhausaufenthalt. So können bei frisch operierten Patienten Wundheilungsstörungen durch starkes Übergewicht hervorgerufen werden oder Kinder, die zur Mandel- oder Blinddarmoperation aufgenommen werden, zusätzlich an Asthma leiden. Auf einer Intensivstation kann es bei einer magersüchtigen Patientin oder einem infarktkranken Manager zur Konfrontation mit uneinsichtigem oder lebensgefährdendem Verhalten kommen.

Bei diesen und vielen anderen Krankheiten, mit denen Schwestern und Pfleger in einem Allgemeinkrankenhaus konfrontiert werden, können Verständnis und Wissen über psychosomatische Zusammenhänge hilfreich sein. Eine Unterstützung durch die Pflegekräfte kann den Patienten helfen, Kontakt zu psychosomatisch ausgebildeten Ärzten/innen, zu Psychologen/innen oder Selbsthilfegruppen zu finden, damit bereits im Zusammenhang mit dem akuten Krankheitsgeschehen eine ganzheitliche Therapie beginnen kann.

15.2.2 Essstörungen

Bei Essstörungen unterscheidet man Adipositas (Fettleibigkeit), Anorexia nervosa (Magersucht) und Bulimia nervosa (Ess-Brech-Sucht). Allen drei Erkrankungen ist gemein, dass sie körperlich sichtbar oder spürbar sind und von intensiven Gefühlen begleitet werden. Eine rein körperbezogene Therapie würde diesen Patienten nur unzureichend helfen, weshalb psychosomatische Abteilungen die Auseinandersetzung mit der Lebenssituation der Patienten mit einer gleichzeitigen Anleitung zu neuen Verhaltensformen verbinden. Je nach Krankheit und Therapiekonzept gibt es verschiedene Modelle.

Adipositas

Bei Patienten, die unter Adipositas leiden, hat man die Erfahrung gemacht, dass entweder Störungen des Körperschemas oder Störungen des Sättigungsgefühls vorliegen oder dass übermäßiges Essen als Reaktion auf Stress verstanden werden kann. Hilfestellung bieten dabei psychotherapeutische Methoden, die Verständnis und Bewältigung dieser Probleme ermöglichen oder z. B. durch gezielte persönliche Belohnungen Alternativen zum Essen anbieten.

Anorexia nervosa

Der größte Teil der Patienten oder genauer gesagt Patientinnen, die an Anorexia nervosa leiden, sind junge Frauen zwischen 16 und 30 Jahren. Sie bedürfen meist einer intensiven körperlichen Betreuung, da sie häufig bis auf die Knochen abgemagert sind. Oft schließt sich eine psychotherapeutische Behandlung an eine erste (intensiv-) medizinische Versorgung an. Ursächlich werden Überforderungen durch private und gesellschaftliche Ansprüche an das heranwachsende Mädchen in der Pubertät vermutet, wobei kulturelle Idealvorstellungen vom Aussehen des weiblichen Körpers wahrscheinlich auch eine Rolle spielen. Symptomatisch ist die Störung des Essverhaltens (es werden kaum noch Mahlzeiten eingenommen und wenn, dann besonders kalorienarme), starker

Gewichtsverlust, der mit der Zeit von einer sekundären Amenorrhoe begleitet wird und ein Abführmittelabusus als Folge von Obstipation. Störung des Körperschemas, Hyperaktivität und Kontaktschwierigkeiten kommen als psychische Symptome hinzu. Zahlreiche Veränderungen im Hormonhaushalt der Patientinnen können durch das starke Hungern hervorgerufen sein, andere gehen der Erkrankung vielleicht auch voraus und disponieren zu einer Magersucht. Da anorektische Patientinnen häufig unter der Belastung der Lebensgefahr psychotherapeutisch behandelt werden, ist der Erfolg eher gering. Eine freiwillige Teilnahme und die Bereitschaft zur Mitarbeit sind für die Behandlung entscheidend. Ob einer Patientin nun aber psychoanalytische Einzeltherapie, Familientherapie oder Verhaltenstherapie hilft, hängt von ihren Bedürfnissen und Möglichkeiten und von der sozialen Umgebung ab. Manchmal behandeln auch zwei Therapeuten gleichzeitig, wobei der eine seinen Schwerpunkt auf die körperliche Betreuung, der andere auf die psychische Hilfe legt. Eine intensive Zusammenarbeit zwischen beiden und auch zwischen Therapeuten und Pflegepersonal ist dabei unerlässlich.

Bulimia nervosa

Sie ist eine seit den 70er-Jahren bekannte und häufiger gewordene Krankheit, von der gleichfalls junge Frauen stärker als jede andere Bevölkerungsgruppe betroffen sind. Sie nehmen während eines „Fressanfalls" Unmengen von Nahrungsmitteln zu sich, die kurz darauf wegen der Angst vor unaufhaltsamer Gewichtszunahme wieder erbrochen werden. Sekundäre Amenorrhö und Laxanzienabusus kommen als längerfristige Begleitsymptome hinzu. Typisch ist, dass die Patientinnen sich darum bemühen, dieses Verhalten ihrer Umgebung gegenüber zu verheimlichen. Dies resultiert aus vorhandenen Scham- und Schuldgefühlen, Verzweiflung und depressiven Verstimmungen. Für die Krankheit disponierende Gründe sind soziokulturelle, familiäre und genetische Faktoren, ein brüchiges Selbstwertgefühl und Selbstunsicherheit. Auffällig ist ein relativ hoher Leidensdruck und die damit verbundene Therapiebereitschaft der Patientinnen.

Obwohl es auch für diese Erkrankung mancherlei psychotherapeutische und somatische Behandlungsansätze gibt, soll stellvertretend für viele das Konzept *einer* psychosomatischen Therapie genannt werden. Folgende Elemente werden hierbei ergänzend zueinander eingesetzt: Ernährung und Diät, medikamentöse Therapie, Familientherapie (besonders bei jungen Patientinnen), körperorientierte Selbsterfahrung, Gruppentherapie, Entspannungsverfahren, Musiktherapie und individuell auf die Patientin zugeschnittene Gesprächstherapie.

Allen Essstörungen ist gemein, dass die Therapie nicht gradlinig zum Erfolg führt, sondern dass es sich jedes Mal um ein mühsames aufeinander einlassen von Patient/in und Therapeut/in handelt, das von Rückfällen, Krisen und Missverständnissen begleitet ist. Geduld und Sympathie für den/die Patienten/in sind wichtige Therapeutenvoraussetzungen.

15.2.3 Herzneurose und Herz-Kreislauf-Erkrankungen

Herzneurose

Da das Herz umgangssprachlich als Zentrum des Menschen und Sitz der Gefühle verstanden wird, ist es leicht verständlich, dass dieses Organ mit vielen Empfindungen besetzt ist. So werden Ausdrücke wie „herzlicher Glückwunsch" oder „herzliche Grüße" von jedermann verwendet und wer spricht nicht mal davon, dass ihm etwas „auf dem Herzen liegt" oder er „sein Herz ausschütten" möchte? Die Herzneurose, die sich durch die Trias „Angst, sich herzkrank fühlen und Fehlen eines organischen Herzbefundes" (H. Csef, 1990) auszeichnet, ist eine Diagnose, die in der Allgemeinpraxis bei 10 bis 15% der Patienten gestellt wird. Ihre Symptome sind anfallartiges Herzrasen mit Blutdruckanstieg, Schweißausbrüche, Zittern und heftige Atmung. Hinzu kommt panische Angst – Todesangst – die über Minuten hinweg anhalten kann. Oft sind diese Anfälle mit der tatsächlichen oder phantasierten Trennung nahe stehender Bezugspersonen verbunden, die von dem Herzneurotiker aufgrund seiner Biographie schwer verkraftet wird. Unbehandelt kann die Krankheit leicht in eine tiefe Depression übergehen. Psychotherapie und die Unterstützung durch engste Familienangehörige oder Freunde können dem Patienten helfen, Selbstständigkeit zu erlangen und sich gleichzeitig geborgen und angenommen zu wissen.

Herz-Kreislauf-Erkrankungen

Koronare Herzerkrankungen mit organischem Befund wie z. B. eine Sklerose der Herzkranzgefäße, Koronararterienspasmen, Entzündungen und andere Störungen, nehmen in den Industrienationen immer stärker zu und sind zur führenden Todesursache geworden. Da die Risikofaktoren für diese Krankheiten nur teilweise bekannt sind, spricht man in der psychosomatischen Medizin von einem komplexen kybernetischen System mit vielfältigen Rückmeldungen und Einflussmöglichkeiten. Bestimmende Ursachen sind psychosoziale Reize (Arbeitsplatz, Schule, Familie), psychobiologische Programme (die individuelle Lerngeschichte für den Umgang mit Schwierigkeiten und genetische Faktoren), Reaktionsmechanismen (z. B. Stressreaktionen), Krankheitsvorläufer und eine Reihe intervenierender Faktoren wie soziale Unterstützung, lebensverändernde Ereignisse, emotionale Probleme und koronargefährdende Verhaltensweisen, die jeden Aspekt modifizieren, verstärken oder auch mildern können.

Neuere Untersuchungen betonen weniger die klassischen Risikofaktoren wie Überbeanspruchung am Arbeitsplatz, Eile und Ungeduld, dafür stärker emotionale Gründe wie Depressivität, aggressives Rivalitätsverhalten, Feindseligkeiten, Angst und Ärger. Deshalb sollte gefährdeten Menschen vorbeugend zu entsprechender sozialer Unterstützung geraten werden und ihnen nach dem Ausbruch der Erkrankung eine individuelle Betreuung und Begleitung ermöglicht werden, die berücksichtigt, dass die Patienten lebensbedrohlich erkrankt waren. Gerade der intensive Wunsch, wieder gesund und damit genauso leistungsfähig wie früher zu werden, bewirkt – aus der Sicht der Krankenhausmitarbeiter – häufig ein verantwortungsloses Verhalten, das nur durch intensive Aufklärung und Beteiligung der Patienten am Genesungsprozess gemildert werden kann. Eigenverantwortung und persönliche Bedürfnisse des Patienten sollten in besonderer Weise respektiert und in die Behandlung einbezogen werden, wobei gleichzeitig das Äußern von Gefühlen unterstützt werden muss.

Alle diese Aspekte sollten bereits unmittelbar nach der akuten medizinischen Versorgung beachtet werden, da man nur durch das gleichzeitige und sich ergänzende Einsetzen somatischer und psychotherapeutischer Therapien die Befürchtungen und Ängste der herzkranken Patienten rechtzeitig und richtig behandeln kann.

Eher schädlich als nützlich haben sich die zeitweise restriktiven Empfehlungen für Infarktpatienten erwiesen. Nicht mehr rauchen zu dürfen, keinen oder nur eingeschränkten sexuellen Kontakt zu haben, vorzeitige Berentung und radikale Gewichtsreduktion bedeutete für viele eine kaum tragbare Verschlechterung ihrer Lebenssituation. Inzwischen stehen eher eine unterstützende Psychotherapie, Gruppengespräche über den Umgang mit Risikofaktoren, Entspannungsverfahren und Hilfe bei der Krankheitsverarbeitung im Vordergrund der Behandlung.

15.2.4 Asthma bronchiale und Neurodermitis bei Kindern

Asthma bronchiale

Sie ist eine der häufigsten chronischen Kinderkrankheiten. Oftmals bricht sie bereits zwischen dem 6. und 12. Lebensmonat aus, wobei die Kinder besonders nachts unter Erstickungsangst leiden, die ihrerseits die Atemnot verstärkt.

Erbliche Faktoren scheinen bei der Krankheitsentstehung eine ebenso wichtige Rolle zu spielen wie allergische, infektiöse und psychische Übererregbarkeit. Außerdem gelten eine Überlastung der primären Zweierbeziehung (Mutter-Kind-Beziehung), in der das Kind daran gehindert wird, weitere Kontakte zu erleben als biographische Auslöser. Man beobachtet häufig das Fehlen der Acht-Monats-Angst („Fremdeln") bei asthmakranken Kindern und das gleichzeitige Auftreten von Allergien, die als Ausdruck von Kontaktwünschen ohne zu große Ausschließlichkeit verstanden werden können.

Im Alter von 10 Jahren leiden 4 bis 10% aller Kinder an Asthma, wobei die Pubertät der Krankheit vielfach ein Ende setzt. Bei etwa 10% der Patienten bleiben allerdings rezidivierende, reversible Obstruktionen (Verstopfungen) der Bronchien durch Spasmen oder zähen Schleim erhalten. Die Rolle der Familie hat bei den jungen Patienten auf jeden Fall eine größere Bedeutung, ob nun als auslösender oder als unterstützender Faktor, weshalb eine familientherapeutische Behandlung das Mittel der Wahl ist. Diese sollte sobald wie möglich begonnen werden, um einer Chronifizierung vorzubeugen und eine Abhängigkeit von Tascheninhalatoren mit Sympathikomimetika zu verhindern. Gleichzeitig ist es sehr wichtig, diese Kinder vor Sonderbehandlung und Überbehütung zu bewahren, sie zu „normalem" Leben und Sporttreiben zu ermutigen. Nur so kann verhindert werden, dass die Krankheit zu einem alles bestimmenden Faktor wird.

Neurodermitis

Für die Entstehung einer Neurodermitis werden neben einer angeborenen Disposition allergische, infektiöse, klimatische, psychische und soziale Einflüsse verantwortlich gemacht. Besonders in den ersten Monaten der menschlichen Entwicklung spielt die Haut eine wichtige Rolle, da hierüber Lust, Zuwendung, Nähe und Geborgenheit aber auch Trennung und Einsamkeit empfunden werden. Der Juckreiz, der die Krankheit begleitet, gewinnt bei zwischenmenschlichen Begegnungen Bedeutung in der Nähe- und Distanzregulation und ist so aufdringlich, dass er von den Betroffenen nicht einfach ignoriert werden kann. Außerdem verstärken äußerliche Lebensveränderungen wie eine längere oder plötzliche Abwesenheit der Eltern, die Trennung der Eltern, die Geburt eines Geschwisterkindes, ein Krankenhausaufenthalt, ein Schulwechsel oder ein Umzug die Symptomatik.

Um längere und tiefere Störungen zu vermeiden, sollte auch hier eine frühzeitige familientherapeutische Behandlung einsetzen, wobei allerdings häufig erst einmal innere Widerstände bei den Patienten und/oder den Angehörigen überwunden werden müssen. Dies geschieht zum Teil, indem zunächst mit einer somatischen Therapie begonnen wird und langsam psychosomatische Zusammenhänge in die Behandlung integriert werden. Auch Kuraufenthalte in Meer- oder Höhenlagen können aufgrund der entspannenden und veränderten Umgebung eine erste vorübergehende Besserung bewirken. Selbsthilfegruppen für betroffene Eltern haben gerade bei chronisch kranken Kindern eine besondere Bedeutung.

15.3 Die Betreuung psychosomatisch erkrankter Patienten

15.3.1 Tätigkeiten auf psychosomatischen Stationen

Die Arbeitsbereiche im Allgemeinkrankenhaus und in speziellen psychosomatischen Abteilungen unterscheiden sich an manchen Stellen deutlich voneinander. Besonders auffällig ist, dass die Bezugspflege (Kap. 4.3.2) auf solchen Stationen etwas häufiger praktiziert wird, auf denen es in hohem Maße um die ganzheitliche Betreuung der Patienten und ihre intensive Einbeziehung in das therapeutische Handeln geht. Deshalb wird im Folgenden dieses Arbeitsmodell vorausgesetzt, wobei ein bis zwei examinierte Schwestern/Pfleger und ein/e weitere/r Schüler/in für die Versorgung von etwa zehn Patienten zuständig sind. Ihre Aufgaben reichen von der pflegerischen Betreuung über administrative und hauswirtschaftliche Tätigkeiten bis hin zur aktiven Teilnahme an Visiten, Patientengesprächen und Gruppenveranstaltungen; sie bestehen aus der genauen Beobachtung der Patienten, dem regelmäßigen Austausch mit Mitarbeitern und den Übergabegesprächen an Kollegen/innen.

Körperliche und medizinische Maßnahmen

Die Grundbausteine pflegerischen Handelns, d. h. körperliche und medizinische Maßnahmen müssen auch in einer psychosomatischen Abteilung gründlich und umsichtig geschehen. Die Patienten werden bei Verletzungen, Schmerzen oder begleitenden Erkrankungen akut versorgt, das Anlegen von Verbänden, Einreibungen und die Überprüfung der Vitalfunktionen müssen erfolgen, Medikamente gerichtet, verteilt und verabreicht und auf einen gesunden Essens- und Schlafrhythmus geachtet werden.

Administrative Aufgaben

Aufgaben wie die Aufnahme neuer Patienten, die Dokumentation pflegerischer und medizinischer Verordnungen und das Bestellen neuer Medikamente oder Verbandmittel sind ein weiterer Aufgabenbereich.

Hauswirtschaftliche Tätigkeiten

Tätigkeiten wie z. B. das Schmücken der Station durch Bilder und Blumen oder zu besonderen Festen sind üblich, um eine angenehme Atmosphäre zu erzeugen.

Visiten

Ein besonderer Tätigkeitsbereich ist die Teilnahme an den mehrmals wöchentlich stattfindenden Visiten mit dem/der betreuenden Arzt/Ärztin oder Psychologen/in. In einer solchen Visite werden die momentanen Probleme des Patienten, seine augenblickliche Verfassung, seine Ängste oder seine Konflikte besprochen. Dabei ist es von besonderer Bedeutung, dass die pflegerischen Mitarbeiter ihr Erleben und ihr Empfinden bezüglich des Patienten auf der Realebene, d. h. aus dem täglichen Umgang, einbringen und somit den Patienten ermutigen, unterstützen oder mit auffälligem Verhalten konfrontieren. Das führt zu einer direkten Begegnung zwischen Patient und Mitarbeiter/in, die den Patienten in seiner Beziehungsfähigkeit herausfordert. Außerdem können Pflegefachkräfte bei einer Visite pflegerische Maßnahmen vorschlagen.

Als Beispiel soll folgendes Gespräch dienen:

Praxisbeispiel

- *Dr C.:* Na Frau L., wie geht es Ihnen denn heute, nachdem Sie gestern erstmals Ihre Migräne-Tabletten abgesetzt haben?
- *Frau L.:* Ganz gut, Herr Doktor. Allerdings habe ich ständig Angst, dass die Schmerzen gleich wieder kommen.
- *Pfleger Henning:* Ist dies vielleicht auch der Grund, weshalb Sie heute Morgen nicht in den Speisesaal gehen konnten?
- *Frau L.:* Ja, ich habe immer Angst, wenn es dann so laut ist, dass die Schmerzen wieder beginnen.
- *Pfleger Henning:* Aber ohne Frühstück haben Sie schlechtere Voraussetzungen, den Tag zu meistern.
- *Frau L.:* Ich hatte noch ein paar Scheiben Knäckebrot in meinem Zimmer. Die habe ich gegessen.
- *Dr C.:* Aber das ist ja keine Dauerlösung. Wie könnten wir Ihnen bei der Angst vor den Schmerzen helfen?
- *Frau L.:* Wenn ich wüsste, ich bekäme gleich eine Tablette wenn die Schmerzen einsetzen, würde mir das die Angst nehmen.
- *Pfleger Henning:* Das verstärkt Ihre Abhängigkeit allerdings wieder. Mein Vorschlag wäre, dass Sie sich bei besonders starker Angst oder ersten Schmerzen an mich wenden, wir miteinander

Praxisbeispiel (Fortsetzung)

	über Ihre Gefühle sprechen und ich Sie dann zunächst einmal mit einer durchblutungsfördernden Salbe einreibe oder Ihnen eine Wärmflasche gebe.
• Dr. C.:	Das halte ich für einen gelungenen Vorschlag. Könnten Sie sich auf das Angebot von Pfleger Henning einlassen?
• Frau L.:	Ich will es versuchen.

Gespräche

So ist die Schwester/der Pfleger auch häufig die/der erste, direkte und kontinuierliche Gesprächspartner/in für alle Fragen und Nöte ihrer/seiner Bezugspatienten und sie/er entscheidet gemeinsam mit dem Patienten, ob eine Klärung bereits auf dieser Ebene möglich ist oder der/die ärztliche oder psychologische Therapeut/in hinzugezogen werden sollte. Der Kontakt mit Angehörigen und die Vermittlung bei Spannungen zwischen den Patienten gehören weiterhin zum Aufgabenfeld der Pflegefachkräfte.

Ein weiteres Beispiel soll dies verdeutlichen:

Praxisbeispiel

Die Patientinnen Frau R. und Frau P., die gemeinsam in einem Doppelzimmer untergebracht sind, kommen zu Schwester Iris, da sie sich nicht darüber einigen können, ob das Fenster in ihrem Zimmer geöffnet oder geschlossen bleiben soll. Sie bitten um eine Verlegung.

• Schwester Iris:	Erklären Sie mir doch bitte, wie es zu Ihren Meinungsverschiedenheiten kommt.
• Frau R.:	Das Problem ist, dass ich wegen meiner Atembeschwerden das Fenster immer offen haben muss und Frau P. meint, ihre Erkältung würde dann noch schlimmer. Und ich möchte mich nicht auch noch bei Frau P. anstecken.
• Frau P.:	Ich habe immer wieder mit Infektionen zu tun. Deshalb bin ich ja hier. Und da kann ich nicht Tag und Nacht mit offenem Fenster leben. Ich gehe schon gar nicht mehr in mein Zimmer.
• Schwester Iris:	Haben Sie es schon einmal mit einem Kompromiss versucht? Sie könnten das Fenster beispielsweise nur kippen oder nach einer längeren Lüftungsperiode für eine Weile schließen?
• Frau R.:	Ja, Frau P. macht das Fenster immer wieder zu, wenn sie ins Zimmer kommt, aber dann bekomme ich keine Luft mehr!
• Frau P.:	Ich habe schon immer zwei Pullover übereinander an, aber mehr dicke Sachen habe ich nicht dabei.
• Frau R.:	Frische Luft ist das beste Heilmittel gegen Erkältungen!

15.3 Die Betreuung psychosomatisch erkrankter Patienten

Praxisbeispiel (Fortsetzung)

- *Schwester Iris:* Ich habe den Eindruck, dass wir jetzt zu keiner Lösung kommen. Wir haben auch nicht so ohne weiteres andere Zimmer frei, sodass wir Sie nicht sofort verlegen könnten. Sprechen Sie doch dieses Thema nochmal im Einzelgespräch mit ihrer Therapeutin oder in der nächsten Visite an. Ich werde mit meinen Kollegen überlegen, wie wir Ihnen helfen können.

Gruppenveranstaltungen

Bezugsschwestern und -pfleger nehmen aktiv an verschiedenen Gruppenveranstaltungen ihrer Patienten teil, wobei sie die Patienten anleiten, motivieren, unterstützen und fördern. In einem Gruppengespräch kann eine Schwester z. B. Spannungen aus dem Zusammenleben auf der Station thematisieren, in einer Kochgruppe Hilfestellung und Anleitung geben oder in einer gestaltenden Gruppe zu neuen Techniken und Methoden ermutigen.

Beobachtung des Patienten

Eine weitere besonders wichtige Aufgabe, die sich durch alle Arbeitsbereiche hindurchzieht, ist die Beobachtung der Patienten. Pflegefachkräfte bekommen als Erste einen Eindruck davon, ob Patienten sich gegenseitig unterstützen oder behindern, ob Einzelne sehr alleine sind oder viel Besuch bekommen, ob Patienten depressiv und verschlossen oder gelöst wirken, ob jemand eine neue Aufgabe anpackt oder sich den ganzen Tag in sein Zimmer zurückzieht. All dies wird entweder mit dem Patienten direkt besprochen oder in verschiedenen Mitarbeitersitzungen eingebracht.

Mitarbeitersitzungen

Diese finden als Visiten- oder Gruppennachgespräche oder als Teamsitzungen mit weiteren Mitarbeitern (Musiktherapeuten, Sozialarbeitern, Krankengymnasten usw.) statt. Der intensive Zusammenhalt und eine gute Zusammenarbeit der Mitarbeiter sind auf einer psychosomatischen Station von besonderer Bedeutung, da die Arbeit auf der Beziehungsebene zu speziellen Problemen führen kann. So ist es möglich, dass Patienten konfliktträchtigen Begegnungen mit ihrem Bezugspfleger ausweichen, indem sie stattdessen den Kontakt mit anderen pflegerischen Mitarbeitern suchen, oder dass sie Unzufriedenheit mit Therapie, Essen oder Mitpatienten nur gegenüber einer Schwesternschülerin äußern und diese damit unter Druck setzen. All dies sind Situationen, Erfahrungen und Begegnungen, die im Team besprochen werden müssen, damit die spezifischen Probleme der Patienten deutlich werden können und ein gemeinsames Konzept für ihre Behandlung entwickelt werden kann.

Übergabe

Sie erhält einen wichtigen Stellenwert, da hier der Stand der Therapie ausgetauscht wird, damit die anderen Mitarbeiter an entsprechenden Stellen weiterhelfen können. Exklusive Beziehungen zwischen Patient und Pflegepersonal sollten zugunsten der Transparenz im Team vermieden werden.

15.3.2 Das Behandlungskonzept von der Einweisung bis zur Entlassung

Die Einweisung in eine psychosomatische Abteilung geschieht durch den Hausarzt oder einen Facharzt oft nach langer Leidenszeit des Patienten. Er/sie hat dann bereits eine intensive „Krankheitskarriere" mit vielen ambulanten und stationären Behandlungsversuchen hinter sich. Manchmal kommen die Patienten ohne Hoffnung, dass sich noch etwas ändern könnte, oftmals steht der Druck mitleidender Angehöriger hinter der Einweisung, seltener auch der eigene Wunsch und die gezielte Erwartung an eine neue Form der Therapie.

Die Aufnahme geschieht zunächst durch die Klinikverwaltung, dann aber noch einmal durch die/den Bezugsschwester/-pfleger, durch den/die behandelnde/n Therapeut/in und durch die Station (d. h. weitere Mitarbeiter und Mitpatienten). Bei dem ersten Gespräch hat ein pflegerischer Mitarbeiter die besondere Möglichkeit, mit dem Patienten Ängste und Vorurteile bezüglich der Therapie anzusprechen, ihn/sie in die neue Umgebung und den stationären Ablauf einzuführen, erste Hilfestellungen bei Fragen und Unsicherheiten zu geben und einen warmherzigen, persönlichen Kontakt herzustellen, der es dem Patienten ermöglicht, Vertrauen zu fassen. Im Gespräch mit dem behandelnden Therapeuten sollte der Patient gezielt seine Probleme besprechen. Es werden Therapiewunsch und Therapieziel festgelegt und je nach therapeutischer Schule Vereinbarungen mit dem Patienten darüber getroffen, worum es während des stationären Aufenthalts gehen soll und was zurückgestellt werden muss und in eine ambulante Nachbetreuung gehört. Zusammenhänge zwischen persönlichen Schwierigkeiten und körperlichen Reaktionen, Überlastungen, Überforderungen und Beziehungsprobleme treten in den Vordergrund der Gespräche und die Lösung einzelner Konfliktfelder wird angesteuert. Außerdem wird über die Medikation gesprochen, da manche Arzneimittel weiterhin gegeben werden sollten, andere aber zunächst einmal abgesetzt werden können.

Neben diesen Gesprächen bieten die meisten psychosomatischen Abteilungen eine Vielzahl ergänzender und begleitender Therapien an, die es den Patienten ermöglichen sollen, sich und ihre Probleme nonverbal zu äußern (Ergotherapie, Gymnastik, Musiktherapie), den Körper neu zu spüren und zu kräftigen (Sport, Bäder, Massagen) und sich im sozialen Leben wieder zurechtzufinden (Diätküche, Soziotherapie, Arbeitstherapie).

Die Entlassung aus einer psychosomatischen Abteilung ist oft mit einer tiefen Krise und Verunsicherung der Patienten verbunden, weil sie viele Fragen nach dem „Hinterher" bedrücken. Was sollen sie Nachbarn und Bekannten sagen, wo sie waren? Können sie die neuen Erfahrungen und Erkenntnisse im Alltag umsetzen? Was ist, wenn keine Pflegefachkraft zu erreichen ist und die Unterstützung durch Mitpatienten entfällt? Was passiert, wenn die Probleme zu Hause wieder stärker werden? Kann man mit dem Verständnis des Partners, der Kinder, der Eltern rechnen? Häufig wird die Entlassung deshalb rechtzeitig angesprochen und manchmal werden Angehörige in den Abschluss einer stationären Behandlung miteinbezogen. Auch der Kontakt mit dem Arbeitgeber kann – eventuell mit Hilfe eines/r Sozialarbeiters/in – bereits von der Klinik aus hergestellt werden.

15.3.3 Grenzen und Möglichkeiten neuer und erfahrener Mitarbeiter

Wenn mehrere examinierte Pflegefachkräfte auf einer Station zusammenarbeiten, gibt es häufig in Spezialbereichen wie der Psychosomatik große Unterschiede bezüglich ihrer Qualifikation. So gibt es „Neulinge", die mit manchen Unsicherheiten, aber häufig mit viel Begeisterung und der Bereitschaft, sich auf Neues einzulassen, beginnen und „alte Hasen", die durch Erfahrung und Weiterbildung eine hervorragende Arbeit leisten. Natürlich gibt es auch die zermürbten, interesselosen, langgedienten Mitarbeiter, die keine Lust mehr an ihrer Arbeit haben. Auf sie soll im Folgenden nicht weiter eingegangen werden.

Die deutlichsten Unterschiede zwischen neuen und erfahrenen Mitarbeitern sollen hier beschrieben werden, um zu zeigen, dass Startschwierigkeiten ganz normal sind und es eine Weile dauert, bis man sie überwunden hat. Diese Erfahrungen werden die meisten frisch examinierten Pflegekräfte auch in anderen Abteilungen machen, und jede/r sollte sich selbst ungefähr ein Jahr Zeit für die Einarbeitung gewähren. Typische Verhaltensweisen neuer Mitarbeiter in einer psychosomatischen Abteilung sind hohe Erwartungen, Ängste und Unsicherheit im Umgang mit Patienten und anderen Mitarbeitern.

Unter *hoher Erwartung* wird die Bereitschaft verstanden, sich ganz auf den neuen, gewählten Arbeitsbereich einzulassen und der Wunsch, nun „wirklich" helfen zu können und viel über Diagnosen und Therapien zu erfahren. Neue Mitarbeiter sind den Patienten gegenüber oft sehr aufgeschlossen, haben einen Blick für körperliche Belange, nehmen sich Zeit für Gespräche und wollen sich weiterbilden. Sie haben *Angst*, in dem neuen Bereich Fehler zu machen, die Konsequenzen für das Wohlergehen der Patienten hätten, einen Patienten entmutigen oder aggressives und gewalttätiges Verhalten hervorrufen könnten. Weiterhin werden häufig Ängste empfunden, die die eigene seelische Verfassung betreffen. Wie wäre es, wenn man genauso ist oder wird wie die Patienten? Wenn man genau die gleichen Beziehungsschwierigkeiten kennt, der Umgang mit den eigenen Eltern auch immer belastend war oder man selbst psychosomatische Beschwerden hat? Muss man nun auch in die Klinik? Oder wird man durch Selbstmordgedanken der Patienten mit der Frage konfrontiert, welchen Sinn das eigene Leben hat? Diese und ähnliche Gedanken bewegen einen neuen Mitarbeiter sehr intensiv und führen auf der einen Seite zu notwendiger und hilfreicher Sensibilität, müssen auf der anderen Seite aber auch bewältigt werden, da die Arbeit sonst zu anstrengend und belastend ist. Hinzu kommen *Unsicherheit* und *Gefühle der Einsamkeit,* die man sich in einer Position zwischen den Patienten und den erfahrenen Pflegekräften fühlt. So ist es in dieser Zeit besonders wichtig, Vertrauen zu den erfahrenen Kollegen/innen aufzubauen und sich ihnen gegenüber zu öffnen, da nur das gemeinsame Arbeiten hilft, mit den erwähnten und anderen Konflikten umzugehen.

Erfahrene Pflegefachkräfte sind ihrerseits herausgefordert, den neuen Mitarbeitern die Einarbeitung zu erleichtern, zum Gespräch zur Verfügung zu stehen, Neues zu erklären und hilfreiche Literaturempfehlungen zu geben. Außerdem sollten sie sich durch Fortbildungen weiterschulen, die Teamarbeit unterstützen und Hilfestellung für den Umgang mit den Patienten geben. Gute pflegerische Mitarbeiter haben ihre eigenen Bedürfnisse, Fähigkeiten und Grenzen im Blick und achten bei ihrer Arbeit auf die Belange der Kollegen/innen und der Patienten.

> Welche Wünsche und Ängste bewegen Sie bezüglich ihrer ersten Stelle nach dem Examen?

Prüfungsfragen

Anhand der folgenden Fragen können die theoretischen Inhalte wiederholt und vertieft werden. Die Angaben in Klammern verweisen auf die Kapitel, in denen die Antworten zu finden sind.

1. Beschreiben Sie I. P. Pawlows Versuch zum klassischen Konditionieren mit der dazugehörenden Formel. (1.1.1)
2. Was versteht man unter einer Skinner-Box? (1.1.1)
3. Mit welchen Fragen beschäftigt sich die Tiefenpsychologie, und wie heißen die Instanzen des psychoanalytischen Persönlichkeitsmodells? (1.1.2)
4. Was bedeutet „Lernen am Modell" und welche Ergebnisse zeigt die Untersuchung von A. Bandura dazu? (1.2.3)
5. Was unterscheidet das sensorische Gedächtnis, das Kurzzeit- und das Langzeitgedächtnis voneinander? (1.3.1)
6. Welche Theorien zum Vergessen unterscheidet man? (1.3.1)
7. Auf welchen drei Ebenen wird soziales Verhalten betrachtet? (2.1.1)
8. Wie könnte das Rollenfeld einer Pflegefachkräfte aussehen? (2.2.1)
9. Nennen Sie mindestens sieben Verhaltensweisen, die das Lernen und Arbeiten erleichtern! (2.4.2)
10. Welche Richtungen unterscheidet man in der angewandten Pädagogik? (3.1.1)
11. Bei der Muskelrelaxation nach Jacobson kommen bei jeder Muskelgruppe drei verschiedene Schritte zur Anwendung. Wie heißen diese? (3.3.2)

12. Wie heißen die vier Seiten einer Nachricht in dem Kommunikationsmodell des Psychologen F. Schulz von Thun? Veranschaulichen Sie diese anhand eines Beispiels. (4.1.1)

13. Welche Formen nonverbaler Kommunikation kennen Sie? (4.1.3)

14. Beschreiben Sie das Persönlichkeitsmodell der Transaktionsanalyse. (4.2.2)

15. Welche unterschiedlichen Führungsstile gibt es in Betrieben, und welche Arbeitsstile findet man häufig im Krankenhaus? (4.3.1 und 4.3.2)

16. Welche Bedeutung haben Körperkontakt und Zuwendung für die Entwicklung eines Kindes? Beschreiben Sie die Untersuchungen von R. Spitz und H. Harlow. (5.1.1)

17. Woraus setzt sich der erste Eindruck, den man von einem Menschen hat, zusammen? (5.2.1)

18. Welche Bereiche der Intimität unterscheidet man bei Patienten und wie kann man im Krankenhaus darauf eingehen? (5.3.1)

19. Beschreiben Sie die vier großen Lebensaufgaben eines Menschen nach F. Riemann. Welche Ängste prägen die dazugehörigen Persönlichkeitstypen. (6.1)

20. Was ist Eustress, was Distress, und wie unterscheiden sich die beiden Formen voneinander? (6.2.1)

21. Welche theoretischen Ansätze zur Entstehung von Aggressivität kann man unterscheiden? (7.1.2 bis 7.1.4)

22. Nennen Sie drei Formen der Abwehr und veranschaulichen Sie diese jeweils mit einem Beispiel. (7.2)

23. Wie ist die Bedürfnishierarchie von A. H. Maslow aufgebaut und was bedeutet sie für die Pflege von Patienten? (8.1.1 und 8.2.1)

24. Beschreiben Sie die vier Phasen eines Motivations-Befriedigungs-Zyklus anhand einer Situation, wie sie im Krankenhaus vorkommen kann. (8.1.2)

25. Welche Schlafphasen unterscheidet man voneinander? (9.1.1)

26. Was versteht man unter manifestem und latentem Trauminhalt und unter Traumarbeit? (9.1.1)

27. Welche Bedeutung hat die Freizeit bei einer sich verändernden Arbeitssituation z. B. durch Arbeitszeitverkürzung oder intensivere, einseitige Belastungen? (10.2)

28. Beschreiben Sie die klassische Phasenlehre der Psychoanalyse. (11.1.1)

29. Welche Ergebnisse zeigen Untersuchungen mit Kindern bzgl. der Frage, ob geschlechtsspezifisches Verhalten angeboren oder erlernt wurde? (11.2)

30. Welche Phasen des Sterbens unterscheidet die Sterbeforscherin E. Kübler-Ross? (12.1.1)

31. Welche körperlichen und psychischen Hilfen sollten sterbende Patienten im Krankenhaus erhalten? (12.2.1 und 12.2.2)

32. Welche Grundregeln sind für Gespräche mit Patienten zu beachten? (13.1.5)

33. Beschreiben Sie die gängigen Methoden in der Verhaltenstherapie. (13.3.2)

34. Welche Techniken finden in der Psychoanalyse Anwendung? (13.3.3)

35. Welche Regeln kennt die themenzentrierte Interaktion, und wie kann dieses Gruppentherapieverfahren zur Unterstützung der Pflegefachkräfte eingesetzt werden? (13.3.5)

36. Was versteht man unter Supervision? (13.3.5)

37. Welche psychologischen Fragen bringt das Thema Schwangerschaftsabbruch mit sich? (14.1.1 und 14.1.2)

38. Welche psychischen Gründe können einer ungewollten Kinderlosigkeit zugrunde liegen? (14.2.1)

39. Welche Formen der Entbindung unterscheidet man und was bedeuten sie für die Beziehung zwischen den Eltern und zu dem Kind? (14.3.2 und 14.3.3)

40. Welche Thesen zur Krankheitsentstehung bieten die verschiedenen psychosomatischen Schulen an? (15.1.1)

41. Welche therapeutischen Methoden sind in der psychosomatischen Medizin üblich? (15.2.2 und 15.3.2)

Literaturempfehlungen

Zu den Grundlagen
Beckmann B, Ryffel C (1995) Soziologie im Alltag, 9. Aufl. Beltz, Weinheim
Krech D, Crutchfield RS et al. (1985) Grundlagen der Psychologie, Bd I—VIII. Beltz, Weinheim
Oerter R, Montada L (1987) Entwicklungspsychologie, 2. Aufl. PVU, München
Zimbardo PG, Gerrig RJ (1999) Psychologie, 7. Aufl. Springer, Berlin Heidelberg New York Tokyo

Zur Vertiefung einzelner Themen
Psychologie und Pflege
Hornung R, Lächler J (1986) Psychologisches und soziologisches Grundwissen für Krankenpflegeberufe, 5. Aufl. PVU, München
Wirsing K (1984) Psychologisches Grundwissen für Altenpflegeberufe. Beltz, Weinheim

Kommunikation
Schulz von Thun F (1991) Miteinander reden, Bd I und II. Rowohlt, Reinbek
Watzlawick P (1983) Anleitung zum Unglücklichsein. Piper, München

Bezugspflege
Schlettig H-J, von der Heide U (1993) Bezugspflege. Springer, Berlin Heidelberg New York Tokyo

Lebensängste/Depressionen
Butollo W, Rosner R, Wentzel A (1999) Integrative Psychotherapie bei Angststörungen. Huber, Göttingen
Hammen C (1999) Depression. Huber, Göttingen
Riemann F (1986) Grundformen der Angst. Reinhardt, München

Sterbebegleitung:
Ebert A, Godzik P (Hrsg) (1993) Verlaß mich nicht, wenn ich schwach werde. E. B., Rissen

Lyrik:
Reiners L (1979) Der ewige Brunnen. Beck, München
Rilke RM (1984) Werke, Bd I, 3. Aufl. Insel, Frankfurt/Main

Verhaltenstherapie
Hoffmann N (1990) Verhaltenstherapie und Kognitive Verfahren. 2. Aufl. PAL, Mannheim

Psychoanalyse
Gay P (1989) Freud. Fischer, Frankfurt/Main
Kutter P (1992) Moderne Psychoanalyse, 2. Aufl, Klett-Cotta, Stuttgart

Transaktionsanalyse:
Gündel J (1991) Transaktionsanalyse, 2. Aufl. PAL, Mannheim

Supervision
v. Prühl H, Schmidbauer W (Hrsg) (1991) Supervision und Psychoanalyse. Fischer, Frankfurt/Main

Probleme am Arbeitsplatz
Robinson BE (2000) Wenn der Job zur Droge wird. Walter, Düsseldorf.
Mitchell J T, Everty GS (1998) Stressbearbeitung nach belastenden Ereignissen. Edewecht, Wien

Progressive Muskelentspannung
Hofmann E (1999) Progressive Muskelentspannung, Hogrefe & Huber, Göttingen

Psychosomatik
Hoffmann S, Hochapfel G (1991) Einführung in die Neurosenlehre und psychosomatische Medizin, 4. Aufl. UTB, Stuttgart

Stichwortverzeichnis

A

Abwehr 84
Adipositas 168
Aggression 72, 81, 82, 86, 114, 122
– Entstehung 81
– offene 86, 122
– stellvertretende 86
– verdeckte 86, 114
Aggressionsentstehung 81
Aggressivität 74, 122, 127
– bei Pflegenden 127
Aids 25, 28
Allergie 171
Älterwerden 35
anale Phase 112
Angehörige, Umgang mit 126
angewandte Psychologie 3
Angst 25, 69, 74, 126, 144, 164
– bei Pflegenden 126
Angsterkrankung 25
Anorexia nervosa 168
Appell 47
Appetenz-Appetenz-Konflikt 83
Appetenz-Aversions-Konflikt 82
Arbeitsbedingungen 103
Arbeitsstörung 144
Assoziation, freie 144
Asthma bronchiale 25, 171
ausländische Patienten, Umgang mit 27
autogenes Training 37
Autoimmunerkrankung 25
Aversions-Aversions-Konflikt 83

B

Bedürfnishierarchie 89
Bedürfnispyramide 92
behavioristische Psychologie 5
behavioristisches Lernverhalten 13
Berufsmotivation 94
Beurteilung 64, 65
– Fehler 65
Beziehungen 47, 113
Bezugspflege 55
bio-psycho-soziales Modell 164
black-box 5, 6
Blitzlichtrunde 146
Bulimia nervosa 168
burn-out 25

C

Cocktailparty-Phänomen 13
Compliance 166
Coping 84

D

Depression 25, 74, 144
– als Sterbephase 123
– bei Pflegenden 127
– Wochenbettdepression 162
depressiv 69

Deprivation, sensorische 100
Desensibilisierung, systematische 142
Deutung 144
Distress 74

E

Egogramm 53
Egozentrismus 32
Ehetherapie 145
Eltern-ich 52
Empfänger 47
Entbindung 158
Entspannungsübung 79
Entspannungsverfahren 37
Entwicklung von Beziehungen 113
Erkrankung
- Angsterkrankung 25
- Autoimmunerkrankung 25
- Herz-Kreislauf 25, 170
- psychische 25
- psychosomatische 92, 163
- Suchterkrankung 25
Eros 81
erster Eindruck 64
Erwartungen 64
Erziehung 114
Es 7
Essstörung 168
Eustress 74
Experiment von Pawlow 4
Experiment von Piaget 33
experimentelle Psychologie 3

F

Fallstudie 41
Familientherapie 145
Fehler
- Beurteilungsfehler 65
- logischer 65
freie Assoziation 144
Freizeit 105
Fremdeln 61, 171
Frustration 82
Funktionspflege 55

G

Gedächtnis
- Kurzzeitgedächtnis 14
- Langzeitgedächtnis 14
- sensorisches 13
- Tiefenpsychologie 14
Gegenkonditionierung 142
Gegenübertragung 144
Gesellschaft 17
Gespräch 131-137, 140
- Hinweise 136
- in Konfliktsituationen 140
- mit Angehörigen 135
- mit depressiven Patienten 133
- mit Patienten 131
- mit verwirrten Patienten 131
- unter Mitarbeitern 137
Gestik 47, 49
Gesundheitsaufklärung 27
Gewalttherapie 145
Gruppe 17
Gruppenpflege 56
Gruppensupervision 145
Gruppentherapie 145

H

Halo-Effekt 65
Herz-Kreislauf-Erkrankung 25, 170
Herzneurose 170
Hierarchie 108
Hospitalismus 61
Hospiz 37
hysterisch 69

I

Ich 7
Identifikation 85
Individuum 17, 28
inkongruente Nachricht 49
Intensivstation 36
Interaktion, themenzentrierte 146
Interaktionismus, symbolischer 17
Interferenztheorie 14

Intimität, Umgang mit 66
Intimsphäre 66

K

Kinder, Umgang mit Kindern 42
Kinderlosigkeit 153
Kind-ich 52
Kippbild 51
klassische Konditionierung 4, 9
kognitive Umstrukturierung 143
kognitives Lernverhalten 13
Kommunikation 33
– Elemente der 47
– Gespräche 136
– mit Patienten 58
– nonverbale 49
Kommunikationsmodell 48
Konditionieren
– klassisches 9
– operantes 5, 9, 143
konditionierte Reaktion 4
konditionierter Stimulus 4
Konditionierung, klassische 4, 9
Konditionierungsprozess, klassischer 4
Konflikte 33, 40, 163
– Appetenz-Appetenz-Konflikt 83
– Appetenz-Aversions-Konflikt 82
– Aversions-Aversions-Konflikt 83
– Gespräche 140
– Schwangerschaftsabbruch 149
Konfliktsituation 107
Konversion 85
Konzepte, pädagogische 32
Krankheit
– individuelle Bedeutung 165
– Sinnfindung 166
Krankheitskarriere 176
Krebs 25, 36
Kurzzeitgedächtnis 14

L

Längsschnittuntersuchung 32
Langzeitgedächtnis 14

Langzeituntersuchung 32
latentes Lernen 10
Latenzzeit 112
Lebensveränderung 164
Lebensveränderungseinheiten (LVE) 74, 75
Lernen
– latentes 10
– Tipps zum Lernen 16, 29
Lernen am Modell 10
Lernmodell 82
Lernverhalten
– behavioristisches 13
– kognitives 13
logischer Fehler 65
LVE (s. Lebensveränderungseinheiten)

M

Maslow-Bedürfnispyramide 92
Medizin, psychosomatische 170
Mimik 49
Modell, bio-psycho-soziales 164
Modellernen 143
Motivation 89
– Berufsmotivation 94
Muskelrelaxation nach Jacobsen 37

N

Nachahmungsverhalten 10
Nachricht 47
– inkongruente 49
Nachtdienst 165
Neonatologie 36
Neurodermitis 171
neurotische Störung 92, 163
nonverbale Kommunikation 49
Normen 20
– Rollennormen 21
NREM-Phase 97

O

ödipale Phase 112
offene Aggression 86, 122

operantes Konditionieren 5, 9, 143
orale Phase 111

P

Pädagogik
- Längsschnittuntersuchung 32
- Langzeituntersuchung 32
- Praxismethoden 41
- Querschnittuntersuchung 32
- retrospektive Untersuchung 32
pädagogische Konzepte 32
Patienten
- ausländische 27
- Umgang mit 66
Patientengespräch
- depressiver Patient 133
- verwirrter Patient 131
Pawlows Konditionierungsapparat 4
persönlicher Raum 63
Persönlichkeit 34
Persönlichkeitstypen 72
Pflege
- Bezugspflege 55
- Funktionspflege 55
- Gruppenpflege 56
- Zimmerpflege 56
Phasen
- anale 112
- Latenzzeit 112
- ödipale 112
- orale 111
- Pubertät 112
Prägung, Persönlichkeit 34
Praxisschock 40
pre-admission programs 42
Projektion 85
psychische Erkrankung 25
Psychoanalyse 7
Psychodrama 145
Psychologie
- angewandte 3
- behavioristische 5
- experimentelle 3
- Tiefenpsychologie 6

- Wahrnehmungspsychologie 50
Psychosomatik 163
psychosomatische Erkrankung 92, 163
psychosomatische Medizin 170
Psychotherapie 141
Pubertät 112

Q

Querschnittuntersuchung 32

R

Rationalisierung 85
Raum
- intimer 63
- persönlicher 63
- sozialer 63
Reaktion
- konditionierte 4
- unkonditionierte 4
Regression 82, 85
Reliefbetrachtung 33
REM-Phase 97
retrospektive Untersuchung 32
Rolle 20
Rollenfeld 21
Rollennormen 21
Rollenspiel 41
Rollenverteilung 104

S

Sachinhalt 47
Schamane 27
Schichtdienst 100, 165
schizoid 69
Schlaf 97, 99
Schlafbedürfnis 100
Schlafforschung 97
Schlafstörung 74, 99
Schmerzbehandlung 124
Schmerzen, Umgang mit 27
Schuldgefühle, bei Pflegenden 127
Schwangerenbetreuung 160
Schwangerschaft
- Ambivalenz 152

– Veränderung in der Beziehung 156
Schwangerschaftsabbruch 152
– Konflikt 149
Schweigepflicht 146
Selbsthilfegruppe 168
Selbstoffenbarung 47
selffulfilling prophecy 65
Sender 47
sensorische Deprivation 100
sensorisches Gedächtnis 13
Sexualität 114, 116
shaping 9
Shell-Jugendstudie 22
Skinner-Box 5
sozialer Raum 63
Sozialversicherung 24
Spezifitätshypothese 163
Spurenzerfalltheorie 14
stellvertretende Aggression 86
Sterbebegleitung 122
Sterben 121, 122
– Hilfestellung 124
Sterbephasen 122
– Depression 123
Sterilität 153
Stimulus
– konditionierter 4
– unkonditionierter 4
Störung, neurotische 92, 163
Stress 73, 77, 164
– Tipps zur Bewältigung 78
Stressor 73
Sublimierung 85
Sucht 144
– erkrankung 25
– verhalten 92
Suizid 138
Supervision 147
symbolischer Interaktionismus 17
systematische Desensibilisierung 142

T

Teamarbeit 54
Thanatos 81

themenzentrierte Interaktion 146
Therapieverzicht 37
Tiefenpsychologie 6, 14
Tod 121
Tonfall 50
Transaktionsanalyse 52
Traum 97, 144
Traumdeutung 101
Träumen 84
Triebtheorie 81

U

Überflutungstherapie 142
Übergewicht 168
Über-ich 7
Übertragung 144
Umstrukturierung, kognitive 143
Unfruchtbarkeit 25
unkonditionierte Reaktion 4
unkonditionierter Stimulus 4

V

verdeckte Aggression 86, 114
Verdrängung 84
Verhaltenstherapie 142
Verschiebung 85
Verstärker 9
Vorurteile 61, 67

W

Wahrnehmungsgesetz 50
Wahrnehmungspsychologie 50
Widerstand 144
Wochenbettdepression 162

Z

Zeitplanung, Tipps zur 29
Zimmerpflege 56
Zivilisationskrankheiten 25
Zwang 144
zwanghaft 69
Zwillingsstudie 34

Namensverzeichnis

A
Adler, A. 8
Alexander, F. 163
Aquin, Thomas von 31
Aristoteles 31

B
Bandura, A. 10
Beck, D. 143
Berne, E. 52

C
Cohn, R. 146
Csef, H. 170

E
Ellis, A. 143

F
Freud, Sigmund 6, 81, 98, 102, 111, 143

H
Harlow, H. 61
Hofling, K. 18
Holmes, Th. 74

J
Jung, C. G. 8

K
Kübler-Ross, E. 122

L
Livson, N. 35

M
Maslow, A. H. 89
McDaniel, C. G. 22
Moreno, J. L. 145

P
Pawlow, I. P. 3, 9
Perls, F. 145
Peskin, H. 35
Piaget, Jean 32
Platon 31

R
Rahe, R. 74
Riemann, Fritz 69
Rogers, C. R. 145

S
Schmidtbauer, W. 147
Schulz von Thun, F. 47
Selye, H. 73
Skinner, B. F. 5
Spitz, René 61

T
Tolman, E. Ch. 10
Trapp, Ernst Christian 31
Tulving, E. 14

U
Uexküll, T. von 164

W
Watzlawik 65

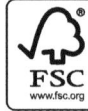

MIX
Papier aus verantwortungsvollen Quellen
Paper from responsible sources
FSC® C105338

If you have any concerns about our products,
you can contact us on
ProductSafety@springernature.com

In case Publisher is established outside the EU,
the EU authorized representative is:
**Springer Nature Customer Service Center GmbH
Europaplatz 3, 69115 Heidelberg, Germany**

Printed by Libri Plureos GmbH
in Hamburg, Germany